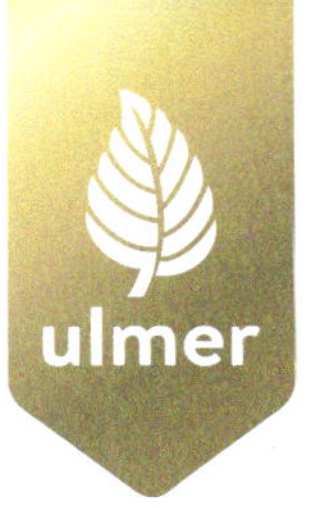

Dr. med. Frank Meyer
Dipl.-Ing. agr. Michael Straub

12 MAGISCHE HEILPFLANZEN

und ihre Vielfalt in der Pflanzenheilkunde

Mit besonderem Schwerpunkt auf Anthroposophischer Medizin und Homöopathie

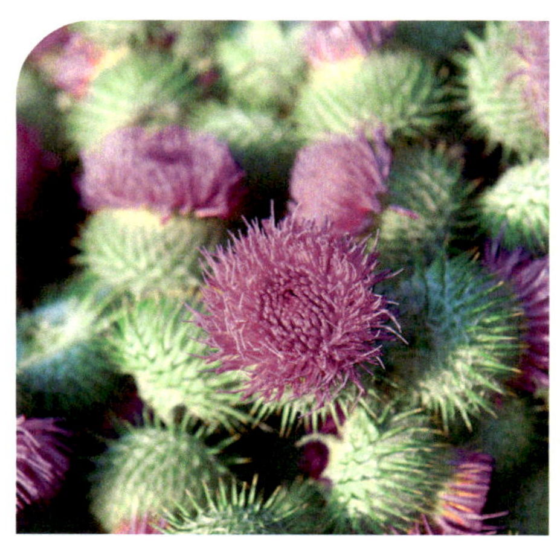

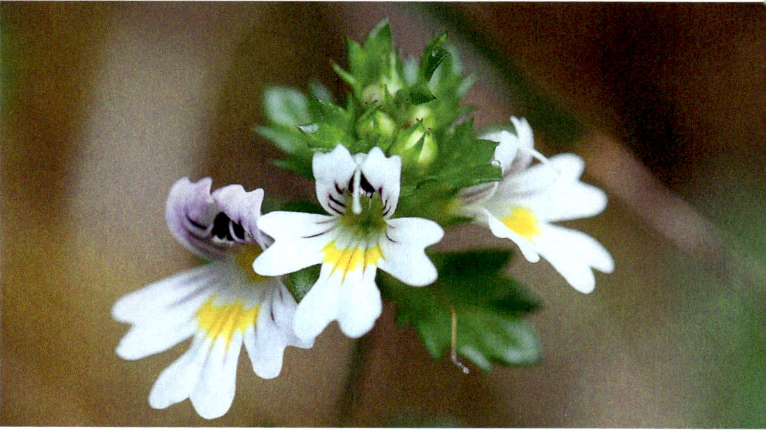

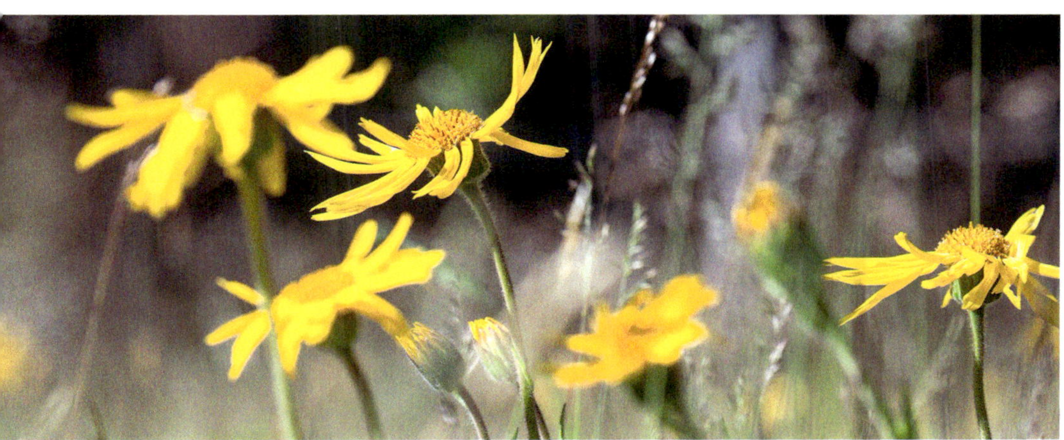
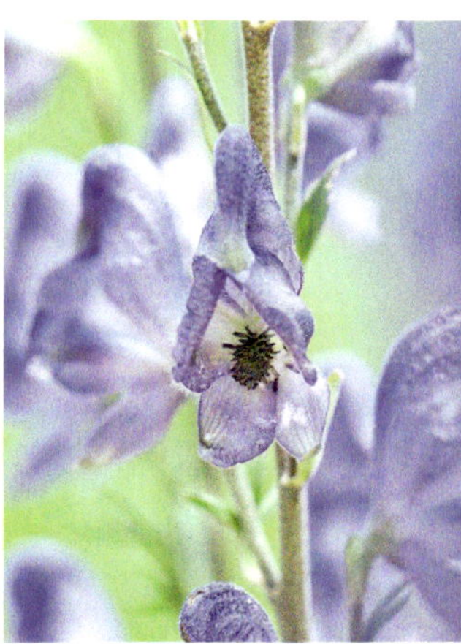

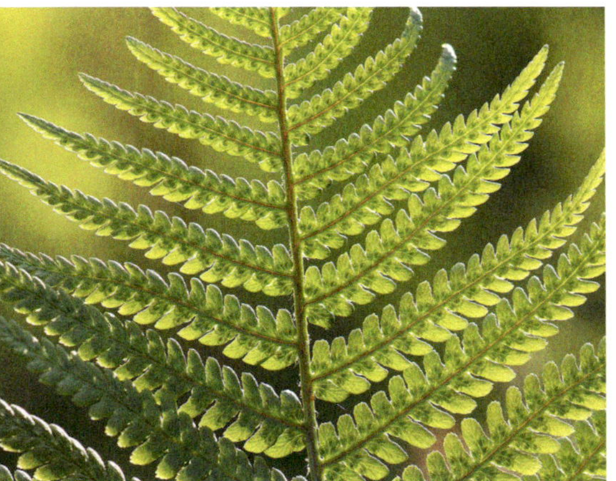
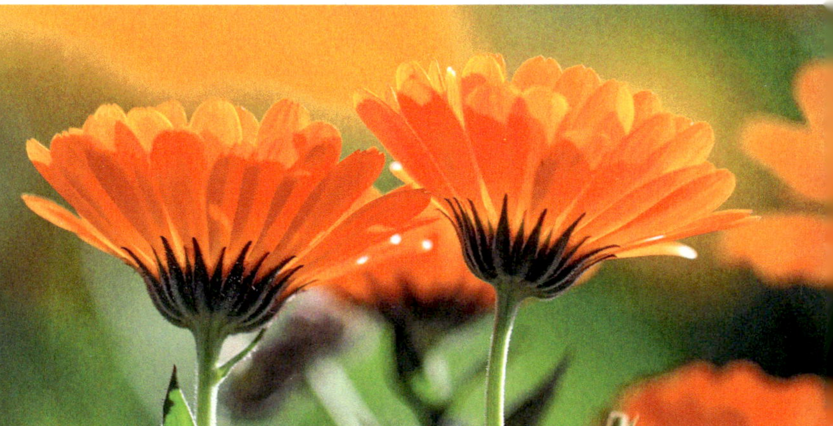
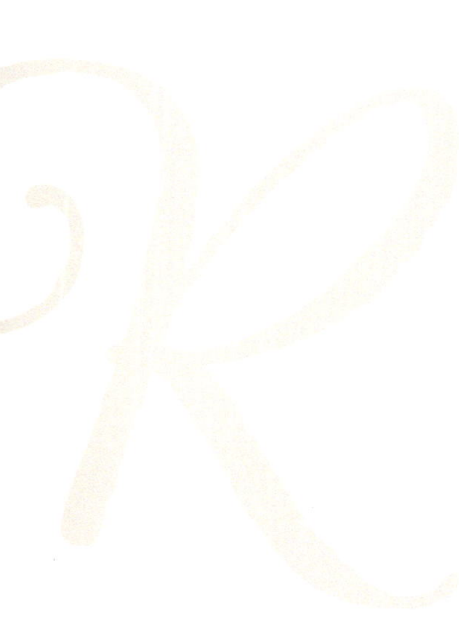

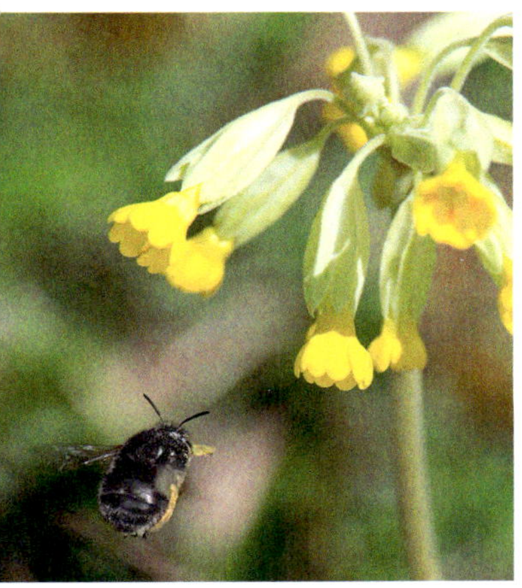

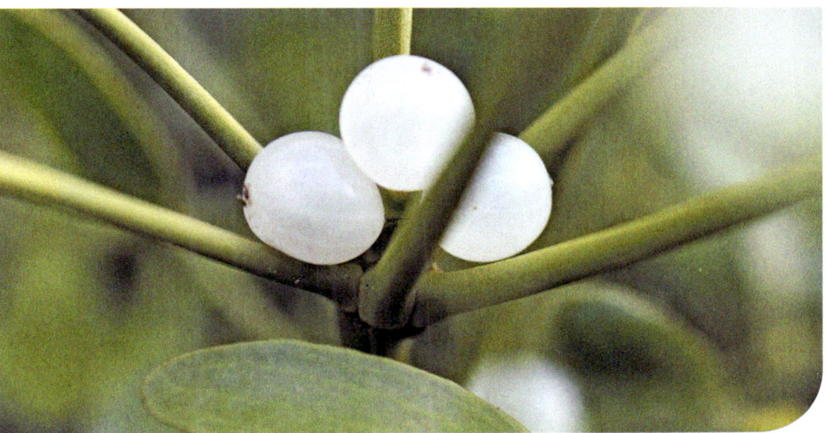

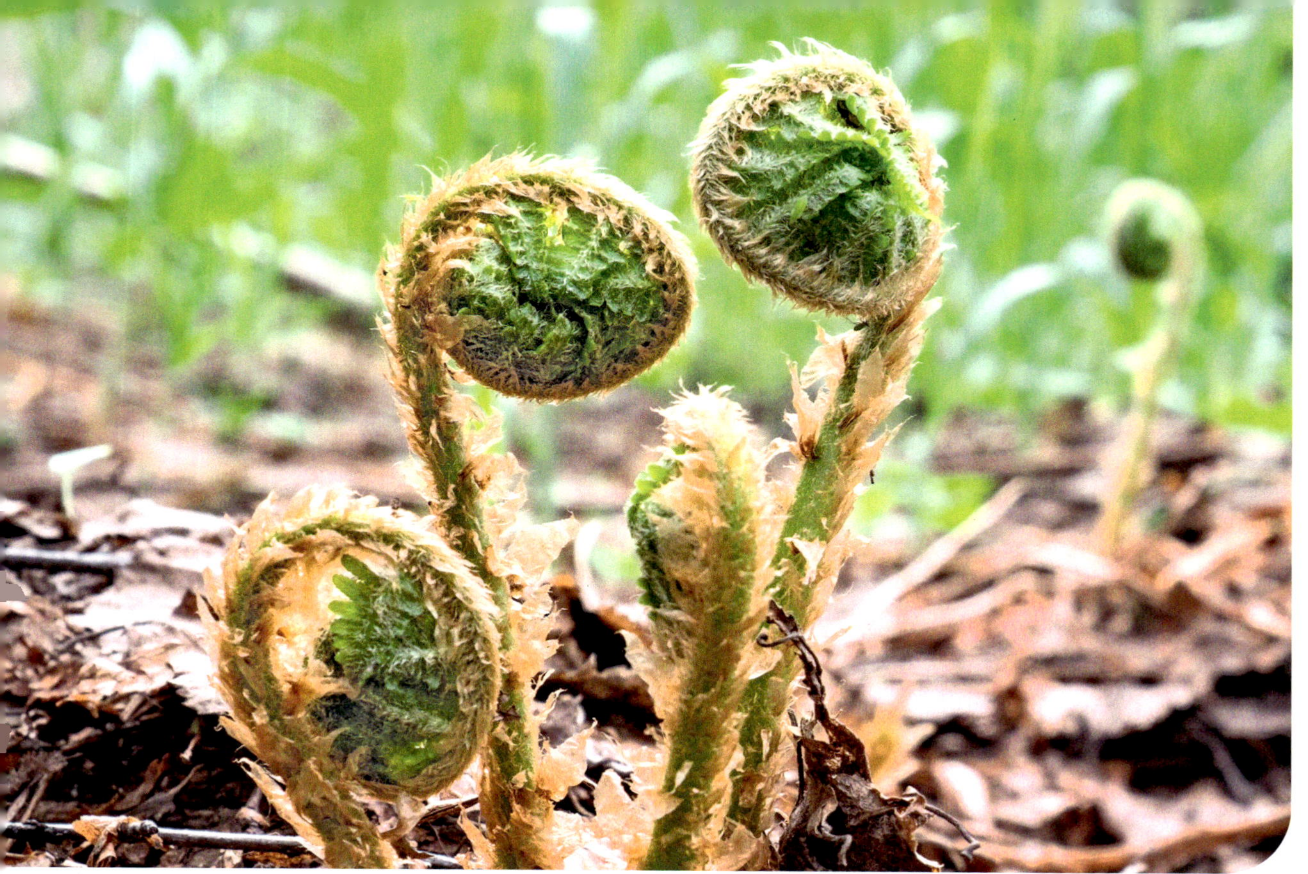

EIN WORT ZUVOR

Heilpflanzen sind faszinierende Wesen. Sie besitzen Charme und Charisma und sind eigene Persönlichkeiten. Sie sprechen uns Menschen auf ganz besondere Weise an. Und mögen sie wissenschaftlich noch so gut untersucht sein; auch das gesicherte Wissen um ihre Inhaltsstoffe und deren Wirkungen nimmt ihnen nichts von ihrer Magie. Denn sie bezaubern uns stets aufs Neue, erfreuen unsere Sinne, erfüllen uns mit Erstaunen und überraschen uns mit ihren Heilkräften.

Wir möchten Ihnen hier zwölf charaktervolle Vertreter und ihre Verwandten vorstellen. Sie haben sich seit Generationen in der Anwendungspraxis von Ärztinnen, Ärzten und allen anderen heilpflanzenheilkundigen Menschen bewährt, haben ihren festen Platz in unzähligen Praxen, Apotheken und Haushalten. Sie sind dort nicht wegzudenken – ebenso wenig wie aus den meisten Heilpflanzengärten, die es weltweit gibt, oder dem Portfolio engagierter Sammler für die pharmazeutische Industrie. Die „Magischen" dienen bei unterschiedlichsten Beschwerden von Kopf bis Fuß als außergewöhnlich vielseitige Helfer. Einige sind Altbekannte mit einer jahrtausendealten Heiltradition, andere haben erst durch die Homöopathie oder Anthroposophische Medizin in den letzten beiden Jahrhunderten größere Bedeutung erlangt. Hinzu kommt als Extra die Mistel, als übergeordnete „Magische Heilerin" mit ihren systemübergreifenden Wirkungen bei der Zeitkrankheit Nr. 1, dem Krebs – einem Thema, das viele Menschen betrifft.

Jede dieser Pflanzen ist auf ihre Weise vollkommen und eröffnet ganz eigene Wege der Heilung. Gemeinsam repräsentieren sie die ganze Vielfalt der Heilpflanzenwelt. Die intensive Beschäftigung mit ihnen kann ein neues, inniges Verhältnis zu den Pflanzen und ein tieferes Verständnis für ihre Heilkraft schaffen. Wir sind uns sicher: Jede und jeder wird hier ihre respektive seine Lieblingspflanze finden, ihre oder seine Pflanze der Kraft als inspirierende, heilsame Verbündete im Garten, am Wildstandort und als Arznei.

Obwohl wir beide der Anthroposophie verbunden sind, gelten unser Interesse und unsere Wertschätzung doch allen Traditionen. Entsprechend vielfältige Darstellungen erwarten Sie in diesem Buch. Sie reichen von Mythen und Legenden bis zu konkreten Arzneimittelbildern, von Insidertipps für Sammlung und Anbau bis zu praktischen Empfehlungen für die Selbstbehandlung, von der Inhaltsstoffangabe bis zur poetischen Annäherung an das Wesen der Pflanze. Auf diese Weise möchten wir gern unsere Begeisterung für die grünen Helferinnen mit Ihnen teilen, Neugierde wecken und zur Selbstanwendung anregen.

Seit der ersten Auflage des Buches sind nun schon elf Jahre vergangen und viele Probleme bezüglich Klimawandel, Artenvielfalt und Kontamination unserer Umwelt haben sich seitdem verschärft. Auf Schritt und Tritt wird die Notwendigkeit für rasches Handeln zum Wohle von Mensch und Natur betont. Doch ein neues Handeln und eine neue Kultur der Natur- und Umweltverbundenheit können nur aus einem neuen Bewusstsein entspringen. Ohne eine innere Transformation kann die äußere nicht gelingen. Mit den Inhalten dieses Buches wollen wir Sie, liebe Leser und Leserinnen, für einen sensiblen und emphatischen Umgang mit den Pflanzen und der sie umgebenden Landschaft gewinnen. Auf diese Weise möchten wir auch Möglichkeiten und Wege aufzeigen, der Umweltzerstörung entgegenzuwirken. Indem wir Ihnen neue Sichtweisen auf die Pflanzenwelt eröffnen, wollen wir Sie für neue Sicht- und Handlungsweisen begeistern. Auf diese Weise möchten wir dazu anregen, die Trennung von Mensch und Natur im jeweils eigenen Erleben und Handeln aufzuheben und ein neues Miteinander von Mensch, Tier und Pflanze zu begründen. Der praktische Nutzwert, der sich daraus ergibt, ist immens und kommt uns allen zugute.

Die biologisch-dynamische Wirtschaftsweise bietet Möglichkeiten, dem Klimawandel entgegenzuwirken, indem sie den Kohlenstoff im Kreislauf hält und Humus im Boden aufbaut. Der Artenschutz wird unterstützt durch eine vielfältige Landschaft mit Hecken und vielen Blütenpflanzen, die wiederum Bienen und anderen Nützlingen wie einer Vielzahl an Vogelarten Nahrung und Lebensraum bietet. Und die Etablierung von pflanzlichen Arzneimitteln, die vielfach solche aus pharmazeutisch-chemischer Produktion ersetzen können, entlastet Menschen und Umwelt gleichermaßen von Arzneimittelrückständen und irreparablen Schäden. Um tragfähige, „enkeltaugliche" Lösungen in allen Lebensfeldern zu finden, bedarf es eines grundsätzlichen Umdenkens, eines anderen Umgangs mit den Lebewesen auf diesem Planeten und eines anderen Umgangs mit uns selbst in Gesundheit und Krankheit. Das Streben nach Gesundheit steht für die meisten Menschen an erster Stelle und durchdringt heute alle Lebensbereiche. Ohne eine grüne Gesundheitswende wäre die angestrebte grüne Transformation unserer Gesellschaft daher unvollständig.

Früher betrachtete man eine Pflanze und erkannte, wozu sie gut ist. Pflanzen sprachen einst zu den Menschen – und sie tun es heute noch. Sie sind niemals verstummt; wir haben allerdings ihre Sprache vergessen. Wir müssen nur wieder lernen, auf die Zusammenhänge und Entsprechungen zwischen Mensch und Pflanzenwelt zu achten. So weist dieses Buch Wege zur Heilpflanzen(er)kenntnis, die gleichzeitig Wege zu uns selbst sind und uns aus der Krise herausführen können.

Dr. med. Frank Meyer und
Dipl.-Ing. agr. Michael Straub

„Alle Pflanzen sind unsere Brüder und Schwestern. Sie sprechen zu uns, und wenn wir still sind, können wir sie hören."

Weisheit der Arapaho

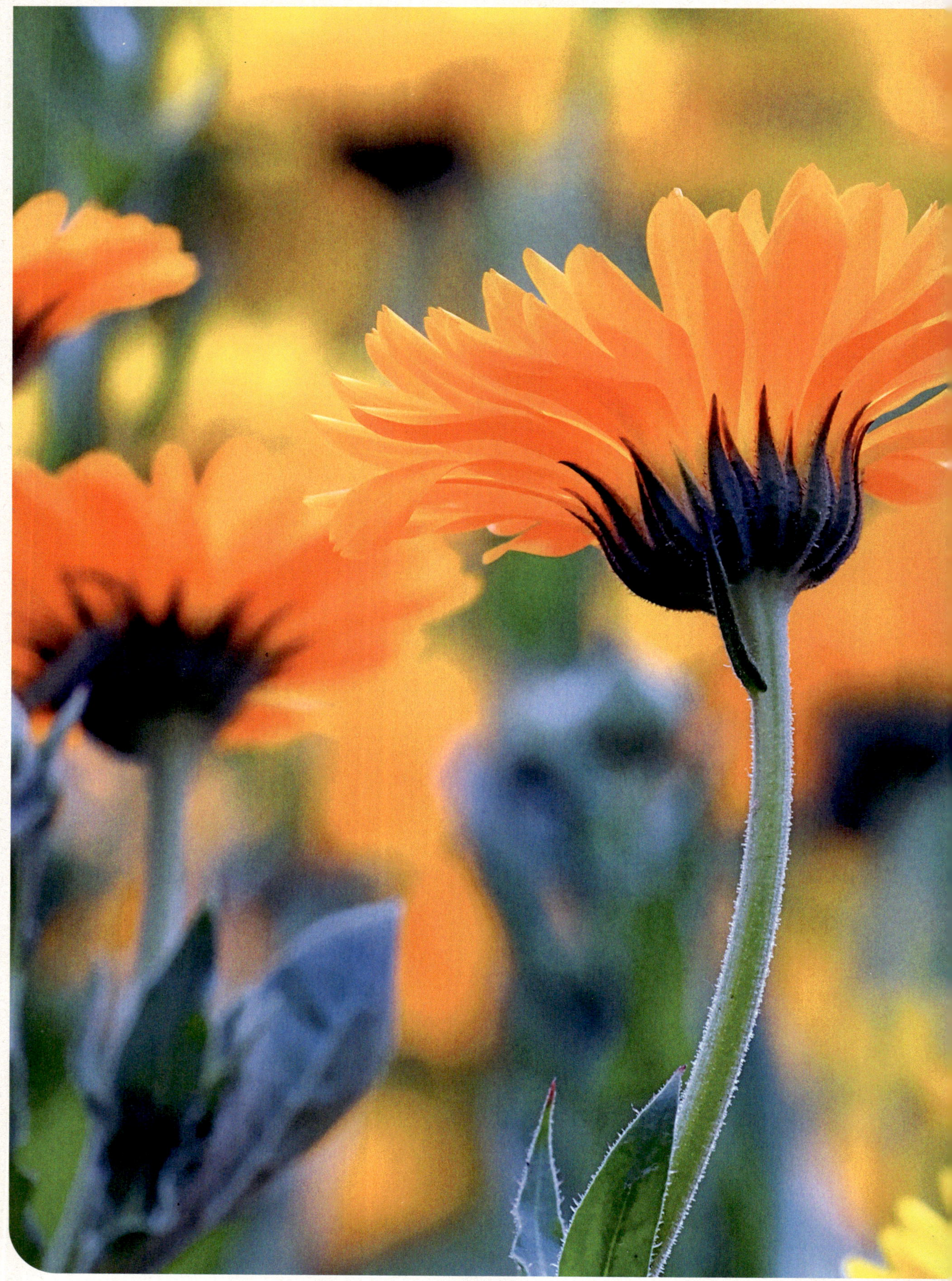

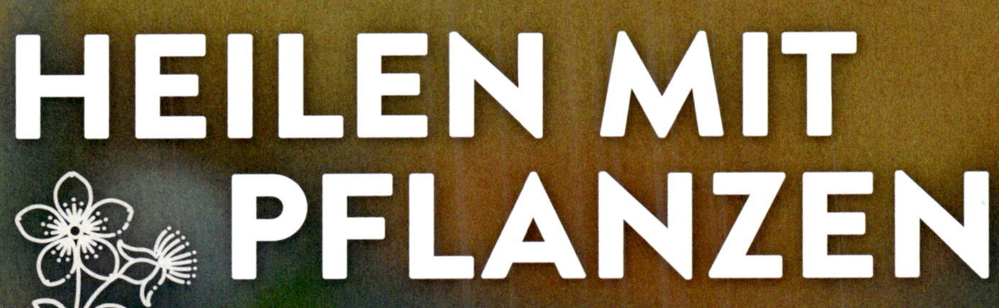

HEILEN MIT PFLANZEN

Warum können Pflanzen heilen? Und wie kommen wir ihren verborgenen Heilkräften auf die Spur? Seit Anbeginn der Menschheit haben Heiler und Hexen, Philosophen und Alchemisten, Mönche und Magier, Naturwissenschaftler und Mediziner versucht, die Geheimnisse der heilsamen Pflanzen auf unterschiedlichsten Wegen zu entschlüsseln und zu nutzen. Heute steht daher eine Vielfalt von Heilpflanzenzubereitungen und Darreichungsformen zur Verfügung. Richtig angewandt, können sie bei zahlreichen gesundheitlichen Problemen helfen.

SIEBEN SCHLÜSSEL ZUR *Magie der Heilpflanzen*

Sieben Zugänge zu den Heilkräften von Pflanzen, die zum Teil schon seit Menschengedenken genutzt werden. Diese heilsamen Kräfte stehen uns auch heute zur Verfügung, wenn wir sie nur zu erkennen, aufzubereiten und richtig einzusetzen verstehen.

Der islamische Mystiker und Poet Rumi (Dschalal ad-Din Muhammad Rumi, 1207–1273) gibt in einem seiner berühmten Gedichte die besonders tiefsinnige Version einer altbekannten indischen Geschichte wieder. Sie heißt „Der Elefant in der Dunkelheit" und handelt davon, dass einige Gelehrte einen Elefanten ausstellen – und zwar in einem stockfinsteren Raum. Es wird immer nur ein Besucher vorgelassen. Weil man nichts sehen kann, versucht jeder, sich ein Bild von dem Elefanten zu machen, indem er ihn betastet. Einer bekommt den Rüssel zu fassen und vergleicht den Elefanten mit einem Wasserschlauch; ein anderer befühlt das Ohr und hält ihn für einen Fächer; für einen weiteren ist der Elefant wie die Säule eines Tempels gebaut (er hat ein Bein untersucht); und ein anderer wiederum betastet den Rücken und hält den Elefanten für einen riesigen Thron; einer behauptet, der Elefant sei gerade, ein anderer beschreibt seine Rundungen – und so weiter. Jeder hat nur ein Körperteil ertastet und kann daher nur eine sehr unzureichende, fragmentarische Beschreibung des Elefanten liefern.

Rumi benutzt die Geschichte als Gleichnis für die Unvollkommenheit und Beschränktheit individueller Wahrnehmungen und Sichtweisen. Der große persische Weise macht jedoch am Ende seines Gedichts auch einen Lösungsvorschlag, indem er lapidar feststellt: „Wenn jeder von ihnen eine Kerze mitgebracht hätte und sie zusammen hineingegangen wären, dann hätte es keine Differenzen gegeben."

Auf kaum eine andere Disziplin lässt sich das Gleichnis vom Elefanten in der Dunkelheit besser anwenden als auf die Medizin. Es gibt kein treffenderes Bild für die scheinbar unvereinbaren Sicht- und Handlungsweisen der naturwissenschaftlich orientierten, konventionellen, sogenannten Schulmedizin auf der einen Seite und der naturheilkundlich orientierten Heilkunst auf der anderen Seite. Die verschiedenen Traditionen und Disziplinen bekommen jeweils nur einen Teil der Heilpflanzenwelt zu fassen. Ein ganzheitliches Bild ergibt sich erst aus der Zusammenschau unterschiedlicher Gesichtspunkte.

Die berühmte Parabel vom Elefanten im Dunkeln

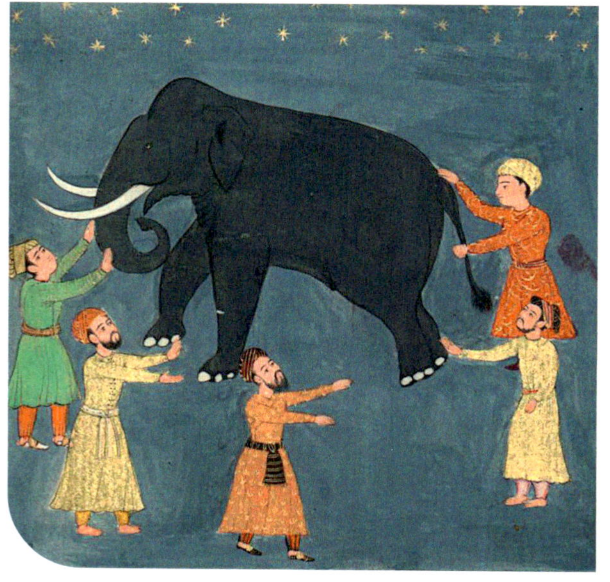

PFLANZEN – SO VIELSCHICHTIG WIE MENSCHEN

Die Elefantenparabel trifft jedoch nicht nur auf die Argumente zu, mit denen sich Schulmediziner und Naturheilkundler gegenseitig die Kompetenz und manchmal die Existenzberechtigung abzusprechen versuchen. Auch innerhalb der Naturheilmedizin gibt es unterschiedliche Traditionen und Schulen, die sich gegenseitig auszuschließen scheinen und zum Teil unversöhnlich gegenüberstehen, weil sie jeweils nur einen Teil des Ganzen zu fassen bekommen haben. Das zeigt sich beispielsweise in unterschiedlichen Verwendungszwecken von Heilpflanzen nicht nur über die Jahrhunderte und Jahrtausende hinweg. Auch in den heute nebeneinander bestehenden Therapierichtungen von Phytotherapie (Pflanzenheilkunde), Homöopathie, Anthroposophie und anderen Systemen wie Bach-Blüten oder die Anwendungen von Pflanzenpresssäften werden dieselben Pflanzen oft bei unterschiedlichen Erkrankungen und Beschwerden verwendet. Oder sie werden, je nach Tradition und wissenschaftlichem Hintergrund, in völlig unterschiedlichen Darreichungsformen und Dosierungen gegeben. Teilweise gibt es aber auch frappierende, traditionenübergreifende Übereinstimmungen, hinter denen jedoch jeweils andersartige Überlegungen und Konzepte stehen.

Wenn Sie, liebe Leser der Pflanzenporträts in diesem Buch (ab Seite 38), auf solche und andere widersprüchliche und erstaunliche Phänomene stoßen, dann seien Sie versichert, dass diese den Autoren nicht entgangen sind – im Gegenteil. Vielmehr sind sie in der Magie der Pflanzen selbst begründet. Denn Pflanzen sind ebenso facettenreiche, vielschichtige und widersprüchliche Wesen wie die Menschen, die sich von jeher der magischen Faszination der Pflanzen und ihrer erstaunlichen Heilkräfte ergeben.

> *„Der Arznei Werk ist Gottes Werk. Es ist das Werk der Heilung, nicht von Zaubergeistern. Denn Gott hat seine Macht den Kräutern gegeben, in die Steine gelegt, in den Samen verborgen. Dort sollen wir sie nehmen und suchen."*
>
> **Paracelsus** (1493–1541)
> – Arzt, Mystiker und Alchemist –

Die Faszination der Pflanzenheilkräfte

Das heilsame Potenzial der Pflanzen enthüllt sich über die Jahrtausende ihrer medizinischen Verwendung nur nach und nach. Auf diese Weise offenbaren sich stets neue, oft unerwartete und faszinierende Facetten dieser geheimnisvollen Wesen. So groß unser Wissen über Pflanzen, ihre Zusammensetzung und ihre Wirkungen auf den Menschen heute auch ist: Die Magie der Pflanzen ist ungebrochen. Letztlich ist es heute genauso rätselhaft wie vor 10 000 Jahren, wie die Natur es schafft, aus so einfachen Zutaten wie Wasser, Mineralstoffen und Licht so komplexe, schöne und heilsame Wesen wie eine Arnika oder eine Weide hervorzubringen. Organismen, deren Farben, Formen und Düfte nicht nur die Sinne erfreuen, sondern die eine solche Fülle von heilsamen Substanzen in perfekter Abstimmung zur Verfügung stellen, als hätte, wie etwa die frühen Christen glaubten, der liebe Gott selbst die Heilpflanzen aus der Erde sprießen lassen. Heilpflanzen wurden früher nicht umsonst als die „Hände der Götter" angesehen, wie es einst der Grieche Herophilos von Chalkedon formulierte (ca. 330–255 v. Chr., einer der führenden Ärzte

und Wissenschaftler seiner Zeit, Anatom in Alexandria und Entdecker der unterschiedlichen Funktionen der Blutgefäße). In diesem Bild wird die Wirkung der Heilpflanzen einer heilsamen göttlichen Berührung gleichgesetzt. Das bedeutet, dass das Geheimnis der heilsamen Pflanzen letztlich nur Teil eines größeren Geheimnisses ist: das der Heilung, die stets nicht nur ein körperlicher Vorgang ist, sondern auch seelische, geistige und spirituelle Dimensionen hat.

Wer zu den Quellen will, muss gegen den Strom schwimmen

In diesem Buch wird der Versuch unternommen, unabhängig von Therapierichtungen ein ganzheitliches Bild der Heilpflanzen zu zeichnen. Dieses ist nicht immer widerspruchsfrei, aber dafür authentisch. Denn es entspringt den intensiven persönlichen Erfahrungen der Autoren. Jeder von uns ist auf seine Weise und in seinem Gebiet untrennbar mit den Pflanzen und ihrer Magie verbunden: Diplom-Agraringenieur Michael Straub als ehemaliger Leiter des größten biologisch-dynamischen Heilpflanzengartens in Europa und jetziger Berater für Heilpflanzenbetriebe weltweit sowie Dr. med. Frank Meyer als Arzt für Naturheilverfahren, der seinen Patientinnen und Patienten seit Jahrzehnten mit Vorliebe pflanzliche Arzneimittel anbietet, wo es möglich ist. Wir versuchen, gegenüber den verschiedenen medizinischen Traditionen möglichst unparteiisch und unbefangen zu sein. Unsere nachfolgenden Darstellungen erheben jedoch keinen Anspruch auf Vollständigkeit. Denn je länger wir mit den heilenden Kräften der Pflanzen zu tun haben, desto stärker wird das Gefühl, dabei wohl niemals auszulernen.

Im Altertum galten Heilpflanzen weniger als Träger von Wirkstoffen denn als Vehikel heilsamer göttlicher Kräfte. Wer sie nutzte, nahm sie gleichsam von den Göttern entgegen, wie von Flora, der Göttin der Pflanzen.

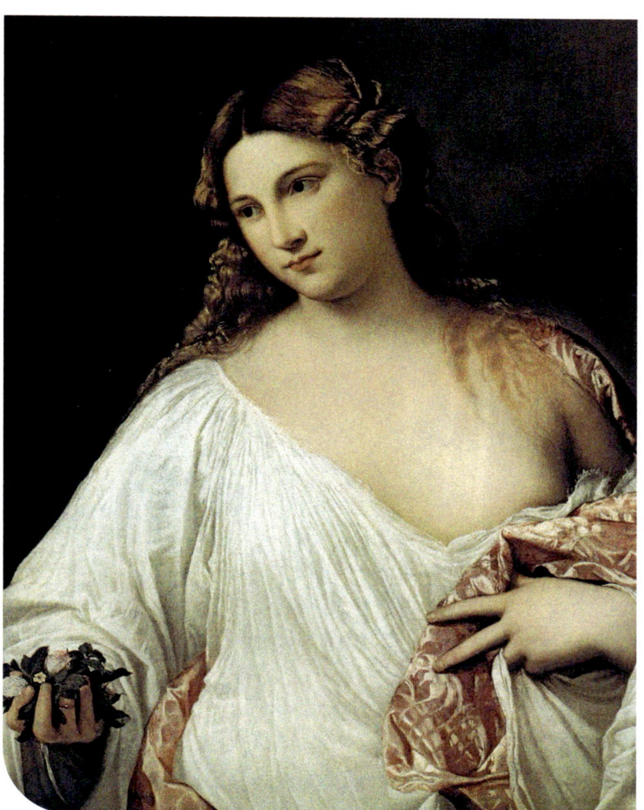

Wer die Magie der Heilpflanzen nutzen lernen will, der muss bereit sein, sich auf etwas einzulassen, das er möglicherweise nie vollständig verstehen wird. Das bedeutet nicht, dass exakte wissenschaftliche Erkenntnisse, beispielweise über Pflanzeninhaltsstoffe oder toxische (giftige) Wirkungen, außer Acht gelassen werden dürfen. Im Gegenteil: Wer heute professionell mit Heilpflanzen und ihren Kräften umgeht, muss nicht nur über eine fundierte naturwissenschaftliche Ausbildung verfügen, sondern sich lebenslang weiterbilden und mit den neuesten Erkenntnissen aus dem rasant wachsenden Wissensgebiet der Phytopharmakologie, der Wissenschaft von den pflanzlichen Wirkstoffen und ihren Wirkungen auf den menschlichen Organismus, auf dem Laufenden halten.

Wer sich in den Bann der heilsamen Pflanzen und ihrer Magie begibt, wird aber auch nicht zögern,

sich getreu dem chinesischen Sprichwort „Wer zu den Quellen will, muss gegen den Strom schwimmen“ den Ursprüngen der Pflanzenheilkunde zuzuwenden, und versuchen, alte Überlieferungen mit neuen Augen zu lesen und einen persönlichen Zugang zur Essenz des Pflanzenwesens zu suchen, der über allgemein bekanntes, zeitbedingtes Wissen hinausgeht.
In diesem Sinne sind die im Folgenden vorgestellten und in den Pflanzenporträts angewandten sieben Schlüssel zur Magie der Heilpflanzen zu verstehen. Sieben Zugänge, die jeweils unterschiedliche Aspekte der Pflanzen eröffnen und beleuchten und erst zusammen ein Ganzes ergeben – so wie die bruchstückhaften Beschreibungen des Elefanten in Rumis Gedicht jede für sich genommen nichts über den Elefanten als Ganzes aussagen, zusammengenommen sich aber so weit ergänzen, dass der Elefant in seinen Konturen zumindest erahnt werden kann.

MYTHEN UND LEGENDEN

Pflanzen wurden seit jeher von den Menschen gebraucht, unter anderem als Arznei. Oft standen sie im Zentrum magischer Bräuche und religiöser Verehrung, hing doch das Überleben in vor- und frühgeschichtlichen Zeiten viel stärker als heute vom Gedeihen der Pflanzen und von den aus ihnen hergestellten Produkten ab.
In allen heute bekannten Kulturen von Jägern und Sammlern stellen Heilpflanzen die wichtigsten und meist sogar die einzigen Arzneien dar, angefangen bei den Neandertalern, in deren 60 000 Jahre alten Gräbern man die Überreste von auch heute noch gebräuchlichen Heilpflanzen gefunden hat. Nicht anders verhält es sich mit Steinzeitgräbern auf der ganzen Welt, von Mexiko bis China.

Symbolische Darstellung der Heilkräfte

Aus diesen grauen Vorzeiten gibt es keine schriftlichen Überlieferungen. Man kann jedoch davon ausgehen, dass viel vom Urwissen der frühen Menschen in Mythen und Legenden überlebt hat – zunächst mündlich von Generation zu Generation weitergegeben, später aufgezeichnet und natürlich auch an veränderte kulturelle und soziale Bedingungen angepasst. In der bildhaft-symbolischen Sprache der Mythen und Legenden wurden viele Pflanzen dargestellt, die von nebulösen Urzeiten bis heute Weggefährten der Menschheit sind. Wer sich auf die Bildersprache der Mythen, Märchen und Legenden einlässt, kann dort einiges über das Wesen der Heilpflanzen erfahren. Die Entstehung des Eisenhuts (*Aconitum*) aus dem Geifer des Höllenhundes Cerberus, die tragische Rolle der Mistel (*Viscum album*) als Mordwaffe in der nordischen Sagenwelt, die Legende vom Johanniskraut (*Hypericum perforatum*), das den Teufel vertreibt – in all diesen Darstellungen ist die Pflanze nicht nur Naturwesen, sondern auch Trägerin übersinnlicher, göttlicher (oder dämonischer) Kräfte. Die ihr zugeschriebenen Kräfte decken sich bei näherer Betrachtung oft frappierend mit den medizinischen Wirkungen, die zum Teil erst Jahrhunderte später entdeckt wurden. Heilige und heilsame Eigenschaften erscheinen in den Mythen oft noch als Einheit.

DIE SIEBEN SCHLÜSSEL ZUR MAGIE DER HEILPFLANZEN

Verschiedene Zeitalter und Kulturen haben auf unterschiedlichsten Wegen versucht, den Heilpflanzen ihre Geheimnisse abzulauschen. Jeder der im Folgenden genannten Schlüssel schließt den Zugang zu anderen Dimensionen des Pflanzenwesens auf.

1 *Mythen und Legenden*
2 *Antike und mittelalterliche Medizin*
3 *Die Naturwissenschaft*
4 *Die Volksmedizin*
5 *Die Homöopathie*
6 *Die Anthroposophische Medizin*
7 *Die Begegnung mit der Pflanze*

EINE GÖTTLICHE GABE

Im Altertum galten Heilpflanzen weniger als Träger von Wirkstoffen denn als Vehikel und Gefäße heilsamer göttlich-geistiger Kräfte. Sie waren daher oft gleichzeitig Gegenstand religiöser Verehrung. Wenn eine heilkundige Person eine Pflanze pflückte, nahm sie diese gleichsam aus den Händen von Göttern oder Geistern entgegen, zum Beispiel von Flora, der Göttin der Pflanzen in der römischen Mythologie, oder von ihrer Vorläuferin bei den Griechen, der Nymphe Chloris, einem Naturgeist.

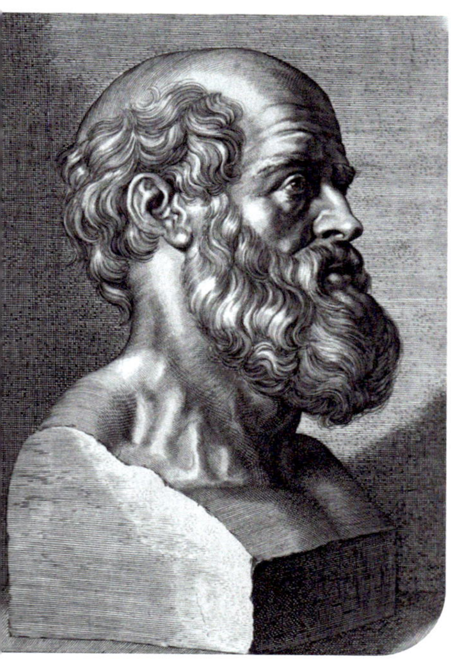

Hippokrates, „Ärztevater" und Vertreter der Vier-Säfte-Lehre

ANTIKE UND MITTELALTERLICHE MEDIZIN

Noch heute wird die Wissenschaft von den Arzneimittelwirkungen als Pharmakologie bezeichnet, und Arzneimittelhersteller heißen auch Pharmafirmen. Der Begriff *pharmakon* hatte im alten Griechenland jedoch eine Bedeutung, die weit über die heutige hinausgeht: Ein Pharmakon konnte ein heiliger oder magischer Gegenstand, ein Gift, ein Zaubertrank oder eine Heilpflanze sein. Diese Mehrdeutigkeit zeigt, dass die antike Heilkunst der Griechen und Römer, aber auch der außereuropäischen Völker noch stark religiös und magisch überlagert, vom Glauben an Götter, Geister und Dämonen geprägt war. Man versuchte jedoch auch damals schon, der Anwendung von Heilpflanzen rationale Überlegungen zugrunde zu legen, die aus der Vier-Elemente-Lehre der griechischen Philosophen hervorgingen (insbesondere Empedokles, ca. 495–435 v. Chr.).

Von der Vier-Säfte-Lehre zur Phytotherapie

In Form der Vier-Säfte-Lehre bestimmte das antike Denken die Medizin bis in die Neuzeit. Auch „Ärztevater" Hippokrates (ca. 460–370 v. Chr.) vertrat die sogenannte Humoralpathologie, die den vier Elementen Erde, Wasser, Luft und Feuer die vier Säfte (*humores*) schwarze Galle, Schleim, Blut und gelbe Galle im menschlichen Körper zuordnete. Heilpflanzen wurden aufgrund ihrer Qualitäten gezielt bei bestimmten Störungen der Säfte eingesetzt. Zum Beispiel nutzte man die Qualitäten der Trockenheit und Wärme, durch die sich die Brennnessel auszeichnet, um durch Feuchtigkeit und Kälte entstandene Krankheiten zu behandeln.

Ähnlich wie in Europa ging man auch in Asien vor, wo es vergleichbare philosophische Konzepte gab und Ordnungsprinzipien wie Elemente, Säfte und Wandlungsphasen Eingang in die Medizin fanden. Auf dieser Grundlage wuchs in West und Ost eine übersichtliche, systematische Heilpflanzenkunde heran, die wissenschaftlichen Charakter hatte. In der islamischen Welt trug sie rasch zu einer Blüte der Medizin bei und wurde im Mittelalter auch an den christlichen Universitäten gelehrt. „De materia medica – Über Heilmittel", die im 1. Jahrhundert n. Chr. entstandene Arzneimittellehre des griechischen Arztes Pedanios Dioscurides war über viele Jahrhunderte das maßgebliche Lehrbuch. Noch heute ist es ein wichtiges Nachschlagewerk, das auch die Autoren dieses Buchs zurate gezogen haben.

Große Bedeutung kam den Klostergärten und der Klosterheilkunde zu. In den Klöstern wurden die praktischen Aspekte der Kräuterheilkunde, der Anbau, die Verarbeitung und die Anwendung der Pflanzen, gepflegt und weiterentwickelt.

Bedeutende Heilerpersönlichkeiten

Bis heute anhaltend ist der Einfluss und ungebrochen die Faszination zweier legendärer, ganz eigenständiger mittelalterlicher Heilerpersönlichkeiten, die sich jede auf ihre Weise der Magie der heilsamen Pflanzen gewidmet haben:

Hildegard von Bingen (1098–1179), die heilkundige Mystikerin und Benediktineräbtissin, schöpfte ihre spirituelle Naturanschauung zum Teil aus Visionen. Im Kapitel „Von den Pflanzen und Bäumen" ihres zwischen 1151 und 1158 entstandenen naturwissenschaftlichen Werks „Physica" beschrieb sie fast 300 Pflanzen mit ihren deutschen Namen.
Paracelsus (1493–1541), der geheimnisvolle Wanderarzt, Mystiker und Alchemist, der eigentlich Theophrastus Bombastus von Hohenheim hieß.
Beide haben sich in einem von Dogmen und Aberglauben geprägten, wissenschaftsfeindlichen Umfeld um eine auf Natur- und Gotteserkenntnis basierende Medizin verdient gemacht. Sie können daher als Vorläufer einer modernen ganzheitlichen Heilkunst gelten. Ihre Ideen und Konzepte sind ebenfalls teilweise in dieses Buch eingeflossen, auch da, wo sie nicht namentlich genannt werden.
Eine ähnliche Sonderrolle wie Hildegard und Paracelsus nimmt der englische Botaniker, Apotheker, Arzt und Astrologe **Nicholas Culpeper** (1616–1654) ein. In dem berühmten, volkstümlichen „Culpeper's Complete Herbal" (1653), einem bis heute populären und immer wieder aufgelegten medizinischen Bestseller, ist praktisch das komplette Heilpflanzenwissen seiner Zeit enthalten. Besonderen Wert legte Culpeper auf die Darstellung der astrologischen Beziehungen zwischen Pflanzen und Menschen (siehe auch Seite 16).
Nicholas Culpeper ist einer der letzten großen Vertreter der traditionellen abendländischen spirituellen Medizin. Obwohl er ein Kind des 17. Jahrhunderts ist, lebt in seinem Werk noch viel von der alten, antiken und mittelalterlichen Medizin.
Seine überragende Bedeutung lässt sich mit dem berühmten Wort des Paracelsus illustrieren: „Sie sehen hundert Meil ein Kraut und das vor ihren Füßen nit." Paracelsus verspottete damit seine Zeitgenossen, die im Gegensatz zu Culpeper exotische Arzneimittel aus Übersee einführten und den heimischen Heilpflanzenschatz vernachlässigten. Paracelsus' Aussage gilt im übertragenen Sinne auch für das im letzten Jahrhundert in Amerika und Europa erwachte Interesse an traditionellen fernöstlichen, spirituellen Medizinsystemen, welches voll berechtigt und äußerst bereichernd ist, allerdings oft mit einer desinteressierten Unkenntnis der eigenen Traditionen einhergeht. Kein noch so hoch entwickeltes philosophisches System kann die bodenständige, spirituell erweiterte Lehre der heimischen Heilpflanzen eines Praktikers wie Culpeper ersetzen. Mit der Pflanzenwelt ihrer Heimat sind die Menschen vielfach schon in einer Weise vertraut, dass es oft nur eines Fingerzeigs von Pflanzenheilkundigen wie Culpeper oder Paracelsus bedarf, um eine tiefere Beziehung zu der entsprechenden Heilpflanze zu stiften.

DIE NATURWISSENSCHAFT

Seit Beginn der Neuzeit versuchte man, die chemische Zusammensetzung der Pflanzen zu erkennen und auf bestimmte Wirkstoffe zu schließen. Dies gelang jedoch erst im 19. Jahrhundert mit dem Aufschwung der organischen Chemie, die sich der Erforschung und Herstellung von

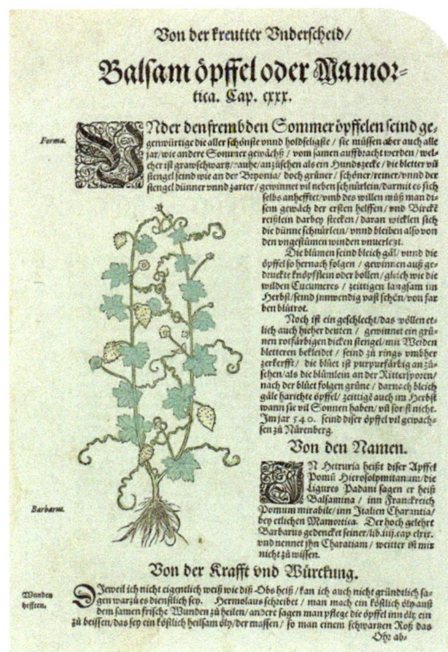

Von der kreutter Underscheid/

Balsam öpffel oder Mamortica. Cap. cxx.

Forma. Under den frembden Sommer öpffelen seind gegenwürtige die aller schönste vnnd holdseligste / sie müssen aber auch alle jar/wie andere Sommer gewächß / vom samen auffbracht werden / welcher ist grawschwartz/rauhe/anzüsehen als ein Hundszecke / die bletter vnd stengel seind wie an der Bryonia/ doch grüner / schöner/reiner/vnnd der stengel dünner vnnd zarter / gewinnet vil neben schnürlein/darmit es sich selbs anhefftet/vmb des willen müß man disem gewäch der ersten helffen / vnd Birck reißlein darbey stecken / daran wicklen sich die dünne schnürlein/ vnnd bleiben also von den vngestümen winden vnuerlezt.

Die blümen seind bleich gäl/ vnnd die öpffel so hernach folgen / gewinnen auß gedruckte knöpfflein oder bollen/gleich wie die wilden Cucumeres / zeittigen langsam im Herbst/seind innwendig vast schön/von farben blütrot.

Noch ist ein geschlecht/das wöllen etlich auch hieher deuten / gewinnet ein grünen rotfärbigen dicken stengel/mit Weiden bletteren bekleidet / seind zü rings vmbher zerkerfft/ die blüet ist purpurfärbig an zü sehen/als die blümlein an der Rittersporen/ nach der blüet folgen grüne / darnach bleich gäle harichte öpffel/ zeittigē auch im Herbst wann sie vil Sonnen haben/ vñ sonst nicht. Im jar 540. seind diser öpffel vil gewachsen zü Nürenberg.

Von den Namen.

In Hetruria heißt diser Apffel Pomũ Hierosolymitanum/die Ligures Padani sagen er heiß Balsamina / inn Franckreich Pomum mirabile/ inn Italien Charantia/ bey etlichen Mamortica. Der hoch gelehrt Barbarus gedencket seiner/lib.iiij.cap.clxx. vnd nennet jhn Charatiam / weitter ist mir nicht zü wissen.

Barbarus.

Von der Krafft vnd Würckung.

Wunden heilen. Dieweil ich nicht eigentlich weiß wie diß Obs heiß / kan ich auch nicht gründtlich sagen warzü es dienstlich sey. Hermolaus schreibet / man mach ein köstlich öly auß dem samen frische Wunden zü heilen/ andere sagen man pflege die öpffel inn öly ein zü beissen/das sey ein köstlich heilsam öly/der massen / so man einem schwartzen Roß das Ohr ab-

Eine Seite aus dem „Neu Kreutter Buch" von Hieronymus Bock

BERÜHMTE „VÄTER DER BOTANIK"

Am Beginn der Neuzeit entstanden einige legendäre Kräuterbücher, deren Autoren tradiertes antikes Wissen um eigene Anschauungen ergänzten. Die Werke der folgenden „Väter der Botanik" liegen teilweise auch den Darstellungen in diesem Buch zugrunde: Otto Brunfels, „Contrafayt Kreuterbuch" (1532); Hieronymus Bock, berühmter Arzt und Prediger, der in seinem „Neu Kreutter Buch" (1539) viele Pflanzen erstmalig ausführlich aus eigener Anschauung beschrieb; Leonhardt Fuchs, „New Kreüterbuch" (1543); Pietro Andrea Mattioli, italienischer Arzt, Übersetzer und Kommentator der „Materia medica" des Dioscurides (1544); Jacob Theodor (genannt Tabernaemontanus) und sein „New Kräuter-Buch" (1588).

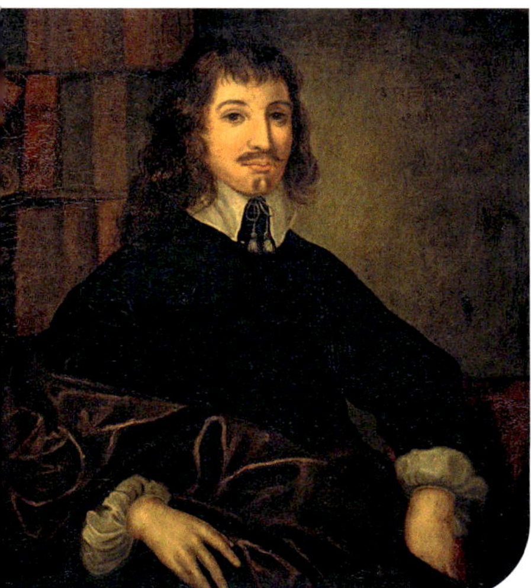

Nicholas Culpeper, herausragender Heilpflanzengelehrter seiner Zeit

DIE ROLLE DER ASTROLOGIE

Heilpflanzenkundige wie Nicholas Culpeper bezogen auch astrologisches Wissen mit ein. Bei der **Astrologie** handelt es sich – ähnlich der Elementelehre – um ein Ordnungssystem mit antiken und altägyptischen Wurzeln. In der Symbolsprache der Astrologie ließen sich intuitiv erfasste oder beobachtete Wesensverwandtschaften zwischen Pflanzen, Organen, Metallen und Planeten aufzeigen. So wurde Johanniskraut mit der Sonne und dem zugehörigen Planetenmetall Gold oder die Brennnessel mit dem Mars und Eisen assoziiert – Bezüge, die man heute in der Anthroposophischen Medizin und Pharmazeutik nutzt, insbesondere bei der Herstellung „vegetabilisierter Metalle".

Kohlenstoffverbindungen widmete. Viele bislang unbekannte Stoffe, aus denen Lebewesen bestehen, wurden auf diese Weise isoliert, darunter auch arzneilich wirkende Bestandteile.

So entdeckte im Jahre 1805 der deutsche Apotheker Friedrich Wilhelm Adam Sertürner (1783–1841) das für die schlaferzeugende Wirkung des Schlafmohns verantwortliche Morphin. Anfang des 19. Jahrhunderts wurden aus Weidenrinde schmerzlindernde, entzündungshemmende, fiebersenkende Salicylate isoliert, die bald als synthetischer Stoff (Salicylsäure) auf den Markt kamen (Seite 174). Die chemisch verwandte Acetylsalicylsäure wurde Mitte des 19. Jahrhunderts erstmalig synthetisiert und seit 1897 durch den Chemiker und Apotheker Felix Hoffmann in großem Maßstab als Medikament (Aspirin) hergestellt und wird bis heute erfolgreich eingesetzt.

Seit dem 19. Jahrhundert wurden unzählige Wirkstoffe aus Heilpflanzen auf der ganzen Welt isoliert, zum Teil auch im Labor „nachgebaut" und synthetisch hergestellt. Dieser Trend hält bis in die Gegenwart an. Jedoch hat sich der Wunschtraum der pharmazeutischen Industrie, auf diese Weise ein „zweites Aspirin" (und ein drittes, viertes, fünftes …) zu finden, nicht erfüllt.

Für viele isolierte Inhaltsstoffe altbekannter Heilpflanzen ließen sich zudem nicht die erhofften Wirksamkeitsnachweise erbringen, obwohl Wirksamkeit und Nutzen eines Gesamtextraktes aus der jeweiligen Pflanze zweifelsfrei belegt werden konnten. Für die meisten Heilpflanzen scheint der berühmte Satz des Philosophen Aristoteles (384–322 v. Chr.) zu gelten:

„Das Ganze ist mehr als die Summe seiner Teile"

Vor wenigen Jahrzehnten noch hegten manche Pflanzenheilkundler die Illusion, eines Tages werde die „wissenschaftliche" Therapie mit den entdeckten Einzelwirkstoffen den Einsatz von Gesamtextrakten ablösen. Dies hat sich nicht erfüllt. Im Gegenteil: In vielen Fällen hat sich die Erkenntnis durchgesetzt, dass der Einsatz von pflanzlichen Ganzdrogen erfolgreicher ist als die Therapie mit isolierten Wirkstoffen. Allerdings hat die Erforschung der Wirkstoffe, die noch längst nicht abgeschlossen ist, wesentlich zum Verständnis der Heilpflanzen und zur Erleichterung ihres Einsatzes beigetragen. Für praktische Gesichtspunkte wie die Bestimmung der pharmazeutischen Qualität sowie Wirksamkeits- und Unbedenklichkeitsnachweise ist eine möglichst genaue Kenntnis der Zusammensetzung und der Eigenschaften der Pflanzen und ihrer Zubereitungen unverzichtbar.

Diese exakten naturwissenschaftlichen Erkenntnisse stehen durchaus nicht im Widerspruch dazu, sich einen offenen Sinn für die Magie der heilsamen Pflanzen zu bewahren. Gerade die Inhaltsstoffanalysen der großen alten Kult- und Heilpflanzen wie des Johanniskrauts oder der Weißbeerigen Mistel können Anlass zu ehrfürchtigem Staunen und bescheidener Bewunderung sein – Anlass zum Staunen über die in der Natur wirkende Weisheit, die so geniale Wirkstoffkompositionen für bestimmte Krankheitssituationen zur Verfügung stellt; und Anlass zur Bewunderung der alten Ärzte und Pflanzenkundigen, die auf die Wirkungen der Pflanzen ohne Kenntnisse der Inhaltsstoffe geschlossen haben – wie zuletzt Rudolf Steiner, der die Bedeutung der Mistel für die Krebserkrankungen entdeckt hat, viele Jahre bevor man die Inhaltsstoffe kannte (Seite 190 f.).

DIE VOLKSMEDIZIN

Neben der offiziellen Medizin wird auf der ganzen Welt eine Volksheilkunde angewendet und weiterentwickelt, die sich fast ausschließlich pflanzlicher und mineralischerArzneimittel bedient. In der Heilkunst der indigenen Bevölkerung Amerikas, der Medizinmänner Afrikas, aus deren Ethnomedizin der herzwirksame *Strophantus combé* stammt, der tibetischen Mönche im Himalaja und der volkstümlichen Barfußärzte in China und ganz Asien hat uraltes Wissen um Pflanzen und deren medizinische Wirkungen überlebt, das heute erst nach und nach systematisch aufgearbeitet wird.

Aber auch das einfache Volk in Europa hat einige uralte Traditionen bewahrt und von Generation zu Generation meist mündlich überliefert. Diese reichen oft weit bis in vorchristliche Zeiten der Stammesmedizin und der antiken Hochkulturen zurück. Dabei handelt es sich nicht selten um Erkenntnisse, Vorgehensweisen und Anwendungen, die in früheren Zeiten Bestandteil der offiziellen Medizin, der „Schulmedizin“, waren und aus verschiedenen Gründen verlorengegangen sind. Diese tauchten dann in die Volksheilkunde ab und wurden Bestandteil einer globalen untergründigen „Guerillamedizin“, die oft im Widerspruch zur offiziellen Medizin stand und von deren Vertretern vielfach auch verfolgt wurde.

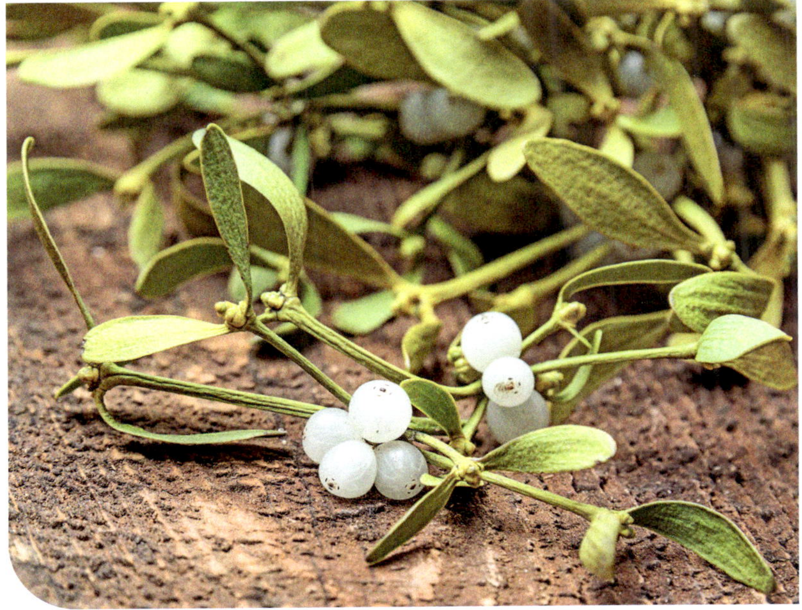

Vielseitige Mistel

KOMPLEX WIRKENDE GESAMTEXTRAKTE

Die Inhaltsstoffe der Heilpflanzen wirken am besten zusammen mit anderen pflanzeneigenen Stoffen – in der Einheit des **Gesamtextraktes**. Das weiß man beispielsweise vom abwehrsteigernden, entzündungs- und krebshemmenden Mistel-Lektin, von den stimmungsaufhellenden Johanniskraut-Wirkstoffen, den keimtötenden Stoffen aus der Arnika oder den schleimlösenden Substanzen aus der Schlüsselblume.

Ein ganzes Kaleidoskop von Wirkungen entfalten deshalb zum Beispiel anthroposophische Mistelpräparate bei Krebs: So verbessern sie die körpereigene Infekt- und Krebsabwehr, steigern die Lebensqualität, reduzieren die Schmerzen, wirken entzündungshemmend, bremsen das Krebswachstum, lindern die Nebenwirkungen der Chemotherapie und helfen, Rückfällen und Metastasen vorzubeugen. Diese komplexen Wirkungen sind möglich, weil Mistelgesamtextrakte eine Vielzahl verschiedener Wirkstoffe enthalten, insgesamt sind mehr als 500 bekannt (Seite 180).

Von Hexen und Dämonen

In diesem Zusammenhang ist vor allem die brutale Hexenverfolgung zu sehen, die insbesondere im 17. Jahrhundert in Mitteleuropa um sich griff. Den weiblichen und männlichen „Hexen" wurde Magie, die Anwendung von Zaubertränken, „Flugsalben" (vermutlich eine Erfindung der Inquisition) und andere vermeintlich bedrohliche Handlungen zur Last gelegt. Die meisten Opfer dieser Willkürjustiz dürften Volksheilkundige gewesen sein, die versuchten, mit den ihnen zur Verfügung stehenden Mitteln die Leiden ihrer Mitmenschen zu lindern. Heilkundige wurden auch nicht selten als Giftmischer verleumdet und verurteilt.

Zu den Praktiken, die einst Bestandteil der offiziellen Medizin waren und später in die Volksmedizin eingegangen sind, gehörten viele magische Handlungen: beispielsweise die Anwendung der Pflanzen zur Abwehr von Dämonen, ganz im Sinne der ursprünglichen Bedeutung von pharmakon, die auch magische Gegenstände und Zaubertränke umfasst. Heilpflanzen wurden sowohl in Europa als auch in Asien (zum Beispiel in China) als Apotropaika eingesetzt. Ein Apotropaikum ist ein Mittel zur Abwehr des Bösen beziehungsweise von dessen Vertretern wie Dämonen und Teufeln und der von ihnen ausgelösten Erkrankungen.

Viele zunächst befremdlich wirkende volksheilkundliche und heilmagische Anwendungen von Pflanzen stehen bei näherer Betrachtung durchaus im Einklang mit modernen Erkenntnissen. Zwar lassen sich manche traditionellen Rezepturen oft nicht ohne Weiteres nachvollziehen oder umsetzen. Die Beschäftigung mit der Volksheilkunde ist jedoch geeignet, um unbekannte oder zu wenig beachtete Aspekte der Heilpflanzen zu erschließen und das medizinische Denken der Gegenwart damit in schöpferische und fruchtbare Richtungen zu lenken.

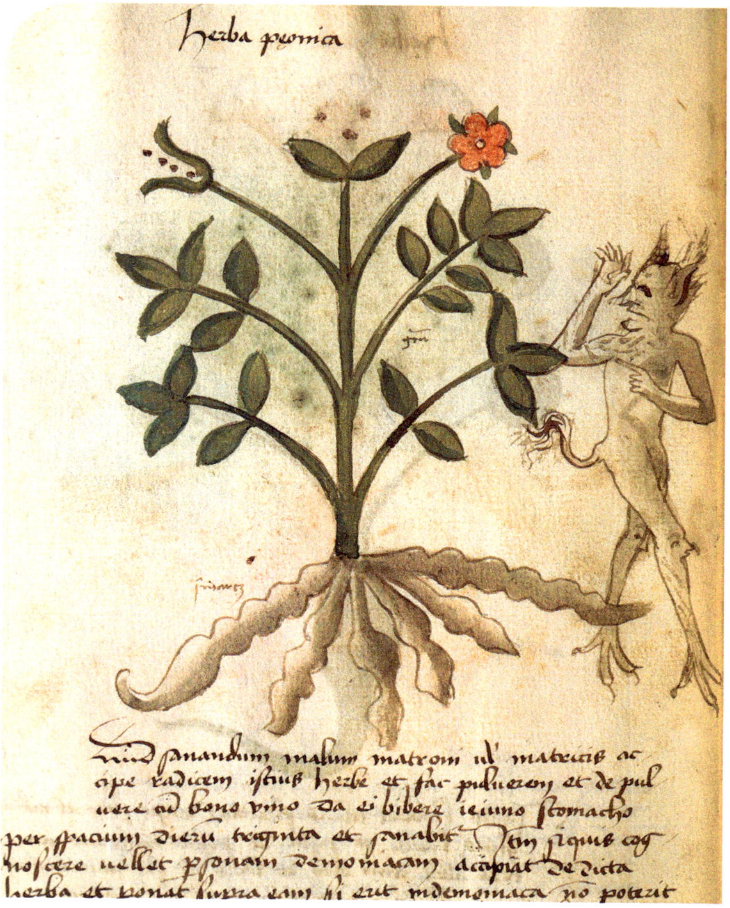

Auf dieser Illustration in einem Pflanzenbuch aus dem 14. Jahrhundert vertreibt eine Pfingstrose den Dämon.

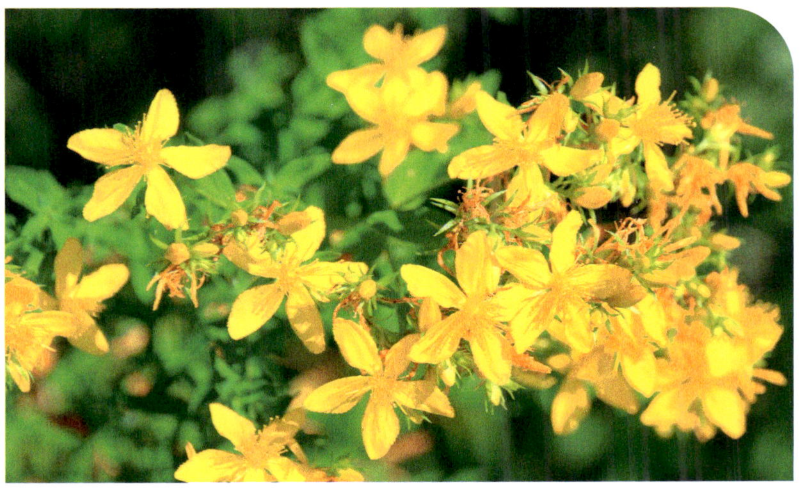

Weit verbreitet zur Abwehr des Bösen war früher Johanniskraut, auch als „Teufelsflucht“ oder „Flucht der Dämonen“, bekannt. Heute wird es bei der Volkskrankheit Depression eingesetzt, um „innere Dämonen“ zu vertreiben.

DIE HOMÖOPATHIE

Bei der Homöopathie handelt es sich um eine Behandlungsmethode, die neben pflanzlichen auch mineralische und tierische Substanzen einsetzt. Sie hat einen gigantischen Beitrag zur Erforschung der Wirkungen von Heilpflanzen und ihrer praktischen Anwendung geleistet. Begründet wurde die Homöopathie von dem deutschen Arzt Christian Friedrich Samuel Hahnemann (1755–1843). Binnen weniger Jahrzehnte war sie praktisch auf der ganzen Welt verbreitet.

Arzneimittelprüfung und Ähnlichkeitsprinzip

Hahnemanns Lebenswerk bestand darin, die Heilkunde auf eine Art naturgesetzliche Grundlage zu stellen. Zu diesen Grundlagen gehört ein akribisch genaues Studium der Arzneimittelwirkungen im Selbstversuch: die Arzneimittelprüfung. Deren Ergebnis, das Arzneimittelbild, ist die Grundlage für die gezielte Verordnung einer Arznei. Das jeweilige Mittel wird Patienten gegeben, deren Krankheitszeichen möglichst genau mit den Symptomen übereinstimmen, die bei der Arzneimittelprüfung am Gesunden ausgelöst wurden.

Die Homöopathie ist heute umstritten, weil sie auch mit sogenannten Hochpotenzen arbeitet, in denen die Ausgangsstoffe, wenn überhaupt, nur noch extrem verdünnt enthalten sind; hier kommt es mehr auf eine energetische Wirkung an als auf die materielle. Das Wesentliche an der Homöopathie sind jedoch nicht die heiß diskutierten Hochpotenzen, auf denen die Kritiker der Homöopathie so gerne herumreiten. Ihre Besonderheit ist der Einsatz von kleinen Dosen nach dem geschilderten Ähnlichkeitsprinzip, der Simile-Regel: „Ähnliches soll durch Ähnliches geheilt werden“ (lat. *similia similibus curentur*). Das Simile-Prinzip ist uralter Bestandteil der Heilkunst und findet sich schon lange vor der Homöopathie, beispielsweise bei Hippokrates, Plinius (Seite 151) und Paracelsus. Hahnemann hat es jedoch wie kein anderer in den Mittelpunkt seiner medizinischen Lehre und damit ins Bewusstsein der Menschheit gestellt.

HOMÖOPATHISCHE ARZNEIMITTEL

... sind Zubereitungen von Natursubstanzen pflanzlichen, tierischen oder mineralischen Ursprungs. Für die traditionelle Darreichungsform der Globuli werden Dilutionen (Verdünnungen) nach der Potenzierung (Seite 20) auf kleine Kügelchen aus Sucrose, einem Zuckerstoff, aufgebracht. Globuli – die man nicht schlucken, sondern im Mund zergehen lassen soll – sind besonders bei Kindern beliebt. Neben diesen Streukügelchen gibt es unter anderem auch Tabletten, Tropfen (Dilutionen), Pulver (Triturationen), Salben, Cremes, ölige Einreibungen, Nasen- und Ohrentropfen sowie Ampullen.

Unterschieden werden müssen zwei therapeutische Vorgehensweisen:

- die Klassische Homöopathie, die sich – getreu Hahnemanns Motto „Macht's nach, aber macht's genau nach" – strikt an ein festgelegtes Prozedere hält;
- die weitverbreitete Anwendung homöopathischer Arzneimittel außerhalb „klassischer" Vorgehensweisen.

Klassisch oder unkonventionell?

In der Klassischen Homöopathie geht man von einer ausgiebigen Befragung des Patienten aus, der homöopathischen Anamnese. Bei dieser wird versucht, das gesamte Symptombild eines Patienten einschließlich scheinbar unwesentlicher, nicht direkt mit der Erkrankung zusammenhängender Einzelheiten zu erfassen. Anschließend wird in Symptomverzeichnissen (Repertorien) das geeignete Mittel ausgesucht. Außerdem werden Arzneimittellehren zurate gezogen, in denen die Arzneimittelbilder der pflanzlichen und sonstigen Mittel gesammelt sind. So kann es viele Stunden dauern, bis ein geeignetes Arzneimittel gefunden ist.

Viele homöopathische und niedrig dosierte pflanzliche Arzneimittel können aber auch ohne eine aufwendige Anamnese gezielt und erfolgreich nach dem Ähnlichkeitsprinzip eingesetzt werden, zum Beispiel die Brennnessel bei Nesselsucht und als Bestandteil eines Mittels bei Verbrennungen (Seite 68) oder Johanniskraut, das bei Überdosierung Photodermatose („Sonnenallergie") auslösen kann, zur Behandlung und Vorbeugung genau dieser Störung (Seite 122). Hahnemann hat solche unkonventionellen Vorgehensweisen auch abfällig als „Afterhomöopathie" bezeichnet. Er dürfte sich daher heute wundern, wie erfolgreich die Homöopathie auch außerhalb der Anlehnung an klassische Prozeduren ist.

HOMÖOPATHISCHES POTENZIEREN

Hierbei werden durch Verdünnen und Schütteln mit Wasser Heilkräfte aus den pflanzlichen Tinkturen freigesetzt. Dies geschieht meist in 10er-Schritten, denn am weitesten verbreitet sind im deutschsprachigen Raum die D-Potenzen, bei denen Verdünnungsschritte von 1:10 zur Anwendung kommen. Die Potenz D1 entspricht dem Verhältnis 1:10, die Potenz D2 dem Verhältnis 1:100, die Potenz D3 entspricht dem Verhältnis 1:1000 und so weiter. Die in den Anfangszeiten der Homöopathie von Hahnemann und seinen Schülern bevorzugten C-Potenzen sind im Verhältnis 1:100 verdünnt, die sehr selten verordneten LM- oder Q-Potenzen im Verhältnis 1:50 000.

Urtinktur und Potenzierung

Eine weitere Besonderheit der Homöopathie und Verdienst Hahnemanns ist die „Potenzierung". Ausgangssubstanzen dafür sind die „Urtinkturen" (durch das Symbol Ø gekennzeichnet). Dabei handelt es sich zum Beispiel um alkoholische Auszüge von Pflanzen. Die Potenzierung selbst ist die schrittweise Verdünnung dieser Urtinkturen bei gleichzeitiger „Dynamisierung", das heißt rhythmischer Verschüttelung von Flüssigkeiten oder Verreibung von unlöslichen Stoffen. Die rhythmische Dynamisierung soll die Kraftfreisetzung der Arzneimittel begünstigen. Hahnemann ging es weniger um eine Verdünnung der Stoffe als um eine schrittweise „Aufschließung" der innewohnenden heilsamen Kräfte.

Neben den Potenzen können auch die homöopathischen Urtinkturen selbst eingesetzt werden. Man gibt sie meist niedrig dosiert, nur wenige Tropfen. Sie sind in ihrer Wirkung oft den höher dosierten, üblichen pflanzenheilkundlichen Mitteln ebenbürtig oder gar überlegen. Speziell bei dieser Anwendungsform zeigt sich, dass die Pflanzenheilkunde, die grundsätzlich ohne Potenzen arbeitet, und die Homöopathie doch enger verwandt sind, als es auf den ersten Blick scheint. Egal ob man Potenzen, Urtinkturen oder andere Darreichungsformen bevorzugt – die homöopathischen Arzneimittelbilder stellen heute einen unverzichtbaren Schlüssel zur Magie der Heilpflanzen dar, und ohne die Homöopathie wäre die Heilkraft vieler Pflanzen unentdeckt geblieben oder längst vergessen.

DIE ANTHROPOSOPHISCHE MEDIZIN

Auf der vollen Höhe der offiziellen naturwissenschaftlichen Medizin zu stehen und diese gleichzeitig spirituell, „geisteswissenschaftlich", wie er es nannte, zu durchleuchten und zu erweitern: Das war das Anliegen von Rudolf Steiner (1861–1925), dem Begründer der Anthroposophie (griech. *anthropos* = der Mensch, *sophia* = Weisheit). Dabei handelt es sich um eine ganzheitliche Philosophie, Naturwissenschaft und Geisteslehre. Rudolf Steiners Werk hat – wie kein anderer der großen reformerischen Weltentwürfe der Moderne – bedeutende, bis heute anhaltende Auswirkungen auf so unterschiedlichen Lebensgebieten wie Pädagogik (Waldorfschulen), Landwirtschaft (biologisch-dynamische Wirtschaftsweise) und Medizin.

Steiner lernte 1880, als er in Wien Mathematik und Naturwissenschaften studierte, Felix Koguzki, einen volkstümlichen Kräutersammler, kennen. Koguzki wurde für Steiner eine Art spiritueller Lehrer. Wie dieser einfache Mann über die „wunderbare Wesenhaftigkeit" der Heilkräuter sprach, erregte Steiners tiefste Bewunderung. Vermutlich wurde damals in dem jungen Studenten die Sehnsucht geweckt, eines Tages die Grundsteine für eine ganzheitliche Medizin zu legen. Einer Medizin, die nicht nur auf beziehungslos zueinanderstehenden, naturwissenschaftlichen Erkenntnissen beruht, sondern auf dem „geistigen Band" zwischen der menschlichen Seele und der äußeren Natur, auf das Steiner nach eigenem Bekunden bei Felix Koguzki aufmerksam wurde.

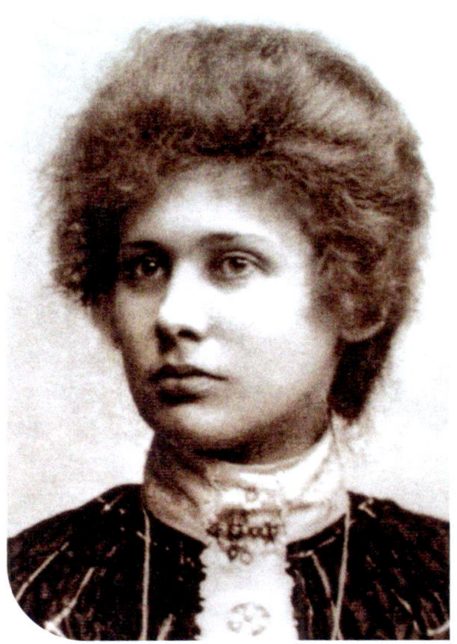

Ita Wegman, die gemeinsam mit Rudolf Steiner die Anthroposophische Medizin begründete

Der Blick aufs Ganze

In der Anthroposophischen Medizin, die Steiner schließlich in seinen letzten sechs Lebensjahren gemeinsam mit der Ärztin Ita Wegman (1876–1943) begründen sollte, nehmen Heilpflanzen eine besondere Stellung ein.

Bei der anthroposophischen Pflanzenheilkunde spielen nicht nur die Inhaltsstoffe der Pflanzen eine Rolle. Viel mehr noch kommt es auf ihre botanischen Besonderheiten an, ihre Gestalt in Raum und Zeit. Wie sind die Wurzeln einer Pflanze beschaffen, wie die Blätter angeordnet, sind diese vielgestaltig oder einförmig, wann ist die Blütezeit? Aus solchen Eigenschaften auf mögliche Wirkungen einer Heilpflanze zu schließen, mag auf den ersten Blick etwas abenteuerlich erscheinen. Denn die Naturwissenschaften waren über Jahrhunderte hinweg in erster Linie an Einzelheiten der Natur interessiert (Seite 15) und haben dabei sehr erfolgreich eine ungeheure Fülle von Teil- und Einzelerkenntnissen über Stoffe und ihre Wirkungen zusammengetragen, der wir nicht zuletzt unseren Lebensstandard und viele lebensrettende Erfolge der Medizin im 20. Jahrhundert verdanken. Bei dieser Fokussierung auf das Abgeteilte und Kleine, auf isolierte Stoffe und feinste Strukturen ist jedoch der Blick für Ordnungsprinzipien verloren gegangen, die auch die Beziehungen zwischen Pflanze und Mensch bestimmen und auf deren Erkenntnis ganzheitliche Medizin aufbaut. Für viele Zeitgenossen ist es so selbstverständlich geworden, die Natur gleichsam ausschließlich

EINE BESONDERE THERAPIE

Die Anthroposophische Medizin, deren Grundlagen Rudolf Steiner zusammen mit der niederländischen Ärztin Ita Wegman entwickelte, baut einerseits auf der naturwissenschaftlichen Medizin auf und andererseits auf den Erkenntnissen der Anthroposophie. Außerdem hat sie Einflüsse aus zeitgenössischen naturheilkundlichen Richtungen wie der Pflanzenheilkunde und der Homöopathie aufgenommen und weiterentwickelt.

Heute ist die Anthroposophische Medizin als eigenständige „besondere Therapierichtung" in Deutschland und in vielen anderen Ländern anerkannt. Sie wird in Arztpraxen und Kliniken praktiziert.

durch ein Mikroskop zu betrachten, dass ihnen der freie, unverstellte Blick auf das Ganze fremd ist und mitunter sogar Angst macht. Doch ein Perspektivenwechsel vom kleinen Teil zum großen Ganzen lässt uns oft erst die Bedeutung einer Pflanze und der von ihr gebildeten Substanzen erkennen und die Beziehung zum Menschen erahnen.

GOETHES GANZHEITLICHER BLICK

„Wer will was Lebendigs erkennen und beschreiben, / Sucht erst den Geist heraus zu treiben, / Dann hat er die Teile in seiner Hand, / Fehlt, leider! nur das geistige Band.“

Johann Wolfgang von Goethe (1749–1832), „Faust I“

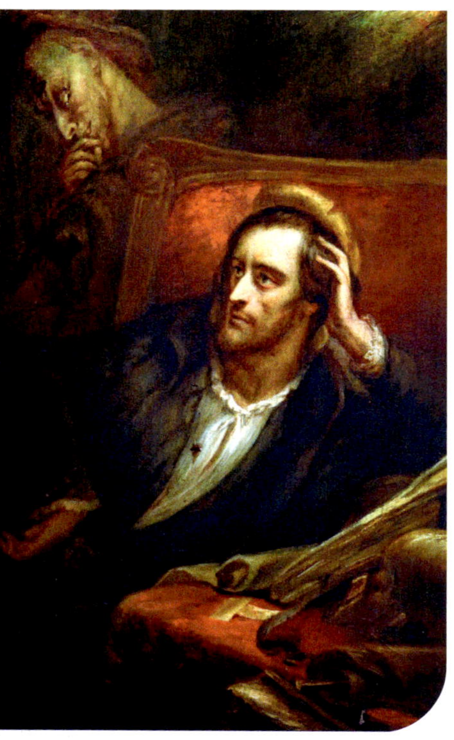

Mephisto und Faust

Das Zitat stammt aus der berühmten Szene in Fausts Studierzimmer. Goethe lässt Mephisto derart spotten und charakterisiert damit sehr treffend die reduktionistische Methode der Naturwissenschaft, die Lebewesen ausschließlich aus der Betrachtung ihrer Einzelbestandteile verstehen will, und aus der auch die Schulmedizin hervorgegangen ist. Rudolf Steiner war ein großer Bewunderer des Dichters und ganzheitlichen Naturforschers und gab dessen naturwissenschaftliche Werke heraus.

Die Wesensglieder

Anthroposophische Ärztinnen und Ärzte geben Heilpflanzen in der Überzeugung, dass sie nicht nur auf der stofflichen und leiblichen Ebene wirken. Vielmehr umfasst die Wesensbeziehung von Pflanze und Mensch auch seelische und geistige Dimensionen. Keine anderen Erscheinungen der Natur vermögen uns seelisch so zu entsprechen wie jene der Pflanzenwelt – nicht umsonst hat man den Begriff der „Blumensprache“ geprägt. Heilpflanzen weisen Besonderheiten auf, aufgrund deren sie sich eignen, bestimmte Lebensvorgänge (etwa Organprozesse wie die Herz- oder Hautfunktion) oder seelische Vorgänge (wie die Stimmungsaufhellung) direkt anzusprechen. Die unterschiedlichen Ebenen des Menschen werden in der Anthroposophie auch Wesensglieder genannt. Im Einzelnen werden unterschieden:

- Der **physische Leib**: Er lässt die Gestalt des Menschen materiell in Erscheinung treten und ist mit der unbelebten Mineralwelt verwandt.
- Der **Lebensleib**: Dieses System koordiniert die Vorgänge des Aufbaus und des Wachstums, der Regeneration und der Fortpflanzung. Es ist die Grundlage der Vitalität und Gesundheit und entspricht in der äußeren Natur dem Pflanzenreich.
- Der **Empfindungsleib**: Er wird auch Astral- oder Seelenleib genannt und ermöglicht bei Menschen und Tieren Bewusstsein und Eigenbewegung.
- Die **Ich-Organisation**: Diese steht nur uns Menschen zur Verfügung. Sie ist die Grundlage für die Entwicklung des Selbstbewusstseins und des geistigen Wesenskerns, den wir unser „Ich“ nennen.

Pflanzliche Arzneimittel werden in der Anthroposophischen Medizin gezielt eingesetzt, um das Verhältnis von Empfindungsleib und Lebensleib, also Bewusstseinskräften und Lebenskräften, Psyche und Organprozessen zu regulieren. Beispielsweise können unter Stress emotionale Faktoren über den Empfindungsleib so stark eingreifen, dass die aufbauenden und regenerierenden Kräfte des Lebensleibes geschwächt werden. Herz- und Gefäßkrankheiten und andere Zivilisationserkrankungen können die Folge sein. Anthroposophische Therapien zielen darauf ab, diese gestörte vitale Balance zwischen den abbauenden und bewusstseinsbildenden Kräften des Empfindungsleibes einerseits und den aufbauenden sowie Strukturen erhaltenden Kräften des Lebensleibes andererseits wieder ins Gleichgewicht zu bringen. Das geschieht zum Beispiel durch den Einsatz regulierender Herz-Kreislauf-Mittel, wie sie in den Heilpflanzenporträts von Eselsdistel, Schlüsselblume und Schwarzem Bilsenkraut dargestellt sind. Aber auch äußere Anwendungen wie rhythmische Einreibungen und Wickel sowie nichtmedikamentöse Verfahren wie Kunsttherapie und meditative Übungen kommen zum Einsatz.

Die Dreigliederung des Organismus

Ein weiterer Schlüssel zum gezielten Einsatz von Heilpflanzen liegt in der „Dreigliederung des menschlichen Organismus“, der Unterscheidung von drei Funktionssystemen des Organismus:

- das **Nerven-Sinnes-System**, welches hauptsächlich im Kopf lokalisiert ist,
- das ihm polar gegenüberstehende **Stoffwechsel-Gliedmaßen-System** (Bauchraum, Gliedmaßen) einschließlich der Fortpflanzungsorgane und
- das mittlere, ausgleichende **rhythmische System** (Herz, Lunge, Blutkreislauf).

Dieser Dreigliederung wird häufig eine umgekehrte Pflanze gegenübergestellt. Denn die Wurzeln vieler Pflanzen haben eine besonders starke Beziehung zum bei Menschen oben gelegenen Nervensystem (etwa

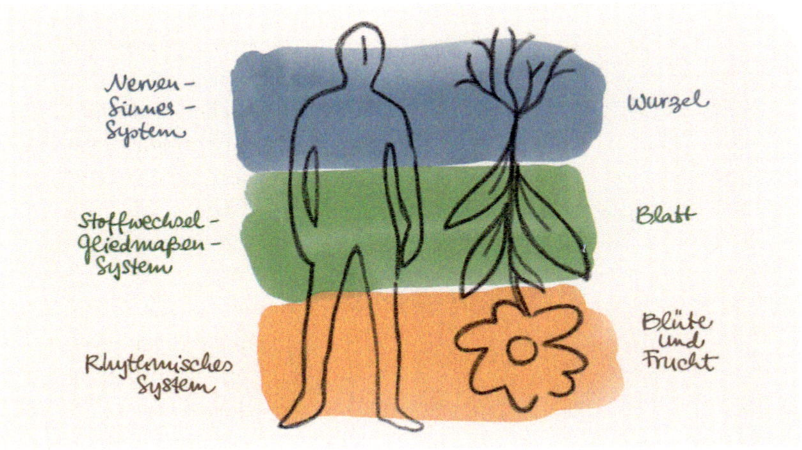

Der Mensch als umgekehrte Pflanze

DREIGLIEDERUNG

Der Mensch als umgekehrte Pflanze (Abbildung Seite 23) – ein Grundmotiv in der anthroposophischen Menschenkunde. Die Wurzel entspricht dabei dem Nerven-Sinnes-System und dem Kopf. Blüte, Früchte sowie die vielfach beweglichen Samen (die pflanzlichen Fortpflanzungsorgane) sind das Gegenstück zu den menschlichen Fortpflanzungsorganen sowie dem Stoffwechselsystem und den Gliedmaßen. Die rhythmisch angeordneten Blätter finden ihre Entsprechung im rhythmischen System des Menschen (Herzaktion, Atmung).

Eisenhut, Arnika), die Blätter zum rhythmischen System (zum Beispiel Zubereitungen aus Blättern des Schwarzen Bilsenkrauts bei Rhythmusstörungen) und die Blüten und Samen zu den Stoffwechselorganen (zum Beispiel Mariendistelsamen bei Lebererkrankungen). Auch der typische Standort der Pflanzen sagt etwas darüber aus, auf welches System sie besonders wirken: Gebirgspflanzen (wie Arnika, Augentrost, Blauer Eisenhut) vornehmlich auf Nervensystem und Sinnesorgane, Pflanzen, die in Niederungen besonders gut gedeihen (zum Beispiel Farne, Artischocke, Mariendistel), auf Verdauungs- und Stoffwechselorgane, Pflanzen in gemäßigten Bereichen aufs rhythmische System mit Atmungsorganen und Herz (zum Beispiel Schlüsselblume).

DIE BEGEGNUNG MIT DER PFLANZE

Mit welchem geistigen Rüstzeug und Hintergrund auch immer man sich dem rätselhaften Wesen Pflanze zu nähern versucht, man kommt dabei unweigerlich an Grenzen. Diese zu überschreiten, bedarf es eines Aktes, den Paracelsus „durch der Natur Examen gehen" nannte. Keine noch so spirituelle Heilpflanzenkunde oder fundierte Arzneimittellehre ersetzt die direkte Begegnung am Wildstandort oder im Heilpflanzengarten. Aus der ganzheitlichen, intuitiven Wahrnehmung entsteht eine innige Beziehung mit den Pflanzenwesen, die sinnliche Wahrnehmung der Pflanze, ihrer Umgebung – und auch der aus ihr gewonnenen Produkte, die sich durch Duft, Geschmack und so weiter auszeichnen können. (Es versteht sich von selbst, dass bei Giftpflanzen wie dem Blauen Eisenhut oder Schwarzen Bilsenkraut von Geschmacksproben abzusehen ist. Beim Blauen Eisenhut kann schon die Berührung giftig sein.) Über Jahre hinweg durch alle Jahreszeiten, in der Natur wie im Garten und immer wieder aufs Neue kann sich so eine intensive, ebenso sinnliche wie spirituelle Beziehung zwischen Pflanze und Mensch entwickeln, die in ihrer Intimität durchaus mit einer Liebesbeziehung vergleichbar ist. Wenn dieses Buch eine Mission hat, dann jene, dazu anzuregen, Pflanzen als magische und heilsame Helfer zu gewinnen, indem wir unsere seit Menschengedenken vorhandene, aber stets aufs Neue zu entdeckende Verbundenheit mit ihnen erkennen und bekräftigen.

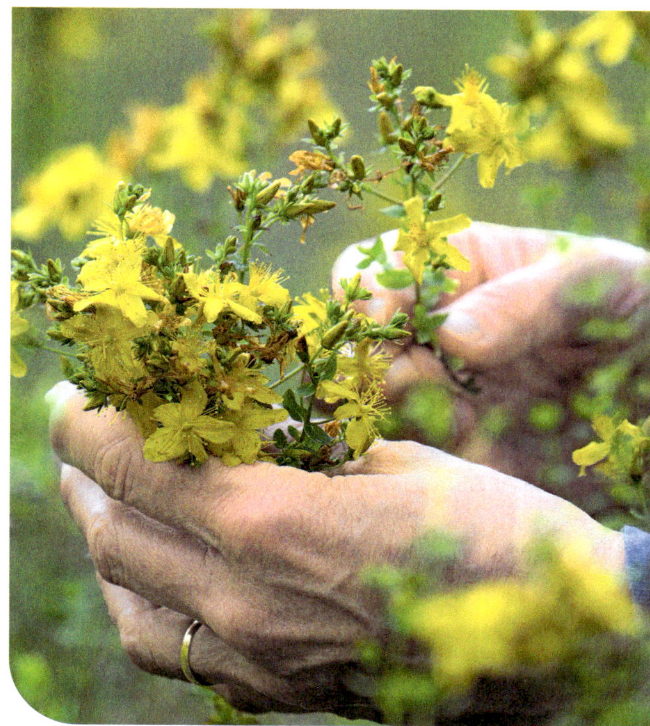

Kein Heilpflanzenbuch kann die Pflanzenbegegnung ersetzen, sei es in der Natur oder im Heilpflanzengarten. Aus der ganzheitlichen, intuitiven Wahrnehmung entsteht eine innige Beziehung mit den Pflanzenwesen.

DIE WAHRNEHMUNG *des Wesentlichen*

Zusammenhänge und Kräfte in der Natur erkennen und nutzen, die auf den ersten Blick verborgen sind – das ist nicht nur die Basis für eine ganzheitliche Heilkunde, sondern auch fürs Kultivieren und Sammeln der Pflanzen.

WARUM PFLANZEN HEILEN

Über die Wirkung von Heilpflanzen gibt es sehr unterschiedliche Auffassungen: von der aktuell weitverbreiteten materialistisch-rationalen Denkweise, die sich allein auf Wirkstoffe stützt, bis hin zur Geistheilung, bei der die Pflanze als Träger der durch sie wirkenden göttlichen Wesen dient. Beim Modell der Wirkstoffe geht man davon aus, dass die Wirkung auf Molekülen beruht, die von der Pflanze durch biochemische Prozesse hergestellt werden, und dass im menschlichen Organismus passende Rezeptoren existieren, die auf diese Wirkstoffe reagieren und eine spezifische Heilreaktion auslösen. Es hat sich aber wie gesagt immer wieder gezeigt, dass die Idee, eine Pflanze verdanke ihre Wirkung einer einzelnen Substanz, nicht durchgängig haltbar ist. Bei den Versuchen, mit isolierten oder synthetisch hergestellten Reinsubstanzen zu behandeln, traten meistens negative Nebenwirkungen auf, die bei Verwendung der ganzen Pflanze nicht vorkamen. Versuche, die Komplexität einer Pflanze mit all ihren Inhaltsstoffen und deren Interaktionen zu erforschen oder gar synthetisch herzustellen, sind regelmäßig gescheitert. Nicht zuletzt sind Heilpflanzen mit ihren vielfältigen Inhaltsstoffen aufgrund einer langen Ko-Evolution dem menschlichen Organismus viel besser angepasst als synthetische und unvollständige Nachahmungen.

Der ganzheitliche Blick

In diesem Buch wollen wir die Pflanze vor allem im Zusammenhang mit ihrer Umgebung und deren Bedingungen wie Boden und Klima sowie der Familienzugehörigkeit, also ihrer Entwicklung in der Evolution, betrachten und in Beziehung zum Menschen, seinem Organismus und Seelenleben setzen. Daraus ergeben sich Erkenntnisse, inwiefern die Pflanzen dem Menschen helfen können, seine Selbstregulation zu mobilisieren und Krankheiten zu überwinden. Auch Inhaltsstoffe, die mit modernen Analysemethoden gefunden wurden, können zur Beschreibung und Beurteilung der Wesenheit Pflanze dienlich sein. Sofern relevant für die Heilung oder für Erkenntnisse über das Pflanzenwesen, werden sie ebenfalls erwähnt. Um dem Leser diesen Weg der Erkenntnis nachvollziehbar zu machen, sind sowohl die Pflanzen als auch ihr Lebensraum in den jeweiligen Kapiteln ausführlich beschrieben. Somit hat jeder Leser das Handwerkszeug, sich selbst auf den Erkenntnisweg zu begeben, um

SEKUNDÄRE PFLANZENSTOFFE

Pflanzliche Inhaltsstoffe, die für uns Menschen heilsam sind, dienen den Pflanzen selbst unter anderem zur Abwehr von Krankheitskeimen und Fraßfeinden, zum Schutz vor UV-Licht oder zur Anlockung von Bestäubern (auf dem Bild eine Eselsdistelblüte). Häufig handelt es sich um sekundäre Pflanzenstoffe, etwa Farb-, Duft- und Giftstoffe wie Flavonoide, Carotinoide, Alkaloide und viele andere. Die giftigen Alkaloide, die zum Beispiel vom Bilsenkraut gebildet werden, dienen der Pflanze zum Schutz und dem Menschen in geringen Dosen zur Anregung.

herauszufinden, warum Pflanzen heilen, und seine Intuition zu schulen, um einen individuellen Zugang zum einzelnen Pflanzenwesen zu finden. Dies alles kann aber nur Grundlage sein für eigene Beobachtung in der freien Natur und der Anfang eines lebenslangen Erkenntnis- und Übungsweges zu den Naturzusammenhängen und ihrem geistigen Hintergrund.

„Die Natur zeichnet ein jegliches Gewächs, das von ihr ausgeht, zu dem, wozu es gut ist. Darum, wenn man erfahren will, was die Natur gezeichnet hat, soll man es an den Zeichen erkennen, welche Tugenden in einem Ding sind."

Paracelsus (1493–1541)
– Arzt, Mystiker und Alchemist –

Das Wesen der Pflanzen erkennen

Unser Wissen vom Heilschatz einer Pflanze wird immer größer, wenn wir die Ausdrucksweise der Pflanzen verstehen. Es ist eine alte, fast vergessene Kunst, durch die Betrachtung der Signatur, also der äußeren Erscheinung einer Pflanze, dem Standort, der sie beheimatet sowie der biologischen Prozesse, die sie durchlebt, auf ihr Wesen und ihre Heilkräfte zu schließen. Diesen intuitiven Ansatz können wir heute mit unserer analytischen, rationalen Betrachtung kombinieren.

Zu den Ersten, die eine systematische Signaturenlehre erarbeiteten, gehörten der italienische Gelehrte Giambattista della Porta (1535–1615) und Paracelsus (siehe Zitat links). Heute wird vermutet, dass sie diese Methode bei Heilern aus dem Volk, die wenig Bildung, dafür umso mehr Beobachtungsgabe und Intuition besaßen, erlernt hatten. Es lebten natürlich schon in der Antike, also lange vor Paracelsus und Della Porta, Naturwissenschaftler wie Aristoteles oder Theophrast, die sich mit der Signatur der Pflanzen auseinandergesetzt hatten. Leider gibt es aus dieser Zeit sehr wenige brauchbare Aufzeichnungen.

Durch Goethe mit seiner Naturbetrachtung und Metamorphosenlehre wurde die Methode dann weiterentwickelt. Rudolf Steiner hat die Signaturenlehre ebenfalls aufgenommen und in der anthroposophischen Arzneimittelfindung und Therapie zu einer weiteren Blütezeit geführt. Seine Mitarbeiter und deren Nachfolger arbeiten bis heute sehr erfolgreich mit dieser Methode, die mittlerweile durch moderne analytische Verfahren ergänzt und auf die Höhe der modernen Arzneimittelforschung gebracht wurde. Diese Kombination hat hervorragende ganzheitliche Arzneimittel nahezu ohne schädliche Nebenwirkungen hervorgebracht, von denen einige wichtige in diesem Buch beschrieben sind.

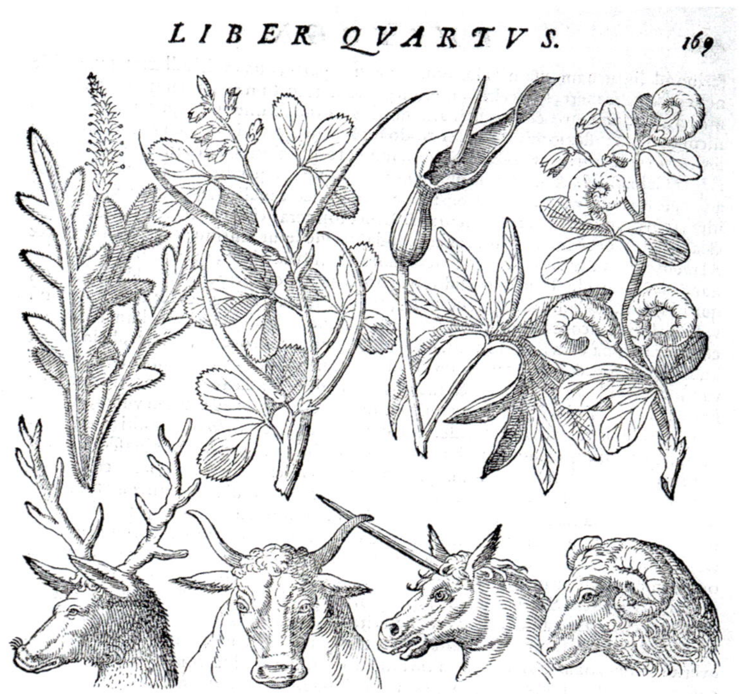

LIBER QVARTVS. 169

Mittels „Sympathien von Pflanzen und Tieren" schloss Giambattista della Porta auf die Heilkraft. Abbildung aus „Phytognomonica", 1588

Über Botanik und Signaturen

Beschäftigen wir uns heutzutage in Schule und Universität mit Pflanzen, dann schulen wir meist einen rationalen Blick: In der Botanik ist es üblich, die Pflanzen in eine Ordnung, Gattung, Familie und Art zu untergliedern, zusätzlich die Inhaltsstoffe zu analysieren und zu beschreiben. Doch mit dieser reduktionistischen Herangehensweise können wir nicht alles erfassen und deshalb die Pflanze nicht vollständig verstehen.

Beleuchten wir die Heilbeziehung Pflanze/Mensch, so erkennen wir eine sehr vielschichtige: Einige pflanzliche Inhaltsstoffe und Darreichungsformen scheinen tatsächlich eine sofortige körperliche Reaktion auszulösen, beispielsweise Bitterstoffe auf die Verdauung. Andererseits gibt es, wie in der Homöopathie üblich, Potenzierungen (Seite 20), in denen man kein stoffliches Molekül mehr nachweisen kann – dennoch wirken sie in einer speziellen, übergeordneten Art auf den Körper.

Unsere Vorfahren waren durch ihre stärkere Naturverbundenheit enger mit den Pflanzen in Beziehung. Die heutige rational-materialistische Sichtweise ist verhältnismäßig neu – früher mussten die Menschen auf andere Dinge vertrauen: auf eigene Erfahrung und auf Mitteilungen anderer (Vorfahren, Schamanen, Druiden, Lehrer). Zudem wurde die ganzheitliche Beobachtung geschult, um das Wesen einer Pflanze zu erfassen. Dadurch entstehen innere Bilder, die beim Menschen bestimmte Reaktionen auslösen. Goethe schrieb im Gedicht „Epirrhema“: „Müsset im Naturbetrachten / immer eins wie alles achten; / nichts ist drinnen, nichts ist draußen; / denn was innen, das ist außen.“

Ein Beispiel: Johanniskraut ist eine altbekannte Heilpflanze, die wir therapeutisch einsetzen, um leichte bis mittelgradige Depressionen zu heilen. Rational erkunden wir die Inhaltsstoffe, also das Hypericin und das Hyperforin (Seite 120), und können diesen Stoffen auch je nach Dosierung eine mehr oder weniger starke stimmungsaufhellende Wirkung zuordnen. Aus dem Blickwinkel der Signatur oder Wesensbestimmung betrachten wir das Johanniskraut als eine Pflanze der Sonne, des Lichts: Der Zeitpunkt der Blüte um Johanni, einen der längsten Tage des Jahres, ist ein erster Hinweis auf ihre besondere Beziehung zum Licht. Zudem sind die Blätter so beschaffen, dass die Pflanze extrem viel Licht aufnehmen kann, da durch die wechselständige Anordnung und die kelchförmige Ausrichtung zum Himmel ein ideales Verhältnis geschaffen wird. In ihnen finden wir Einschlüsse von ätherischen Ölen, die Träger von Licht und Wärme sind. Das Brennen können wir selber spüren, wenn ätherische Öle mit empfindlichen Körperstellen wie zum Beispiel dem Auge in Kontakt kommen. Das Bild, das uns mithilfe der Therapeuten geliefert werden kann, ist: Diese Pflanze des Lichts bringt an den Ort der seelischen Dunkelheit – nämlich einer Depression – Licht!

SIGNATURENLEHRE

Die Signatur einer Pflanze zu deuten heißt, sowohl Erscheinungsbild, Gestik, Umfeld und Verhalten als auch alle ihre sonstigen Lebensäußerungen zu interpretieren.

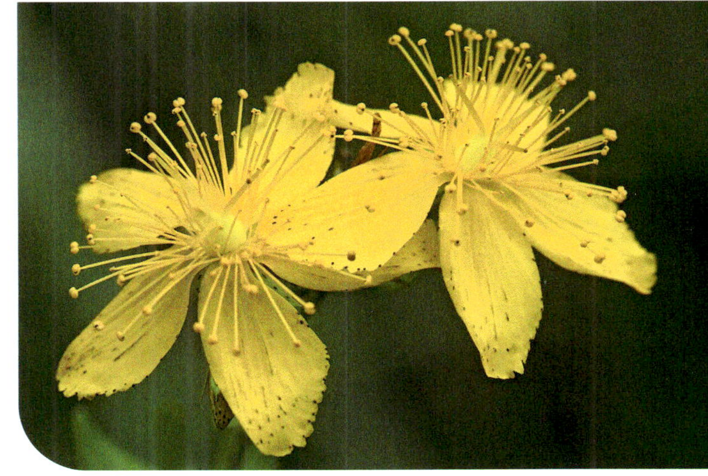

Das Johanniskraut: Seine Sonnenhaftigkeit erschließt sich schon auf den ersten Blick.

NACHHALTIGE WILDSAMMLUNG

„Nachhaltig" bedeutet, dass nicht mehr Pflanzen entnommen werden dürfen, als auf natürliche Weise oder durch Kulturmaßnahmen des Menschen nachwachsen. Einige Sammlerfamilien bestreiten ihren Lebensunterhalt ausschließlich durch ihre Sammelaktivitäten. Ihre wirtschaftliche Existenz hängt also direkt von dieser Tätigkeit ab, heute und auch in Zukunft. Die Durchführung und Weiterentwicklung einer nachhaltigen Wildsammlung ist deshalb für alle Beteiligten wichtig.

Wildsammlung für den Eigenverbrauch ist nicht meldepflichtig. Es sollte aber nur an unbelasteten Standorten und nicht in Naturschutzgebieten geerntet werden, nur Pflanzenarten, die genau bestimmt werden können – und keine geschützten Arten.

BESTE BEDINGUNGEN FÜR QUALITÄT

Von den derzeit etwa 400 000 bekannten Pflanzenarten werden etwa 50 000 bis 70 000 Arten weltweit als Heilmittel genutzt, schätzen Experten wie Roland Melisch vom World Wildlife Fund (WWF). Nach Angaben der Weltgesundheitsorganisation (WHO) verwenden etwa 80 Prozent der Weltbevölkerung Heilpflanzen, wovon immer noch der größte Teil aus Wildsammlung stammt. Dies hängt unter anderem damit zusammen, dass in weniger entwickelten Ländern die medizinische Versorgung vor Ort oft schlecht organisiert oder gar nicht vorhanden ist. Einzige Hilfe bei Krankheit ist dann das überlieferte ethnobotanische Wissen.

Deutschland ist im europäischen Vergleich der größte Verbraucher von Arzneimitteln auf pflanzlicher Basis und für den Handel mit pflanzlichen Drogen die Drehscheibe des internationalen Handels. Die intensive Nutzung durch Industrie und Verkehr sowie die rücksichtslose Ausbeutung der natürlichen Wildstandorte führte dazu, dass eine ganze Anzahl von Pflanzen oder deren natürliche Standorte unter Schutz gestellt werden mussten. Leider nimmt die Zahl an aussterbenden Arten weiterhin dramatisch zu, ein Ende ist nicht abzusehen. Durch diese Verluste verschwindet auch die Nutzungsmöglichkeit als Arzneimittel, Nahrungsmittel oder für eine technische Verwendung.

Über das Sammeln und Ernten

Für die Verwendung als Arzneimittel werden ganz unterschiedliche Teile der Pflanzen geerntet und verarbeitet.

Pflanzen aus Wildsammlung: Viele Nutzer von Heilpflanzen schätzen die Qualität wild gesammelter Pflanzen als sehr hoch ein, dies nicht zuletzt aufgrund der Tatsache, dass der Wildstandort die Pflanze hervorgebracht hat beziehungsweise dass sich die Pflanze dort selbst angesiedelt hat. Dies lässt den Rückschluss zu, dass die Pflanze dort optimale Lebensbedingungen vorfindet und sich wesensgemäß entwickeln kann, zumindest aber konkurrenzfähiger ist als andere Arten an diesem Standort. Um die natürlichen Vorteile wie geeignete Böden und Klimabedingungen von Wildstandorten zu nutzen, können Wildpflanzen aber auch am natürlichen Standort kultiviert werden.

Der aufgeklärte und kritische Konsument verlangt nachhaltige, ethisch korrekt produzierte und gehandelte Produkte. Daher wurde auf Initative vom WWF ein internationaler Standard für die Wildsammlung von Heil- und Aromapflanzen, die ISSC-MAP, entwickelt. Auf deren Pionierarbeit konnten Zertifizierungsorganisationen wie z. B. die Union for ethical Biotrade oder die FairWild Foundation ihre Arbeit aufbauen. Sie

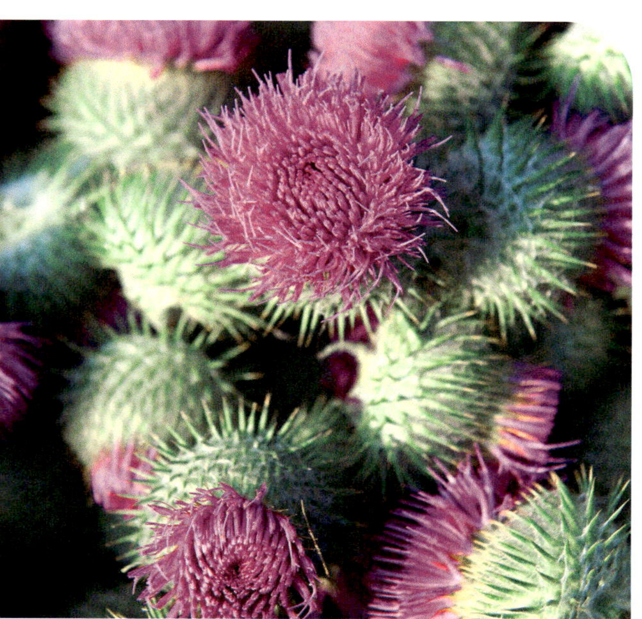

Blüten der Eseldistel im idealen Zustand für die Ernte

bieten Kriterien und Indikatoren für eine nachhaltige Wildsammlung und hilft all denen, die mit Sammlung, Management, Handel, Verarbeitung und Verkauf zu tun haben, die notwendigen Bedingungen zu verstehen, zu erfüllen und zu kommunizieren.
Die traditionelle Wildsammlung wird in Zukunft immer schwieriger werden, denn es gibt immer weniger Sammler mit ausreichender Pflanzenkenntnis, und Standorte für Wildsammlung werden durch Schadstoffeintrag verunreinigt oder gar überbaut. Dagegen bietet der Anbau relativ hohe Sicherheit, und lässt sich leichter kontrollieren. Wichtig ist aber, dass immer parallel der Wildstandort geschützt und erhalten wird, zumindest als genetische Resource.
Der kommerzielle Anbau verlangt umfassende landwirtschaftliche oder gärtnerische Kenntnisse und Erfahrung bezüglich Standort, Saatgut und Sortenwahl, Aussaat, Düngung, Bodenbearbeitung, Pflege und Erntemaßnahmen der jeweiligen Kulturen. Bei der Domestikation oder Inkulturnahme geht es zunächst darum, die besten Wachstumsbedingungen zu definieren und den richtigen Standort festzulegen; ein standortgerechter Anbau ist gerade bei Medizinalpflanzen unumgänglich. Um die notwendigen Umweltbedingungen herstellen zu können, ist es wichtig, den jeweiligen Wildstandort, von dem die Pflanzenart stammt, genau zu beobachten, um sie im Garten reproduzieren zu können. Eventuelle begrenzende Faktoren wie Licht, Wasser oder Nährstoffe können bereits am Wildstandort erkannt werden (praktische Anbautipps siehe Pflanzenporträts und Kultivierungsanleitungen).
Die Ernte: Für den besten Zeitpunkt ist sowohl die Tages- und Jahreszeit ausschlaggebend als auch die Entwicklungsstufe, in der sich die Pflanze gerade befindet. Alle Pflanzen sollen dann geerntet werden, wenn sie beziehungsweise die gewünschten Pflanzenteile das Wachstumsoptimum erreicht haben. Pflanzen, bei denen das ätherische Öl als Wirkstoff gilt, werden frühmorgens gepflückt, und die Ernte sollte bis zur Mittagshitze abgeschlossen sein damit möglichst wenig der wertvollen Inhaltsstoffe verloren gehen. Alkaloidhaltige Pflanzen haben an warmen Tagen die meisten Inhaltsstoffe, die Ernte sollte aber auch bis zur Mittagshitze abgeschlossen sein.
Weiterverarbeiten und lagern: Bei der Verwendung als Frischpflanze sollte die Weiterverarbeitung noch am selben Tag stattfinden. Haltbare Früchte können auch über einige Tage kühl gelagert werden. Wurzeln können, wenn sie frisch weiterverarbeitet werden, mit Tüchern über Nacht feucht gehalten werden, damit die Feinwurzeln nicht vertrocknen. Eine aktive Trocknung sollte schonend bei niedrigen Temperaturen in dünnen Lagen auf Horden stattfinden. Die Pflanzen oder Pflanzenteile müssen mehrmals gewendet werden, um eine Fermentation zu vermeiden. Nach zwei bis drei Wochen sollte der Trocknungsprozess abgeschlossen sein. Stark riechende Pflanzen sollte man von den anderen getrennt trocknen und lagern. Fertige Drogen lagern am besten möglichst dunkel und kühl bei maximal 17 °C. Zur Aufbewahrung sind Papiersäcke gut geeignet, für kleinere Mengen auch Glasbehälter.

TIPP

RICHTIG ERNTEN

- Nur saubere, gesunde Pflanzenteile.
- Bevorzugt bei trockenem, sonnigem Wetter. Wenn morgens geerntet wird, sollten die Pflanzen(teile) abgetrocknet sein. Nach längeren Regenperioden können die Inhaltsstoffe aufgrund des erhöhten Wassergehalts verdünnt sein. Nasses Pflanzenmaterial neigt zur Fäulnis und kann in der Trocknung schwarz werden.
- Die gereinigten Erntegefäße nicht zu voll machen: Die Pflanzen sollen nicht gequetscht werden, sondern locker liegen oder stehen können.

... ZUM OPTIMALEN ZEITPUNKT

- Knospen, junge Blätter, Zweigspitzen, Sprosse im Frühjahr.
- Rinde im Frühjahr oder Herbst.
- Oberirdische Teile mit Blüten, Stängel und Blättern zur Vollblüte.
- Blüten zur Vollblüte oder kurz davor, da sich bei der Trocknung die Knospen weiter öffnen können.
- Ganze blühende Pflanze zur Vollblüte oder kurz davor.
- Samen und Beeren zur Vollreife oder kurz davor, da hier eine kurze Nachreifezeit zu erwarten ist.
- Wurzeln werden am besten im Frühjahr ausgegraben, bevor die Pflanzen anfangen, auszutreiben. Eine Ausnahme ist die Baldrianwurzel, die im Spätherbst geerntet werden sollte, nachdem die grünen Teile weitestgehend eingezogen sind.

DIE SELBSTREGULATION UNTERSTÜTZEN: BIOLOGISCH-DYNAMISCHER ANBAU

Biologisch-dynamischer Heilpflanzenanbau bedeutet, den Garten und seine Umgebung als eigenen Organismus zu verstehen. Organismen haben die Fähigkeit der Selbstregulation. Fehlentwicklungen gleichen sich rechtzeitig aus, vorausgesetzt, die einzelnen Organe eines Organismus stehen in einer gewissen Harmonie zueinander und beeinflussen sich gegenseitig positiv. Diese harmonischen Bedingungen zu unterstützen ist die Aufgabe des Gärtners und Landwirts. Der Verzicht auf chemische Pflanzenschutzmittel ist dabei nur ein – wenn auch wichtiger – Teil der Arbeit.

Rhythmen nutzen

Der Heilpflanzengarten gleicht einer komplexen Komposition, die wir zwar selbst mitgestalten, aber doch nur teilweise verstehen. Von den sich regulierenden Wechselwirkungen zu lernen ist unser Ziel. Was wir wissen, ist, dass Selbstregulation nicht statisch, sondern immer rhythmisch abläuft. Der Rhythmus minimiert den Kraftaufwand, Rhythmus

Calendula officinalis im biologisch-dynamischen Feldanbau

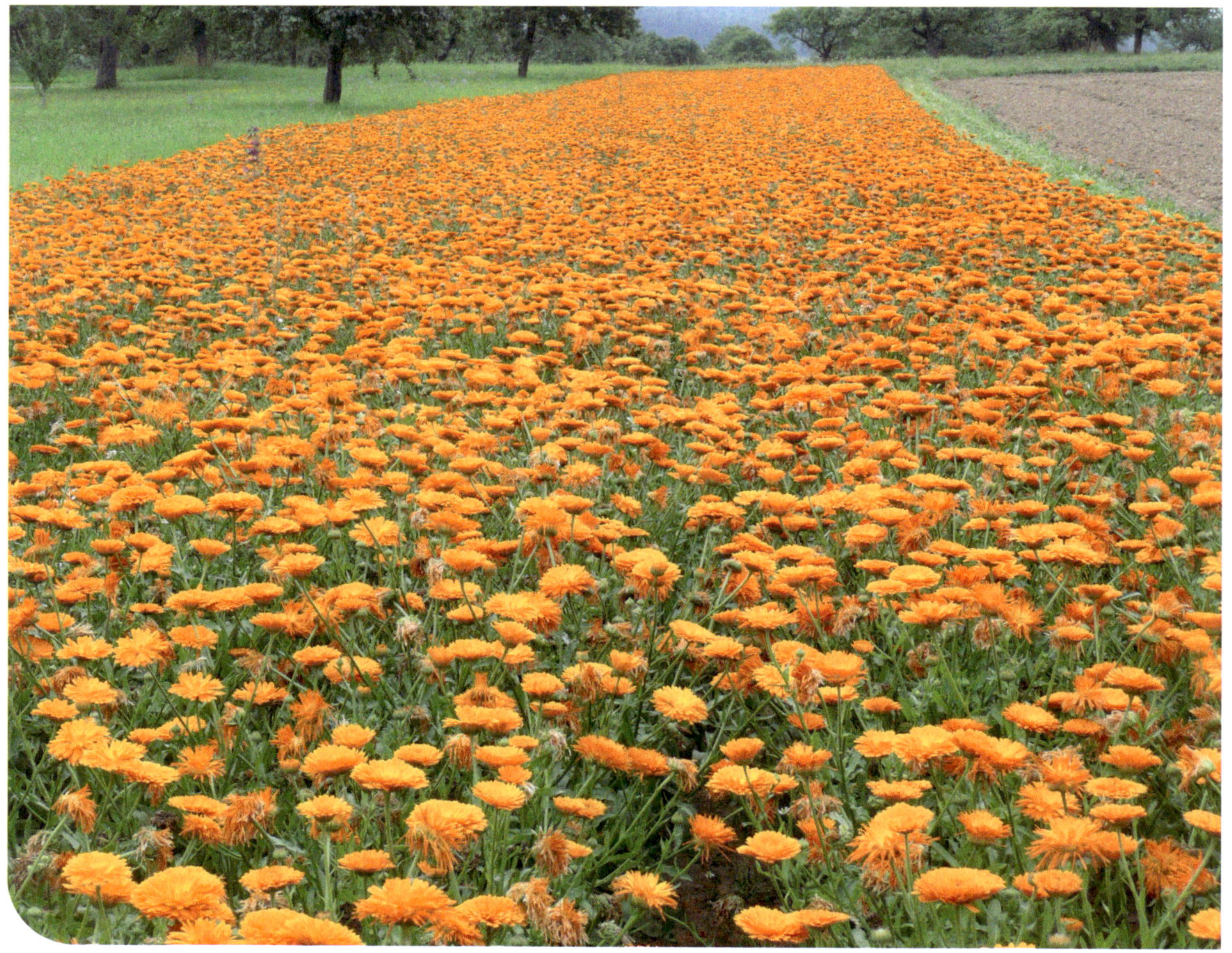

ist stabilisierend und gleichzeitig ökonomisch. Denn der Rhythmus trägt sich zu einem gewissen Teil selbst und spart so Energie. Er führt Polaritäten zum Ausgleich. Die Polarität einer Pflanze ist in ihrem Kraut-Wurzel-Gleichgewicht erkennbar. Deshalb ist Rhythmus für uns so interessant.
Beim Anbau nutzen wir die verschiedensten Rhythmen der Natur wie Tag-Nacht-Rhythmen oder Mondrhythmen und ihre stabilisierenden Kräfte. Nach ihnen richten wir unsere Arbeit – etwa Aussaat und Ernte – aus. Gleichzeitig unterstützen wir den Heilpflanzengarten-Organismus mit speziellen Rhythmen von außen. Zum Beispiel fördern biodynamische Feldspritzpräparate, die mithilfe rhythmischer Verfahren aufbereitet wurden, ein ausgewogenes Wachstum der Pflanzen. Neuere Forschungsergebnisse zeigen, dass auch potenzierte biodynamische Präparate einen positiven Einfluß auf die Qualität und die Gesundheit der Pflanzen haben.

RHYTHMISCHE VERFAHREN

... verstärken Wirkkräfte: So wird zum Beispiel das Hornkiesel-Präparat (ein biodynamisches Spritzmittel auf der Basis von Bergkristall) in erwärmtem Wasser eine Stunde lang durch intensives Rühren in wechselnder Richtung bearbeitet. Wenn sich das Wasser durch das intensive rhythmische Rühren nach etwa einer Minute in eine Richtung dreht, wird die Drehrichtung gewechselt. Zu Beginn des Wechsels herrscht Chaos, durch das stetige Weiterrühren entsteht ein durch die Fliehkraft geordneter Trichter. So findet ein ständiger Wechsel zwischen Chaos und Ordnung statt, wodurch das Wasser auf eine höhere Schwingungsebene gebracht wird und die Information des Bergkristalls auf den Informationsträger Wasser übergeht. Beim Ausbringen trifft dieses Wasser auf den gleichen Informationsträger, das Wasser in den Pflanzen, und geht mit ihm in direkte Resonanz. Dadurch wird die Pflanze in ihrem Feinstoffwechsel angeregt, gestärkt und eine optimale Ausnutzung des Sonnenlichts ermöglicht.

Zusammenhänge erkennen

Ökologisch zu wirtschaften heißt, zu erkennen und zu fördern, was die Beziehungen der Lebewesen untereinander und zu ihrer Umwelt in Harmonie hält.
Der Naturhaushalt wird durch komplizierte Mechanismen gesteuert und organisiert. In der anorganischen Natur bildet der Stoff aus seiner inneren Konstitution heraus die Form, etwa bei Mineralien. In der organischen Natur bildet der Organismus unter dem Einfluss des Kosmos die Form, der Stoff wird gewechselt, permanent bewegt und ausgetauscht.
Alle Stoffe, die in lebendigen Zusammenhängen wirken, befinden sich in Kreisläufen. Im Gartenbau beachten wir insbesondere die Kreisläufe der Nährstoffe wie Stickstoff, Phosphor, Kalium sowie die von Sauerstoff, Kohlenstoff und Wasser.
Ökosysteme, die ähnlich einem Organismus funktionieren, regulieren sich weitgehend selbst. Die Natur bedient sich der verschiedenartigsten Mechanismen, um ein Gleichgewicht zu erhalten – zum Beispiel durch ein Räuber-Beute-Verhalten, wenn Marienkäfer Blattläuse fressen, oder durch Parasitismus, wenn Schlupfwespen Eier in Blattläuse oder Raupen ablegen. Solche natürlichen Gleichgewichte bedeuten ein stetiges Auf und Ab von Lebensformen. Wenn sich bestimmte lebensbestimmende Faktoren zu stark verändern, beispielsweise durch extreme Witterung oder massive Eingriffe des Menschen, kann ein System zusammenbrechen und unter Umständen zu einer Massenvermehrung von Schädlingen führen. Im biologisch-dynamischen Heilpflanzenanbau versuchen wir, diese Zusammenhänge zu beachten und zu nutzen. Dazu bedarf es genauer Kenntnisse über die Lebensweise, einer hohen Aufmerksamkeit sowie einer guten Beobachtungsgabe, die ständig trainiert werden muss.

Das Ganze geistig erfassen

Je genauer wir etwas betrachten, desto ausschnitthafter wird unsere Wahrnehmung und desto klarer können wir sie gedanklich greifen. Die Ganzheit zerfällt dann allerdings. Bei dem Versuch, etwas ganzheitlich

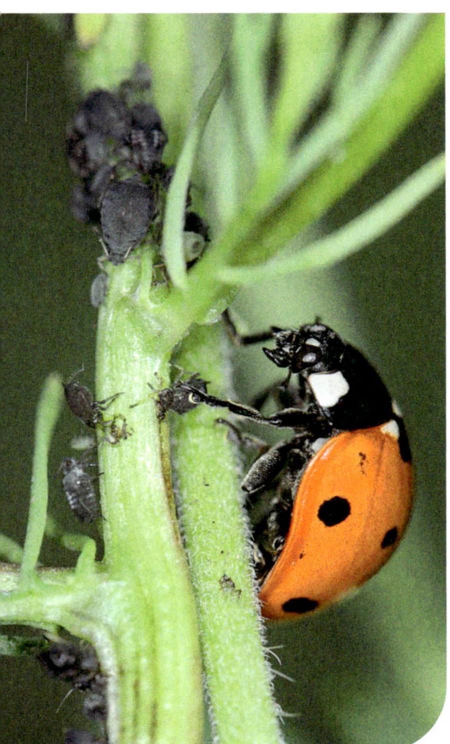

Ein wichtiger Teil des ökologischen Gärtnerns ist die natürliche Schädlingsregulierung.

im gegenwärtigen Moment wahrzunehmen, kommen wir in eine unbestimmtere Wahrnehmung, bei der neben rationalen auch emotionale und unbewusste Elemente eine Rolle spielen. Dies zusammen schafft eine Übersichtsperspektive, aus der ein ganzheitlicher Zusammenhang erfasst werden kann. Allein über diesen doppelten Blick, analytisch-konkret sowie intuitiv-diffus, kommen wir zu Erkenntnissen, die uns weiterbringen und helfen, die Qualität im Anbau zu verbessern. Allerdings ist unser Wissen in der Regel sehr beschränkt – im Vergleich zu der Weisheit, die im Aufbau und in der Selbstregulation von organismusartigen Zusammenhängen sichtbar wird.

Das gesetzmäßige Zusammenwirken von Vorgängen in der anorganischen Natur verstehen wir mithilfe von Ursache-Wirkungs-Beziehungen. Die Wirkung folgt aus der Ursache zwangsläufig, ohne Ausnahme. Wir bezeichnen einen solchen Zusammenhang als Mechanismus. Wie und warum lebende Organismen wie Heilpflanzen auf sich ändernde Bedingungen reagieren, ist hingegen nur schwer zu entschlüsseln. Das hat zur Folge, dass die Reaktion auf unsere Maßnahmen öfters anders ausfällt, als wir sie angedacht haben.

Da der Organismus als Ganzes sinnlich nicht wahrnehmbar ist, sondern nur geistig erfasst werden kann, müssen wir unsere Denkformen weiterentwickeln.

Stimulieren statt unterdrücken

Die wirklichen Probleme liegen in unseren Denkmustern. Wir können mit verschiedenen Denkansätzen versuchen, den Naturorganismus zu verstehen.

Problemlösungen, die nach dem Mechanismuskonzept eingeführt werden, basieren in der Regel auf Suppression und Substitution – Unterdrückung und Ersatz. Chemischer Pflanzenschutz folgt diesem Prinzip.

Nach dem Organismuskonzept des biologisch-dynamischen Anbaus werden hingegen nur Kräfte und Prozesse verschoben, verlagert oder unterstützt, was man auch als Stimulation bezeichnen kann. Das System selbst bleibt unberührt, wird von außen nicht verändert. Wollen wir im biologisch-dynamischen Anbau etwa Schädlinge regulieren, ändern wir die Bedingungen so, dass sich die Natur selbst helfen kann. So legen wir zum Beispiel Hecken und Blütenstreifen an, in denen nützliche Insekten Lebensraum und Nahrung finden. So sind etwa Marienkäfer ein perfekter Schutz gegen Blattläuse; wenn man den Käfern einen passenden Lebensraum bietet, regeln sie den Rest von selbst. Und Laufenten übernehmen zum Beispiel die Aufgabe, die Schnecken in Zaum zu halten.

Heilpflanzen, die auf diese Weise heranwachsen, haben eine besondere Qualität. Sie mussten sich ohne künstliche Hilfsmittel durchsetzen und bringen die Fähigkeit zur Selbstregulation aus ihrer eigenen „Biografie“ mit. Sie entwickeln eine große Widerstandskraft, indem sie vermehrt sekundäre Pflanzenstoffe (Seite 25) bilden. Das macht sie für den Menschen so wertvoll, denn diese Inhaltsstoffe dienen auch der menschlichen Gesundheit.

SELBSTBEHANDLUNG *mit Pflanzenarzneien*

„Der Arzt behandelt, die Natur heilt" – dieser Wahrspruch aus dem Umfeld von Hippokrates stellt die beiden Elemente der ganzheitlichen Therapie dar: das medizinische Know-how und die Heilkräfte der Natur. Beide haben ihre Grenzen, können sich aber wunderbar ergänzen.

WAS SIE DABEI BEACHTEN SOLLTEN

Pflanzliche Arzneimittel eignen sich ausgezeichnet zur Selbstbehandlung. Denn ihre Anwendung basiert zumeist auf generationenübergreifendem, zum Teil jahrtausendealtem Heilwissen, das vielfach durch modernste Forschungsmethoden erweitert und bestätigt wurde. Im Gegensatz zu manchen medizinischen Neueinführungen, die nach Jahren der Anwendung im Mittelpunkt von Arzneimittelskandalen stehen, ist man daher bei modernen pflanzlichen Mitteln in der Regel vor bösen Überraschungen wie zum Beispiel unerwarteten Nebenwirkungen gefeit.

Grenzen der Selbstbehandlung

Nicht alle Beschwerden dürfen jedoch selbst behandelt werden. Dazu gehören:

- Beeinträchtigungen von sogenannten Vitalfunktionen, zum Beispiel Atemnot, Herzbeschwerden, Lähmungen, Bewusstseinsstörungen,
- starke Schmerzen,
- Unfälle und Verletzungen mit Funktionsbeeinträchtigungen und/oder ausgedehnten oder tiefen Gewebedefekten (zum Beispiel Verbrennungen, Seite 92) sowie Verletzungen von unklarem Ausmaß und Problemwunden, die nicht heilen,
- meldepflichtige Infektionskrankheiten,
- alle Beschwerden, auch scheinbar leichte, die sich nach drei Tagen nicht bessern.

In diesen Fällen und bei allen unklaren Beschwerden suchen Sie bitte Ihre Hausarztpraxis auf beziehungsweise rufen in Notfällen den Notdienst. Es bedeutet aber nicht, dass die pflanzliche Therapie nach drei Tagen ausgeschöpft wäre! Denn selbst bei schweren Erkrankungen wie Krebs ist meist eine Therapie mit Pflanzen sinnvoll und geeignet, die konventionelle Therapie zu ergänzen – allerdings sollte sie durch naturheilkundlich ausgebildete Ärztinnen und Ärzte und nicht als Selbstbehandlung erfolgen.

Der Beipackzettel und seine Bedeutung

Fertigarzneimittel, auch solche pflanzlicher Herkunft, dürfen nur mit einer Packungsbeilage verkauft oder abgegeben werden. Dieser Beipackzettel ist als Patienteninformation gedacht und klärt über Anwendungs-

BEHANDLUNG CHRONISCHER ERKRANKUNGEN

Die moderne Medizin hat Methoden zur Beherrschung von lebensbedrohlichen Akutsymptomen zu einer hohen Vollendung gebracht. Bei chronischen Erkrankungen und Beschwerden jedoch (wie Krebs, chronische Infektionen, Nervenerkrankungen einschließlich Alzheimer, Stoffwechselstörungen, Rheuma) kommt sie häufig an Grenzen, an denen sie der Ergänzung durch Naturheilverfahren bedarf. Heilpflanzen nehmen hierbei eine herausragende Rolle ein. Sie werden in Kombination mit Schulmedizin häufig nicht nur eingesetzt, um die Heilungschancen zu verbessern, sondern auch, um die Nebenwirkungen der Standardtherapien (wie Chemotherapie, Antibiotika, Rheumamittel) abzumildern. Mit Pflanzen allein kann man zwar nicht alles heilen, jedoch bedürfen die meisten modernen Therapiekonzepte der Ergänzung durch heilkräftige Pflanzen beziehungsweise deren Zubereitungen.

ANWENDUNG ALS INJEKTION

Homöopathische und anthroposophische Mittel können auch gespritzt werden – zu diesem Zweck sind sie in Ampullen abgefüllt. Manche Ärzte bevorzugen Injektionen, wenn eine starke Sofortwirkung angestrebt wird. Es ist möglich, Spritzen direkt in betroffene Körperregionen zu geben, um lokale Beschwerden zu lindern, oder in Akupunkturpunkte, um die zugeordneten Organe oder Funktionen gezielt zu beeinflussen. In der Anthroposophischen Medizin werden potenzierte Arzneimittel oft gespritzt, um Herz und Kreislauf zu stärken – zum Teil unter die Haut (subkutan) und zum Teil in die Venen (intravenös). Subkutane Injektionen sind leicht zu erlernen und werden häufig von den Patientinnen und Patienten selbst durchgeführt.

gebiete, Zusammensetzung und Dosierung, über Nebenwirkungen und mögliche Wechselwirkungen mit anderen Arzneimitteln auf. Grundlage für diese Angaben sind vor allem staatliche Zulassungen und Einschränkungen. Diese weichen jedoch zum Teil von den in der Praxis üblichen Vorgehensweisen und Erfahrungen ab. Das gilt insbesondere für pflanzliche Arzneimittel. Heilpflanzen werden oft sehr viel breiter angewendet, als es der offiziellen Arzneimittelzulassung und Registrierung entspricht. Die Darstellungen in diesem Buch, denen die ärztlichen Erfahrungen des Autors Dr. med. Frank Meyer zugrunde liegen, gehen daher zum Teil über die behördlichen Zulassungen hinaus. In diesem Zusammenhang ist zu beachten, dass Anwendungen, die vom Beipackzettel abweichen, auf eigene Verantwortung und eigene Gefahr geschehen. Auch können weder der Beipackzettel noch die Darstellungen in diesem Buch eine individuelle ärztliche Beratung ersetzen.

Gibt es Nebenwirkungen?

Nebenwirkungen von pflanzlichen Arzneimitteln sind sehr selten. Heilpflanzen können wie alle Pflanzen bei empfindlichen Personen Allergien auslösen. Allerdings passiert das sehr viel seltener als angenommen. Eine ausgezeichnete Verträglichkeit ist vor allem dann gegeben, wenn es sich um hochwertige Arzneimittel handelt, deren Rohstoffe aus biologischem beziehungsweise biologisch-dynamischem Anbau oder kontrollierter Wildsammlung stammen und ganzheitlichen, schonenden Verarbeitungsmethoden unterzogen wurden. Im Einzelfall kann es schwierig sein, bestimmte Beschwerden, die während einer pflanzlichen Therapie auftauchen, zu bewerten. Handelt es sich um Allergien oder Nebenwirkungen? Oder gehören sie zum normalen Krankheitsverlauf? In solchen unklaren Fällen sollte die Therapie nicht einfach abgebrochen werden. Vielmehr empfiehlt es sich, eine Einnahmepause einzulegen und einen naturheilkundlichen Arzt oder Ärztin zu konsultieren.

Mögliche Wechselwirkungen

Die meisten Heilpflanzen und die aus ihnen gewonnenen Präparate eignen sich hervorragend zur Kombination mit herkömmlichen Medikamenten. Denn nachteilige Wechselwirkungen und Störeffekte sind sehr selten. Das gilt vor allem dann, wenn niedrig dosierte und potenzierte, anthroposophische und homöopathische Arzneimittel verwendet werden. Jedoch können manche pflanzlichen Arzneimittel in höheren Dosierungen auch Wechselwirkungen mit Mitteln der Schulmedizin haben. Beispielsweise kann die Wirkung des blutverdünnenden Mittels Phenprocoumon (Marcumar) durch die Einnahme von hoch dosiertem Johanniskraut herabgesetzt werden. Das Vorliegen solcher Wechselwirkungen bedeutet jedoch nicht automatisch, dass bei gleichzeitiger Einnahme der entsprechenden chemisch-synthetischen Medikamente die in Betracht kommenden Naturheilmittel nicht eingenommen werden dürfen oder abgesetzt werden müssen. Allerdings ist der Arzt über die gleichzeitige Einnahme von Naturheilmitteln zu informieren, damit die

Dosen der in ihrer Wirkung eventuell verstärkten oder abgeschwächten schulmedizinischen Mittel gegebenenfalls angepasst werden können.

DOSIERUNG UND EINNAHME

In den Pflanzenporträts (ab Seite 37) finden Sie genaue Beschreibungen der für die Selbstbehandlung geeigneten Beschwerden und passenden Arzneimittel, dazu die jeweiligen Dosierungsvorschläge und Einnahmeregeln.

Allgemeines zur Dosierung

Die richtige Dosierung von Heilpflanzenarzneien ist oft sehr individuell. Für manche Patienten reichen kleinste, homöopathische Dosen aus, die nur ein paarmal eingenommen zu werden brauchen, um die Selbstheilungskräfte anzuregen und eine Änderung des Krankheitsverlaufes herbeizuführen. Andere wiederum brauchen hohe Dosen derselben Pflanzen mehrmals täglich über längere Zeit. Dies hängt damit zusammen, dass Menschen aufgrund ihrer Wesensart (Konstitution) unterschiedliche Beziehungen zu pflanzlichen Arzneimitteln im Allgemeinen und zu bestimmten Heilpflanzen im Besonderen haben. Das steht im Widerspruch zum Bestreben der Schulmedizin, allgemeingültige Aussagen zu machen und standardisierte Vorgehensweisen festzulegen, die für alle Menschen gleich sind und sich an statistischen Mittelwerten orientieren.

Die Dosierungsvorschläge in diesem Buch basieren in erster Linie auf den Erfahrungen des Autors Dr. med. Frank Meyer. Sie weichen zum Teil von den Angaben der Packungsbeilage ab und sind nach bestem Wissen des Autors für die meisten Fälle geeignet, sowohl in Hinblick auf die Wirksamkeit als auch auf die Sicherheit. Soweit nicht anders angegeben, handelt es sich um Dosierungen bei Erwachsenen. Im Einzelfall kann es erforderlich sein, individuelle Dosierungen gemeinsam mit naturheilkundlich versierten Ärztinnen und Ärzten festzulegen. Vor allem bei längerer Einnahme, etwa im Rahmen von chronischen Erkrankungen, ist ein solch individuelles Vorgehen anzuraten.

Dauer der Einnahme

Pflanzliche Mittel werden meist so lange eingenommen, wie die Beschwerden andauern. Bei akuten Erkrankungen kann die Therapie oft schon nach wenigen Stunden beendet werden – zum Beispiel nimmt man bei einem akuten Virusinfekt („Erkältung“) beim ersten Frösteln und Schwächegefühl eine Zubereitung aus Blauem Eisenhut alle 1 bis 2 Stunden (Seite 78) oder bei einer Prellung sofort Arnica-Globuli (Seite 66). Bei länger bestehenden, chronischen Krankheiten kann es Wochen oder gar Monate dauern, bis eine Wirkung zu erwarten ist – zum Beispiel bei einer antidepressiven Therapie mit Johanniskraut (Seite 124) oder einer Reizdarmtherapie mit Farn- und Weidenblättern (Seite 112). In solchen Fällen wird die Behandlung meist fortgeführt, wenn eine Besserung eingetreten ist, am besten in Abstimmung mit einem naturheilkundlichen

TIPP

HOMÖOPATHISCHE MITTEL RICHTIG EINNEHMEN

Sofern bei den Beschwerden nicht anders angegeben, nehmen Sie diese Mittel bitte wie folgt ein:

- Am besten im Abstand von 15 bis 30 Minuten vor einer Mahlzeit.
- Globuli und Tabletten auf der Zunge zergehen lassen.
- Tropfen, Urtinkturen und Pulver in etwas Wasser auflösen, Pulver gegebenenfalls auch messerspitzenweise direkt auf die Zunge geben.

ARZNEITEES ZUBEREITEN

- Pro Portion die Teedroge frisch mit kochendem Wasser aufbrühen, zugedeckt ziehen lassen und anschließend durch ein feines Sieb abseihen. Sie können den Tee aber auch mithilfe eines Stoffteenetzes zubereiten.
- In manchen Fällen werden Kaltauszüge bereitet (zum Beispiel aus der Mistel, Seite 180 ff.), oder der Tee wird kurz aufgekocht (siehe Mariendistel, Seite 103). Einzelheiten finden Sie in den Pflanzenporträts.

VIELSEITIGE ANWENDUNG

Je nach Pflanze werden für Arzneimittel alle Teile oder nur Blätter, Blüten, Früchte, Wurzeln oder Rinde verwendet, frisch oder getrocknet. Ätherische und fette Öle werden aus ihnen gewonnen, man kann die Pflanzendroge als Tee und Kaltauszug oder verarbeitet als Globuli, Tabletten, Tropfen innerlich einnehmen, als Kräutersäckchen, Tinkturen und Salben äußerlich anwenden, als Gewürze und Salat essen. Die Anwendungsmöglichkeiten sind so individuell wie die Beschwerden und die Bedürfnisse der Menschen.

Arzt/Ärztin. In anderen Fällen sollte die Therapie selbst bei völliger Beschwerdefreiheit dauerhaft beibehalten werden. Das gilt beispielsweise für die Misteltherapie bei Krebs, die oft schon nach Wochen zu Verbesserungen führt, jedoch zur Vorbeugung von Rückfällen oder Tochtergeschwülsten über viele Jahre durchgeführt wird.

Die Einnahme von potenzierten Arzneimitteln

Um potenzierte homöopathische und anthroposophische Arzneimittel ranken sich einige Mythen. Für viele Menschen hat die Therapie mit kleinen und kleinsten Dosen, die eine Besonderheit dieser beiden Therapierichtungen ist, etwas Geheimnisvolles. Denn sie verstößt gegen den materialistischen Grundsatz: „Viel hilft viel." Der Vorgang des rhythmischen Verschüttelns oder Verreibens, mit dem die Potenzen hergestellt werden, das Potenzieren, hat etwas Magisches – wie im Übrigen alle lebendigen Prozesse, die sich in Rhythmen vollziehen, vom rhythmischen Pulsieren der ersten einzelligen Lebensformen bis hin zu den komplexen Rhythmen des menschlichen Lebens. „Rhythmus trägt Leben", äußerte Rudolf Steiner einmal auf die Frage nach dem Leben. Durch Potenzierung und weitere rhythmische Prozesse der Arzneimittelherstellung werden Heilpflanzen und andere Natursubstanzen verlebendigt, sodass

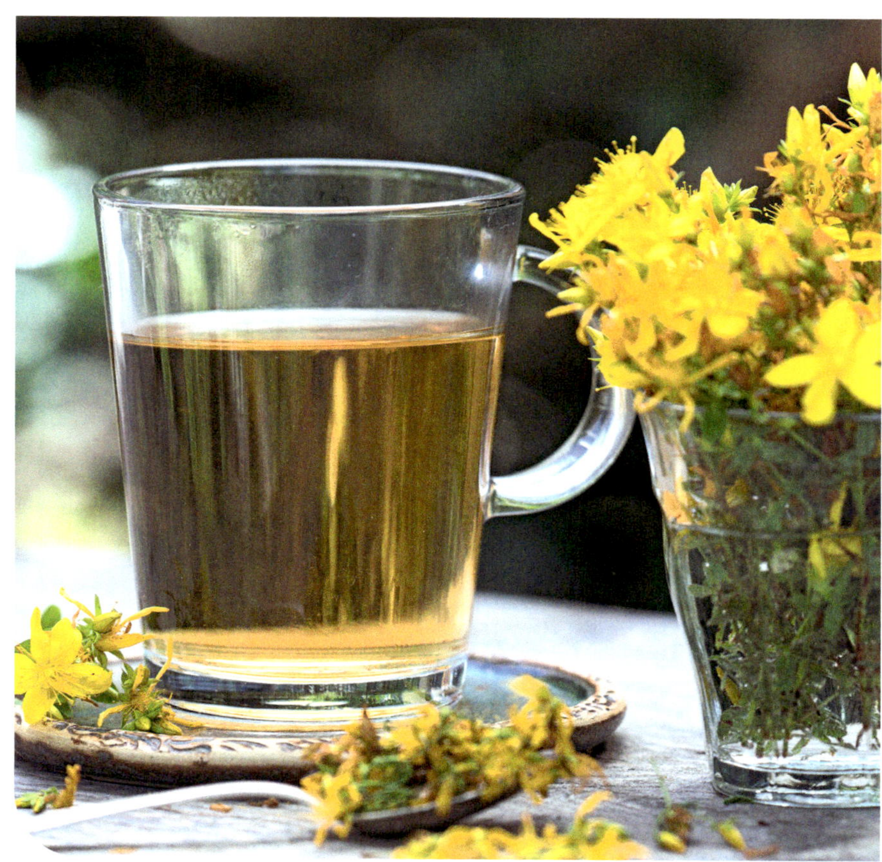

Heilpflanzen-Tee aus Johanniskrautblüten

sie bereits in kleinsten Dosen Vorgänge der Selbstregulation und Heilung auslösen und unterstützen können.

- Die subtilen Wirkungen können sich am besten entfalten, wenn die Mittel etwa 15 bis 30 Minuten vor den Mahlzeiten genommen werden.
- Genussmittel wie Zigaretten und Alkohol sowie größere Mengen Kaffee können die Wirkung abschwächen.
- Völlerei und Exzesse jeder Art sollten vermieden werden. Grundsätzlich gilt, dass die Wirkung potenzierter Mittel durch eine maßvolle, rhythmische Lebensweise, welche die Selbstheilungskräfte nicht unterdrückt, unterstützt wird.
- Dogmatische Regeln wie das Verbot von Kaffee und Tee, von bestimmten Gewürzen, Zahnpasten und Mundwassern hingegen sind meist übertrieben und waren schon in der Anfangszeit der Homöopathie umstritten.
- Traditionell werden für die Verabreichung homöopathischer Mittel keine Metalllöffel verwendet, sondern solche aus Horn oder Kunststoff. Damit sollen Störeffekte durch die Metalllegierungen vermieden werden. Allerdings sind Störeinflüsse bei den modernen Legierungen, aus denen Löffel heutzutage bestehen, sehr viel unwahrscheinlicher als bei den silbernen oder verzinnten Bestecken vor 200 Jahren, als solche Regeln aufgestellt wurden.

RICHTIGE LAGERUNG UND AUFBEWAHRUNG

Potenzierte Arzneimittel: Aus den besonderen Eigenschaften anthroposophischer und homöopathischer Arzneimittel ergeben sich bestimmte Anforderungen an den Aufbewahrungsort. Dieser sollte trocken und lichtgeschützt sein und sich möglichst nicht in unmittelbarer Nähe starker elektromagnetischer Felder (zum Beispiel direkt neben dem PC) oder von Mikrowellengeräten befinden.

Heilpflanzentees: Licht, höhere Temperaturen und die Luftfeuchtigkeit beschleunigen den Abbau von Wirkstoffen. Tees bewahren Sie daher bitte nur in fest verschlossenen Gefäßen, kühl und trocken sowie geschützt vor Licht auf. Allgemein gilt, dass Arzneimitteltees umso schnelleren Wirkstoffverlusten unterliegen, je stärker die Pflanzenteile zerkleinert sind. Pulverisierte Tees können schon nach wenigen Wochen an Wirkstoffen verlieren. Grob geschnittene Tees hingegen können bei richtiger Lagerung zum Teil jahrelang aufbewahrt werden. Um sicherzugehen, kauft man Arzneimitteltees am besten nicht in größeren Mengen auf Vorrat, sondern nur für den aktuellen Bedarf. Oder man erntet die Pflanzen frisch und verarbeitet sie sofort (Seite 29).

Fertigarzneimittel: Diese sollten ebenfalls kühl und trocken aufbewahrt werden. Das Verfallsdatum ist bei allen Arzneimitteln der Packung zu entnehmen. Für manche pflanzlichen Arzneimittel gibt es bestimmte Lagerungshinweise auf der Packung oder in der Packungsbeilage, die zu beachten sind. So sollten zum Beispiel Mistel-Ampullen über längere Zeit nur im Kühlschrank aufbewahrt werden. Dasselbe gilt für nach dem Rh-Verfahren hergestellte Tropfen.

INFO

ABKÜRZUNGEN & FACHWÖRTER

Unter folgenden Bezeichnungen werden homöopathische und anthroposophische Arzneimittel angeboten:

- Dil. = Dilution = Tropfen
- Glob. = Globuli = Streukügelchen
- Trit. = Trituration (Verreibung) = Pulver
- Tabl. = Tabletten
- Ungt. = Unguentum = Salbe
- Supp. = Suppositorium = Zäpfchen
- Rh = Rh-Verfahren = Pflanzenpresssäfte, die durch rhythmische Schüttelung, Erwärmung und Abkühlung weiterverarbeitet und dabei ohne Zusatz von Alkohol haltbar gemacht werden
- Ø = Urtinktur = konzentrierte flüssige Zubereitung aus Pflanzenpresssaft oder Pflanzenextrakt, welche als Ausgangsstoff für die Potenzierung oder auch selbst als Arzneimittel verwendet wird
- comp. = compositum = Kompositionsmittel, das aus mehreren Bestandteilen zusammengesetzt ist

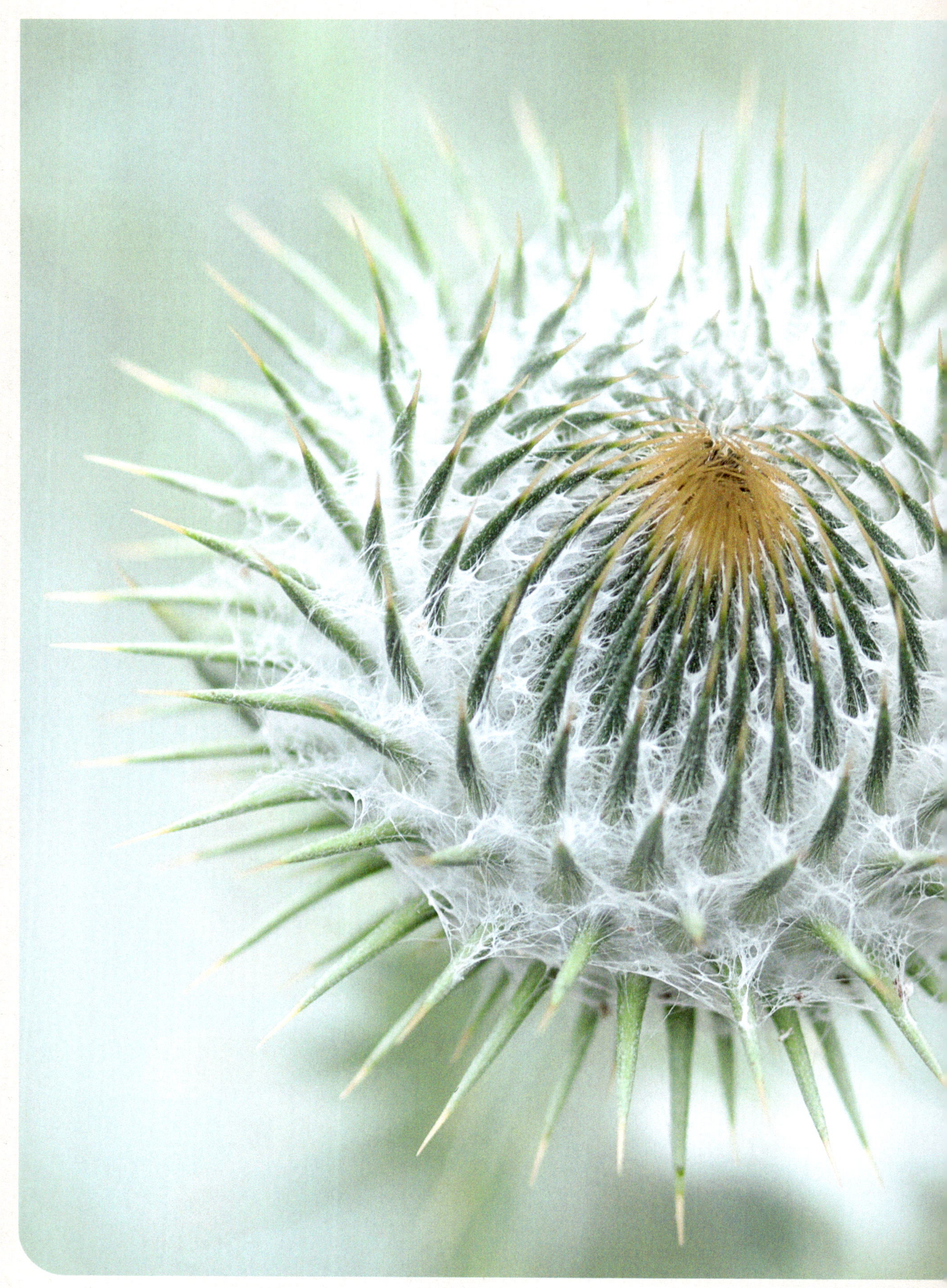

12 MAGISCHE 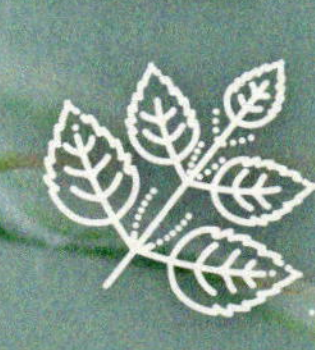 HEILPFLANZEN

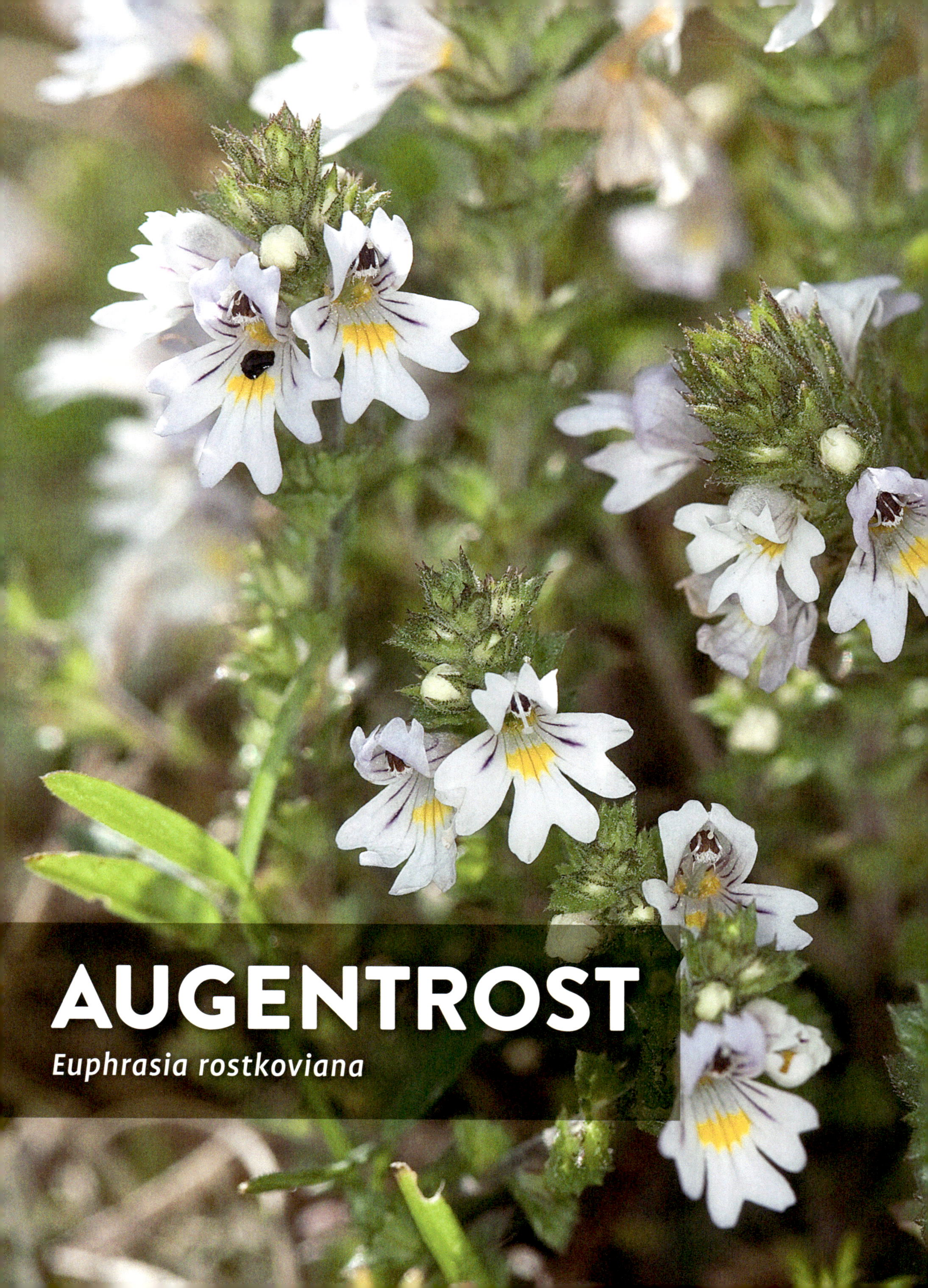

AUGENTROST

Euphrasia rostkoviana

LICHT UND FREUDE *für die Augen*

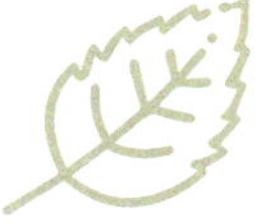

Augentrost kann man mit etwas Glück an einem sonnigen Augusttag auf einer Almwiese finden. Das Leuchten der kleinen Blüten zieht das Auge magisch an, erhellt den Blick, erfreut und stärkt die Seele – wie der Blick in die Augen eines fröhlichen Menschen.

Die zarte kleine Pflanze wächst am liebsten an sonnigen Standorten, und das Licht, das sie einfängt, kann sie wieder an das Auge vermitteln. Auch im übertragenen Sinne kann sie erhellend wirken, den Blick für das Wesentliche öffnen, für das hinter den Dingen liegende geistige Prinzip. Konkurrenz um Sonnenlicht mag sie gar nicht – zu starkes Wachstum, zu viel Vitalität um sich herum verträgt sie nicht. Deshalb fühlt sie sich am ehesten an ganz mageren Standorten in Höhenlagen wohl, wo wir sie am häufigsten finden.

Euphrasia ist ein Halbschmarotzer (auch Halb- oder Semiparasit): Weil ihr schwach ausgeprägtes Wurzelsystem nicht genügend Wasser und Nährstoffe aufnehmen kann, verbindet sie sich mit einer Begleitpflanze und zapft deren Xylemstrom an, das holzige Leitgewebe. Dazu dienen ihr Haustorien, knötchenförmige Saugorgane.

Der Semiparasitismus, die geringe Größe, das spärliche Blattwerk, die Neigung zum Verholzen – eine frühe Verinnerlichung und Verfestigung, somit ein Rückzug vom Lebensprozess – sowie die reduzierte Vitalität der Umgebung: All das gibt uns Hinweise auf ähnliche Prozesse beim Auge, denn dort dürfen die versorgenden Prozesse auch nicht überhandnehmen, sonst kann es zur Erkrankung kommen.

OPTIMALER STANDORT: SONNIG, KARG UND IM WINTER KALT

Euphrasia wächst im nördlichen und mittleren Eurasien, in Australien, Neuseeland und im südlichen Südamerika – aber nur im gemäßigten Klimabereich. Typische Standorte sind wenig gedüngte, lichtreiche Wirtschaftswiesen, besonders Bergwiesen sowie Magerrasen, aber ebenso Sumpfwiesen. *Euphrasia rostkoviana* kann auch in der Gesellschaft von Heiden und Rasen vorkommen.

Gute Bedingungen findet Augentrost vor allem in Höhenlagen, wo es im Winter richtig kalt wird. Ähnlich dem Auge des Menschen, das sich nachts schließt und erholt, sammelt *Euphrasia* im winterlichen Samenstadium neue Kraft. Und es braucht auch eine Weile frostige Temperaturen, um schließlich die Samenruhe (Dormanz) zu brechen und spät im Frühjahr neu auszutreiben. Je höher der Wildstandort gelegen ist, desto größer werden die Blüten; Spross und Blätter bleiben dagegen weitgehend so groß wie an flacheren Standorten.

Euphrosyne war eine der drei griechischen Göttinnen der Anmut und verkörperte den Frohsinn. Nach ihr ist diese zarte Pflanze mit den leuchtenden Blüten benannt – eine Vermittlerin von Freude und Licht. Volkstümlich heißt sie Augentrost, auf Französisch *casse-lunettes* (Brillenbruch) und auf Englisch *eyebright* (in etwa: leuchtendes Auge) – denn *Euphrasia* ist die Heilpflanze für das Auge. Vor allem bei Bindehautentzündungen ist sie seit Jahrhunderten bewährt.

Weil Wiesen und Weiden immer stärker landwirtschaftlich genutzt und intensiv mit Stickstoff gedüngt werden, findet Augentrost zwischen dem dichten Bewuchs immer weniger Licht und Raum – deshalb sind die Bestände in Mitteleuropa stark zurückgegangen. 1997 wurden 46 Augentrostarten in die Rote Liste der weltweit gefährdeten Pflanzenarten der IUCN aufgenommen.

Wildsammlung und Anbau

Die meisten in der Pharmazie und Kosmetik verarbeiteten Augentrostpflanzen kommen nach wie vor aus Wildsammlung. *Euphrasia* anzubauen ist aufgrund ihrer besonderen Ansprüche schwierig. Für viele Kulturstandorte ist sie ungeeignet, da die Konkurrenz der Begleitpflanzen schnell zu groß wird. Aber auch die Sammlung in einer Wiese ist sehr aufwendig, da die Pflanzen klein sind und auch hier oft von ihren Begleitpflanzen überwachsen werden. Hat man sie einmal gefunden, lassen sie sich relativ leicht als Ganzes mit Wurzeln aus der Erde ziehen. Die Transportwege müssen kurz sein, da die Pflanzen sehr schnell welken. Weil die Wildstandorte gefährdet sind durch intensive Landwirtschaft, Luftverunreinigung oder Überbauung und Zerstörung, wurden immer wieder Versuche zur Inkulturnahme durchgeführt, die in kleinem Maßstab erfolgreich waren. Eine Inkulturnahme ist bei Weleda – in Zusammenarbeit mit der Universität Hohenheim – nach mehrjähriger systematischer Bearbeitung 2002 erstmals gelungen. Im Klimaschrank wurden Keimversuche angelegt, um mittels Lichteinwirkung und unterschiedlicher Temperaturen die Samenruhe zu brechen. In Gefäßversuchen wurde der Einfluss unterschiedlicher Wirtspflanzen sowie verschiedener Temperaturen auf die Keimraten der Samen getestet. Diese lagen umso höher, je länger die Samen den tiefen Temperaturen ausgesetzt waren.
Auf größeren Flächen ist der Anbau jedoch zu aufwendig, da hektarweise der Boden ausgemagert und mit Steinen drainiert werden muss. Sonst wird der Augentrost von den Begleitpflanzen, die er braucht, um sie anzuzapfen, überwuchert.

Augentrost kultivieren

Aussaat und Anzucht: Für die Anzucht im Gewächshaus ist es notwendig, die Samen zu stratifizieren (also vorzubehandeln mit Kältereiz nach dem Vorbild der Natur). Dazu sollte das angefeuchtete Saatgut mindestens drei, besser fünf Wochen im Kühlschrank bei circa 5 °Celsius gelagert werden. Diese Maßnahme führt zu einer besseren Keimfähigkeit der Samen. Im Freien sollte die Aussaat bereits im November stattfinden, damit die Samen einige Wochen in der natürlichen Kälte verbringen können; auch tiefe Minustemperaturen schaden den Samen nicht. Für optimale Keimbedingungen und zur leichteren Aussaat des sehr feinen Saatguts können circa 0,3 g Saatgut pro m² mit etwas Sand vermischt ausgebracht werden. Die durchschnittliche Keimfähigkeit liegt dann bei bis zu 70 %, je nach Alter und Lagerungsbedingungen des Saatguts. Die

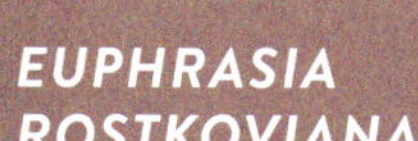

Augentrost wird 5–30 cm hoch. Seine rhythmisch aufgebaute Hauptachse kann mehr als zwölf Seitentriebe mit zusammengezogenen, stark ausdifferenzierten Blättern bilden. In ihren oberen Achseln sitzen ährenförmig die kleinen dreifarbigen, weithin leuchtenden Blüten. Diese beginnen sich ungefähr ab Juli nach und nach stammaufwärts zu öffnen, sodass Blüten und reife Kapseln zeitgleich auf derselben Pflanze zu finden sind. Die Frucht ist eine 5 mm lange, 2 mm breite Kapsel und enthält viele Samen, die etwa 1 mm lang, fahl bräunlich, gerippt und geflügelt sind.

Die Gattung *Euphrasia* ist ausgesprochen formenreich – manche Arten sind sehr unterschiedlich, manche sehen sich sehr ähnlich; eine Bestimmung ist also nicht ganz einfach.

Keimdauer beträgt drei bis vier Monate – vorausgesetzt, der Winter war kalt genug für die natürliche Stratifikation im Freien.
Die Selbstaussaat in bestehenden Kulturen oder am Wildstandort durch Pflanzen, die bis zur Samenreife in der Wiese verbleiben, funktioniert in ausreichend kalten Wintern und bei einem konsequenten Rückschnitt der Begleitflora in der Regel auch gut.
Beetanbau: Günstig sind helle, nährstoffarme, flachgründige, steinige Standorte. Der Halbparasit benötigt Kräuter oder Gräser als Wirtspflanzen, z. B. Leguminosen wie *Trifolium repens* (Weißklee) sind besonders gut mit Stickstoff versorgt, dem Antreiber der pflanzlichen Lebensprozesse, und regen *Euphrasia* zu größerem Wuchs und mehr Verzweigung an. Geeignet sind auch verschiedene Gräserarten wie *Agrostis capillaris* (Rotes Straußgras), *Festuca rubra* (Rot-Schwingel) und *Dactylis glomerata* (Gewöhnliches Knäuelgras) als Wirtspflanze. Sollten geeignete Wirtspflanzen nicht natürlich vorkommen, müssen diese bei der Aussaat der *Euphrasia*-Samen hinzugesät werden, ansonsten verkümmert die Pflanze nach kurzem vegetativen Wachstum.

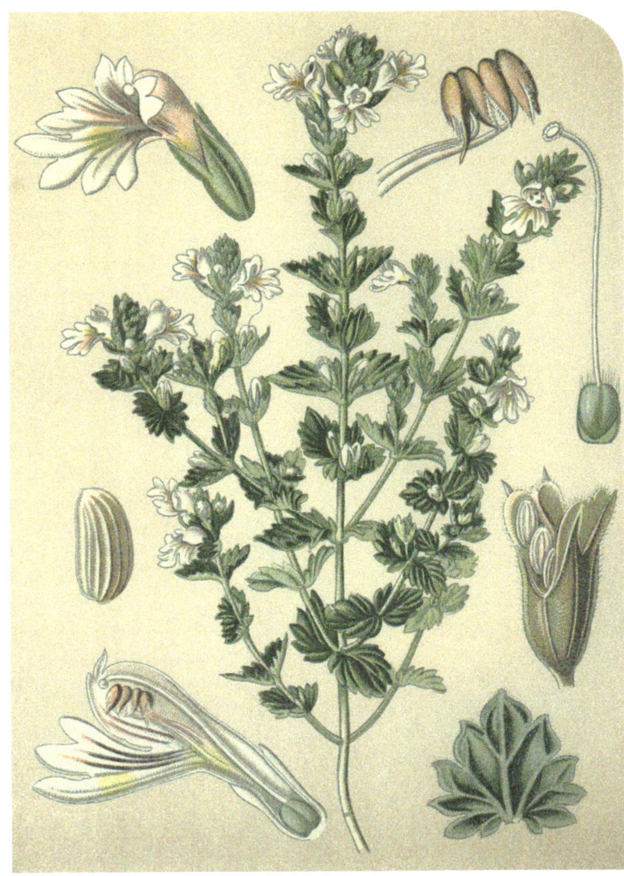
Euphrasia rostkoviana

Während der Wachstumsphase hat sich das Zurückschneiden der Wirtspflanzen bis zur ersten Verzweigung von *E. rostkoviana* als notwendig erwiesen, um eine Beschattung von E. zu vermeiden; besonders günstig auf nährstoffreichen Böden ist der Zeitpunkt direkt nach dem Keimen der Euphrasia. Ebenso ist eine gute Wasserversorgung während der gesamten Wachstumszeit wichtig. Die starke Transpiration von *Euphrasia* kommt im raschen Welken nach dem Pflücken der Pflanzen zum Ausdruck, deshalb müssen lange Transportwege nach der Ernte vermieden werden. Bei einer Düngung kann *Euphrasia* die Nährstoffe indirekt über die angezapften Wirtswurzeln aufnehmen, jedoch ist dann ein erhöhter Wuchs und Beschattung durch die Wirtspflanzen zu erwarten, sodass ein kontinuierlicher Rückschnitt der Wirtspflanzen gewährleistet werden muß. *Euphrasia* ist eigentlich ein Wintersteher und sollte erst im Frühjahr gemulcht oder gemäht werden.

Am Augentrost lesen manche Menschen das bevorstehende Wetter ab: Erscheinen die ersten Blüten nicht unten am Spross, sondern an den Spitzen, soll es einen frühen Wintereinbruch geben.

INFO

BOTANISCHE SYSTEMATIK

Ordnung: Lippenblütlerartige (Lamiales)
Familie: Sommerwurzgewächse (Orobanchaceae)
Gattung: Augentrost (*Euphrasia*)
Art: Gemeiner Augentrost (*Euphrasia rostkoviana / Euphrasia officinalis*)
Therapeutisch verwendete Arten: vor allem *E. rostkoviana* und *E. stricta*; pharmazeutisch weniger bedeutend sind *E. minima*, *E. nemorosa* und *E. latifolia*.
Volksnamen: Augentrost (wegen der medizinischen Wirkung), Augustinuskraut (Blütezeit), Milchdieb & Weiddieb (durch sein halbparasitisches Verhalten gedeihen Futterpflanzen schlechter).

INHALTSSTOFFE

Verwendet wird das ganze Kraut mit Wurzelanteilen (Herba Euphrasiae), frisch oder getrocknet. Enthalten sind Iridoidglykoside (wie Aucubin, Catepol, Euphrosid, Ixorosid), Ligane, Phenylpropanglykoside, Quercetin- und Apigeninglykoside, Flavonoide, Gallotannine, Kaffee- und Ferulasäure, Bitterstoffe sowie ätherisches Öl. Die Iridoide stammen als Monoterpenderivat aus dem Ätherisch-Öl-Stoffwechsel, verbleiben aber, da nicht mehr flüchtig, im Säftestrom. Beim Abbau der Pflanze entstehen blau-schwarze Farbstoffe, die das Kraut fleckig erscheinen lassen.

EINE WINTERPFLANZE FÜR DAS AUGE

Aus der Wuchsform und Zeitgestalt einer Pflanze lassen sich Heilwirkungen meist nicht auf den ersten Blick ablesen – das „geistige Band", das alle lebendigen Wesen, das Natur und Mensch miteinander verbindet (Seite 21 f.), ist selten so offensichtlich. Ihm nachzugehen ermöglicht es aber in den meisten Fällen, die Heilwirkungen und die oft sehr lange Erfolgsgeschichte bereits bekannter Arzneipflanzen zu verstehen. Im Falle von Euphrasia wollen wir den Blick auf eine Heilpflanze werfen, die seit Jahrhunderten und Jahrtausenden in West und Ost – von den Alpen bis zum Himalaja – in den unterschiedlichsten Kulturen übereinstimmend für im Wesentlichen ein Organ, nämlich das Auge, verwendet wird. *Euphrasia* ist *die* Pflanze für das Auge schlechthin. Sie wird in einem so hohen Maße mit dem Auge in Verbindung gebracht, dass sie zeitweise sogar einfach nur Ophthalmica oder Ocularis (griechisch/lateinisch: Auge) genannt wurde. Der Bezug zu einem einzelnen Organ steht hier so im Vordergrund, wie das nur bei wenigen Pflanzen der Fall ist, und es ist zu erwarten, dass hier diese innere Verwandtschaft zwischen Pflanze und menschlichem Organ auf besonders eindrückliche Weise in Erscheinung tritt.

Der anthroposophische Blick

Für die Stellung von *Euphrasia*, dem Augentrost, in der Anthroposophischen Medizin spielt neben den botanischen Eigenheiten der Standort eine besondere Rolle. Rudolf Steiner hatte, ohne *Euphrasia* ausdrücklich zu nennen, in einem medizinischen Vortrag im September 1924 eine allgemeine Regel formuliert: „Winterpflanzen", speziell solche, die auf nährstoffarmen, kristallinen Untergründen in den Bergen wachsen, hängen aufgrund der von ihnen bevorzugten kargen und winterlichen Umweltbedingungen mit dem „Winterlichen" in uns zusammen – mit dem Nerven-Sinnes-System (Seite 23), mit den Organen des menschlichen Kopfes, also dem Gehirn und den Sinnesorganen sowie deren Krankheiten. (Umgekehrt meiden viele Pflanzen, die sich für Erkrankungen des Stoffwechsel- und Gliedmaßensystems eignen, die winterlichen Höhen eher und bevorzugen nährstoffreiche irdische Ablagerungen als Untergrund.) Steiner sagte damals: „Nehmen wir an, wir seien jetzt ein Heilmittelsammler in der Welt, und wir wollen dafür sorgen, dass jene Geisteskräfte, die bei einer in der Nerven-Sinnes-Organisation wurzelnden Krankheit auftreten, geheilt werden durch den Geist in der Außenwelt, kriechen wir hinauf in die hohen Berge, sammeln dort die Mineralien und Pflanzen und bringen von dort die Heilmittel für die Kopfkrankheiten. Wir verfahren aus unserem schöpferischen Denken heraus. Es bringt unsere Beine in Schwung zu jenen Dingen in der Erde, wo wir das Entsprechende finden müssen." Als botanische Beispiele für diese Beziehung zwischen Standort und Wirkungsort im menschlichen Organismus seien genannt:

- Die Gebirgspflanze **Arnika** (*Arnica montana*, Seite 54 f.), als Heilpflanze mit Schwerpunkt auf dem Nerven-Sinnes-System, die kalkarme, kiesel- und eisenreiche Böden und Untergründe aus Urgestein liebt.

- Der **Eisenhut** (*Aconitum napellus*), je nach Dosis Nervengift oder -heilmittel.
- Das **Edelweiß** (*Leontopodium alpinum*, auch *Gnaphalium leontopodium*), in der Anthroposophischen Medizin bei Erkrankungen des Innenohres.
- Die **Kiefernmistel** (*Viscum album* ssp. *austriacum*), eine Unterart der Weißbeerigen Mistel (Seite 180 ff.), die auf der Kiefer wächst. Dieser Baum ist zwar auch in den Ebenen zu Hause, jedoch weltweit (zusammen mit anderen immergrünen Nadelbäumen als typische Winterpflanzen) bis in alpine Höhen anzutreffen, wo Kiefern die Baumgrenze bilden. Zubereitungen aus der Kiefernmistel werden bei Tumoren des Nerven- und Sinnessystems eingesetzt.
- Sowie der hier besprochene **Augentrost** als Heilpflanze für das Auge.

„Euphrasia hat in sich die Form und das Bild der Augen. Daraus folgt, dass sie sich in ihr Glied und in die Form des Gliedes stellt, wenn sie innerlich verwendet wird, sodass sie ein ganzes Auge wird. Welche Arznei gibt es, die eine andere zu den Augen führen und in das Auge stellen könnte?“

Paracelsus (1493–1541)

Die Affinität des Auges zum Winterlichen

Der Augentrost mit seiner Affinität zu mageren Bergwiesen und zur Kälte ist eine typische Winter- und Höhenpflanze. Nicht umsonst ist die charakeristische Blüte, an der sich die Heilwirkung der *Euphrasia* ablesen lässt, umso größer, je höher die Lage und je kälter das Klima ist, in dem die Pflanze wächst.

Das Auge bringt als Sinnesorgan in besonderer Weise den Charakter des „Winterlichen“ und Kristallinen zum Ausdruck. Nicht nur, dass viele Anteile des Auges (wie Horn- und Bindehaut, Linse, Glaskörper) durchsichtig sind wie ein Eiskristall. Die Vitalität und der Stoffwechsel in diesen durchsichtigen Strukturen sind auf ein Mindestmaß reduziert – so wie das in der äußeren Natur im Winter und mehr oder weniger ganzjährig in bergigen Höhen der Fall ist. Die Affinität des Auges zum Winterlichen zeigt sich auch darin, dass viele Augenkrankheiten in den Tropen, also den Regionen des ganzjährigen Sommers, deutlich häufiger auftreten als in gemäßigten oder kalten Regionen.

EIN MITTELALTERLICHER BESTSELLER

Seit Menschengedenken wird *Euphrasia* mit Auge und Sehen in Verbindung gebracht, was sich unter anderem in der Namensgebung in vielen Sprachen zeigt. Allerdings wird die Pflanze nicht von den antiken Ärzten und Autoren wie Dioscurides, Plinius oder Galen erwähnt, vermutlich weil der Verbreitungsschwerpunkt in den Alpen, Karpaten und weiter nördlich liegt.

Im Mittelalter wurde Augentrost rituell verräuchert, um Hellsichtigkeit zu erlangen beziehungsweise den Durchblick in schwierigen Lebenssituationen zu bekommen und auch unangenehmen Tatsachen „ins Auge sehen“ zu können. Die Verwendung von Euphrasia ist seit dem 14. Jahrhundert dokumentiert. 1305 wurde Augentrost in einem englischen Medizinbuch (Gordons „Liticium Medicina“) zur äußerlichen Anwendung als Augenwasser und innerlich als Sirup empfohlen. Ein großer Anhänger von *Euphrasia* war der berühmte mittelalterliche spanische Arzt, Apotheker und Alchemist Arnaldus de Villanova.

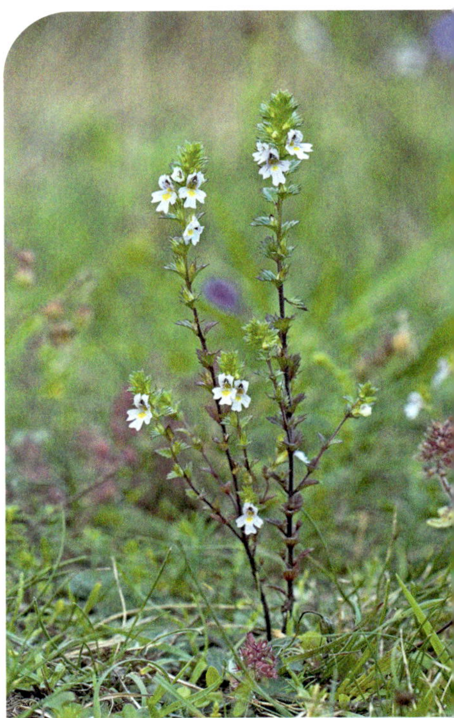

Der zierliche Augentrost wird leicht übersehen.

Der deutsche Name Augendroist erschien erstmals 1485 im illustrierten „Gart der Gesundheit“ des deutschen Arztes und Botanikers Johann Wonnecke von Kaub. 1532 erschien der Name Augentrost bei Otto Brunfels und sieben Jahre später bei Hieronymus Bock (Seite 15). Paracelsus kannte und schätzte die Pflanze, in welcher er „die Form und das Bild der Augen“ wiederfand (Seite 45). John Lightfoot beschrieb 1777 in der „Flora scotica“, dass man im schottischen Hochland das blühende Kraut mit heißer Milch übergieße und dann mit einer Feder auf die entzündeten Augen auftrage.Melanchthon, dem großen Gelehrten aus Bretten, erschien im Traum ein Schutzgeist in der Gestalt eines Arztes, der ihm *Euphrasia* zur Behandlung einer chronischen Augenentzündung empfahl. Und es half (Seite 47).

Da Sonnenlicht das Sehen ermöglicht, wird Augentrost astrologisch der Sonne – und dem ihr entsprechenden Sternzeichen des Löwen – zugeordnet.

Äußerlich und innerlich bei Augenerkrankungen

In der Volksheilkunde und Homöopathie wird Augentrost seit Jahrhunderten äußerlich und innerlich zur Behandlung von Augenerkrankungen eingesetzt, insbesondere bei Entzündungen, vor allem mit scharfen und lokal reizenden Absonderungen – auch von Hals, Nasen und Ohren. Nicht nur in Europa, sondern auch in der Traditionellen Chinesischen Medizin und in der Tibetischen Medizin wird *Euphrasia* für das Auge verwendet. In Asien nutzt man einheimische, unter anderem im Himalaja verbreitete Arten der insgesamt sehr artenreichen Gattung.

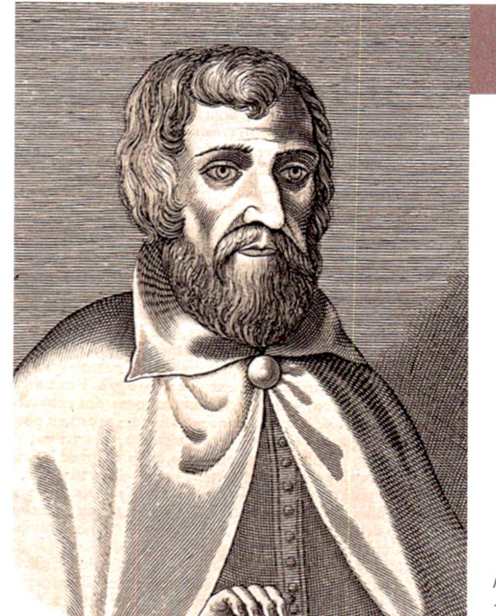

Arnaldus de Villanova, 1235–1311

EIN MITTELALTERLICHER BESTSELLER

Arnaldus de Villanova (katalanisch: Arnau de Vilanova, 1235–1311, Arzt, Apotheker und Alchemist) war von den Wirkungen des Augentrostes so angetan, dass er gleich ein ganzes Buch über ihn verfasste: „Vini Euphrasiati tantopere celebrati“, eine Art Laudatio auf den Augentrostwein, einen alkoholischen Auszug aus der Pflanze (zu den zahlreichen Erfindungen von Arnaldus de Villanova gehörten alkoholische Pflanzenauszüge). Selbst Patienten, die seit längerer Zeit blind waren, sollen durch *Euphrasia* ihr Augenlicht wiedergewonnen haben. Arnaldus' Buch muss über lange Zeit ein Bestseller gewesen sein, hat die Pflanze populär gemacht und die Nachfrage in ganz Europa angekurbelt.

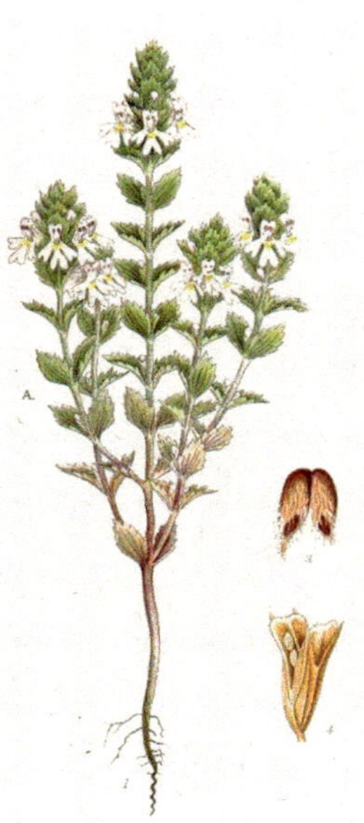

Der Traum des MELANCHTHON

Der Nürnberger Joachim Camerarius der Jüngere (1534–1598) gehörte zu den bedeutendsten Ärzten und Naturforschern seiner Zeit. Auch *Euphrasia* war ihm – wie alle damals gängigen Heilpflanzen – wohlbekannt, und er schätzte sie sehr. Doch hatte es damit noch eine besondere Bewandtnis.

Dies hängt mit dem Theologen, Philosophen, Reformator und Humanisten Philipp Melanchthon (1497–1560) zusammen, den Camerarius d.J. in Wittenberg kennenlernte und dessen Schüler, Freund und Biograf er wurde. Als führender Heilpflanzenexperte genoss Camerarius weithin Ruhm und Ansehen und war Leibarzt mehrerer deutscher Fürsten. Er legte in Nürnberg den ersten botanischen Garten unter wissenschaftlichen Gesichtspunkten an, ein Vorbild für viele andere botanische Gärten in Deutschland. In ihm züchtete er seltene Pflanzen, deren Samen er sich aus ganz Europa schicken ließ.

„Medizinischer und Philosophischer Garten"

In seinem berühmten Werk „Hortus medicus et philosophicus" (1588) stellte Camerarius d. J. die Pflanzen seines Gartens nicht nur unter naturwissenschaftlichen und medizinischen Gesichtspunkten vor. Vielmehr erweiterte er die nüchterne Beschreibung um „philosophische" Betrachtungen, zum Teil in Form von Versen und anhand passender Bibelzitate. Pflanzen hatten für ihn neben der stofflichen, sichtbaren auch eine „unsichtbare" Dimension, Eigenschaften, die der Schöpfer in verschlüsselter Form in sie hineingelegt hat und auf denen ihre Heilwirkung beruht. Sie zu entschlüsseln sei nicht nur Sache der Naturwissenschaft, sondern auch der Geisteswissenschaften, Philosophie und Religion, die für Camerarius noch in enger Verbindung mit den Naturwissenschaften standen.

Doktor Philo

Joachim Camerarius berichtet nun, dass Philipp Melanchthon einmal an einem schweren, unheilbaren „Augenfluss", einer Bindehautentzündung, gelitten habe und dass kein Arzt und keine Arznei ihm helfen konnte. Da sei Melanchthon im Traum ein Schutzgeist in Gestalt eines Arztes mit Namen Doktor Philo (griech.: Liebe) erschienen. Dieser habe ihm geraten, *Euphrasia* zu verwenden. Nachdem Melanchthon den Rat dieses „inneren Arztes" befolgt hatte, soll er in zwei Tagen geheilt gewesen sein.

In der Fachliteratur wurde später diskutiert, ob die Heilung Melanchthons tatsächlich auf die Anwendung von *Euphrasia* zurückzuführen sei oder eher auf eine gesteigerte Erwartungshaltung durch den Traum … Materie oder Geist, Stoff oder Einbildungskraft, Medizin oder Liebe?

Im Sinne von Camerarius und der ganzheitlichen Medizin stellt sich die Frage, ob eine solche Trennung von inneren und äußeren Einflüssen, ein Entweder-oder, überhaupt sinnvoll ist. Denn schließlich sind es immer wieder innere und äußere Faktoren, innerer und äußerer Arzt, die zusammenwirken müssen, damit Heilung möglich wird. Die beste Medizin hilft oft nicht, wenn der Kranke nicht gesund werden will, sondern sich bewusst oder unbewusst dagegen sträubt. Umgekehrt kann bereits eine geringe Dosis einer Heilpflanze die entscheidende Wendung im Krankheitsverlauf herbeiführen, wenn sie auf Zustimmung, Zuversicht und den Willen, gesund zu werden, trifft.

ARZNEIMITTEL UND BESCHWERDEN

Mit Abstand am häufigsten wird *Euphrasia* in Form von Augentropfen sowie als Tee zur Behandlung der Bindehautentzündung (Konjunktivitis) eingesetzt.

Bindehautentzündungen

... sind die am meisten verbreiteten Augenerkrankungen. Häufig treten sie im Rahmen eines grippalen Infekts auf, zusammen mit einer Erkältung, einem Schnupfen oder einer Nasennebenhöhlenentzündung. Bindehautentzündungen kommen aber auch isoliert vor, meist ausgelöst durch äußere Faktoren wie Luftzug (Klimaanlagen), UV-Strahlen, Kontaktlinsen, Feinstaub, Allergene, toxische Substanzen und Mikroorganismen (Bakterien, Viren, Pilze). Des Weiteren werden sie als Begleiterscheinungen vieler innerer Erkrankungen beobachtet – häufig chronische Krankheiten der Leber, Schilddrüse oder des Immunsystems (Rheuma, Autoimmunerkrankungen) sowie Stoffwechselstörungen (wie Diabetes mellitus).

Warum die Bindehaut (Konjunktiva) unseres Auges so empfindlich und anfällig für Entzündungen ist und bei vielen Menschen eine schnell gestresste Schwachstelle darstellt, ist eine Frage, die selten gestellt wird. Ihre Beantwortung ist aber entscheidend für die Wahl einer ursächlich wirkenden und die Struktur stärkenden Therapie. Wenn man sich nicht damit begnügen will, die Symptome durch abschwellende, durchblutungsvermindernde und antiallergische Augentropfen zu unterdrücken oder beteiligte Keime mit Antibiotika abzutöten, muss man einen ganzheitlichen Blick auf den Aufbau, die Entwicklungsgeschichte und die Embryologie des Auges werfen, um die konstitutionelle Ursache der Bindehautentzündung zu erkennen, und daraus eine ganzheitliche Behandlung ableiten.

Das Auge – ein besonders komplexes Organ

Augen findet man bereits bei über 500 Millionen Jahre alten Fossilien. Als eines der entwicklungsgeschichtlich ältesten Organe besteht das Auge aus hoch spezialisierten Strukturen. Diese sind teilweise unterschiedlichen, ja gegensätzlichen Ursprungs. Einerseits ist das Auge aus Teilen des Vorderhirns entstanden, andererseits aus Abschnitten der Haut. Im Laufe der Embryonalentwicklung schiebt sich ein Bläschen aus Nervenzellen, das sogenannte Augenbläschen, gegen die Oberfläche des Gesichts vor und stülpt sich ein, um schließlich einen Becher zu bilden, der mit den vorderen, aus der Haut stammenden Augenabschnitten verschmilzt.

In dem ursprünglich aus einer polaren Zweiheit hervorgegangenen Auge lässt sich nun zwanglos die Dreigliederung des menschlichen Organismus (Seite 23) erkennen: Die hinteren, am weitesten innen gelegenen Abschnitte des Auges (Netzhaut, Sinneszellen und Sehnerv) sind der Nerven-Sinnes-Pol des Auges. Die vorderen Abschnitte (Lider, Bindehaut, Hornhaut und Lederhaut) bilden hingegen den Bewegungs- und Stoffwechselpol. Die mittleren Strukturen (wie Glaskörper, Ziliarkörper, Iris) sowie die Aderhaut stellen das rhythmische System des Auges dar.

TYPISCHE BESCHWERDEN

Bei einer **Bindehautentzündung** (Konjunktivitis) sind die Bindehäute oft geschwollen, neigen zu Flüssigkeitseinlagerung und vermehrter Durchblutung. Der Tränenfluss ist häufig verstärkt, auch kann sich eitriges Sekret im Auge sammeln und austreten. Typisch sind Schmerzen, Brennen, Jucken, Stechen sowie Druck- und Fremdkörpergefühl im Auge (Behandlung siehe Seite 50 ff.).

Gestresste oder gereizte Augen haben heutzutage viele Menschen – durch Bildschirmarbeit, visuelle Reizüberflutung und Umweltbelastungen. Bei solchen leichten Funktionsschwächen empfiehlt sich die Anwendung von *Euphrasia*-Augentropfen (Seite 50), um einer schwereren Erkrankung vorzubeugen. Auch bei und nach besonders intensiver **Einwirkung von Schadstoffen**, zum Beispiel Zigarettenrauch auf einer Party, kann man sich mit *Euphrasia*-Augentropfen sicher schützen.

Kontaktlinsenträger, die häufig gereizte Augen haben, können *Euphrasia*-Augentropfen regelmäßig anwenden, um die Augen zu kräftigen und zu pflegen und stärkeren Beschwerden sowie Entzündungen vorzubeugen.

Ein gestörtes Gleichgewicht wiederherstellen

Als Bestandteil eines Sinnesorgans müssen die im vorderen „Stoffwechselbereich" des Auges gelegenen Strukturen ihre „Stoffwechselnatur" weitestgehend verleugnen, um sich in den Dienst des dem Nerven-Sinnes-System angehörigen Gesamtorgans „Auge" zu stellen. Der Teil der Bindehaut, welcher der Rückseite der Augenlider und der Lederhaut anliegt, dient dazu, die Hornhaut bei jedem Lidschlag mit Tränenflüssigkeit zu benetzen, sie feucht zu halten. Die Tränenflüssigkeit hat die Aufgabe, durch engen Kontakt mit der Hornhaut zu gewährleisten, dass dort eine minimale Vitalität erhalten bleibt. Die Hornhaut, die mangels Blutgefäßen glasklar ist, wird von der Bindehaut über ein spezielles Blutgefäßnetz, das Randschlingennetz, ernährt. Als Schleimhaut weist die Bindehaut unter allen Strukturen im Auge die deutlichste Beziehung zum Stoffwechselsystem auf. Schleimhautentzündungen treten oft an unterschiedlichen Orten im Körper gleichzeitig auf. Erkrankungen der anderen Schleimhäute – von Rachen, Nase und Nasennebenhöhlen, Magen und Darm, Harnröhre und Gelenken – gehen daher oft mit einer Bindehautentzündung einher. Auch wenn sie das Stoffwechselsystem des Auges repräsentiert, so sind doch die Prozesse von Stoffwechsel und Durchblutung in der zarten und durchsichtigen Bindehaut im gesunden Zustand so weit reduziert, dass sie gerade noch zur Ernährung der stoffwechselarmen Hornhaut ausreichen. Kommt es zu einer Schwächung des Menschen, zum Beispiel im Rahmen von Infekten, Stress, inneren Erkrankungen oder durch Einwirkung der genannten äußeren Faktoren, dann fällt die Bindehaut aus diesem funktionellen Eingebundensein in das Sinnessystem heraus. Sie verliert das labile Gleichgewicht, in dem sie sich im gesunden Zustand befindet, und wird von den sich nun ungehemmt entfaltenden, entgleisten Stoffwechselprozessen in Form einer Entzündung ergriffen und überflutet, was mit all den bereits genannten Symptomen und Beschwerden einhergeht.

Eine ursächlich wirkende Therapie der Bindehautentzündung muss also darauf abzielen, das soeben beschriebene gestörte Gleichgewicht wiederherzustellen. Das mag, insbesondere bei schweren und infektiösen Formen der Bindehautentzündung, nicht immer als alleinige Maßnahme ausreichend sein. *Euphrasia* sollte aber als ganzheitliche pflanzliche Basistherapie immer mit dazugehören – gegebenenfalls zusätzlich zu Antibiotika, Glukokortikoiden (kortisonhaltigen Augentropfen) und so weiter.

FUNKTIONSSYSTEME IM SPIEGEL DES AUGES

In jedem einzelnen Organ spiegelt sich der ganze Mensch mit seinen drei Funktionssystemen (Seite 23). Besonders deutlich ist das beim Auge. Der vordere Augenabschnitt (Lider, Bindehaut, Hornhaut und Lederhaut) bildet den Bewegungs- und Stoffwechselpol des Auges und entspricht dem Stoffwechsel-Gliedmaßen-System des Menschen. Die mittleren Strukturen (wie Glaskörper, Ziliarkörper, Iris) sowie die Aderhaut stellen das rhythmische System des Auges dar. Der hintere Augenabschnitt (Netzhaut, Sinneszellen und Sehnerv), der Nerven-Sinnes-Pol des Auges, entspricht dem Nerven-Sinnes-System im Ganzen.

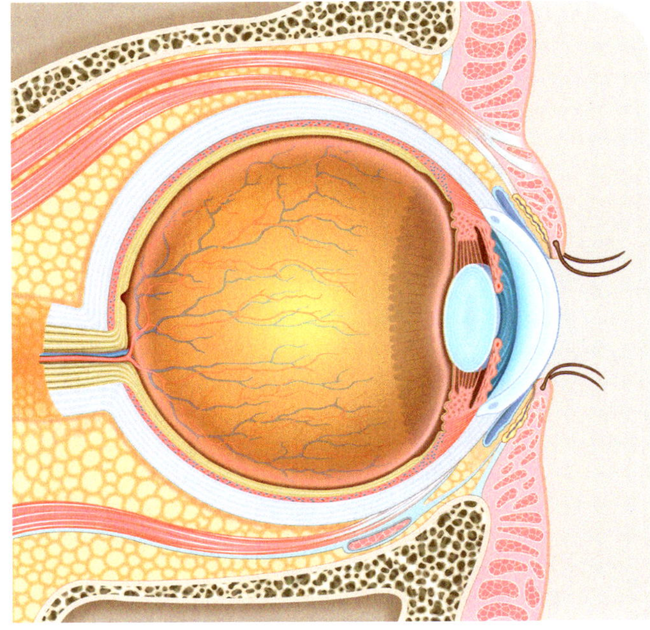

Anatomische Darstellung des Auges

INFO

WIRKUNG WISSENSCHAFTLICH BESTÄTIGT

Euphrasia-Augentropfen werden als anthroposophische Arzneimittel von zwei Herstellern angeboten. Für beide Augentropfen sind die sehr gute Wirkung und die ausgezeichnete Verträglichkeit auch wissenschaftlich untersucht und statistisch bestätigt. So wurden in einer wissenschaftlichen Anwendungsbeobachtung die Wirksamkeit und Verträglichkeit von „Weleda Euphrasia D3 Augentropfen" untersucht. 121 Kinder und Jugendliche bis 16 Jahre mit akuter Bindehautentzündung erhielten das in der Anthroposophischen Medizin seit Langem angewendete Präparat. Bewertet wurde die Entwicklung von sechs Symptomen (Bindehautrötung, Lidschwellung, eitriges Sekret, verklebte Augen, Brennen/Juckreiz, Fremdkörpergefühl) über durchschnittlich 10 Tage: Die Wirksamkeit der Behandlung wurde von 95 Prozent aller Ärzte und knapp 93 Prozent der Patienten beziehungsweise deren Eltern mit „sehr gut" oder „gut" beurteilt. Für die Verträglichkeit der Tropfen vergaben 100 Prozent der Ärzte und 99 Prozent der Patienten beziehungsweise Eltern die gleiche Note.

Ähnliche gute Ergebnisse erbrachte eine Studie mit „Euphrasia Augentropfen" von WALA. Bei 81 Prozent der Patienten kam es innerhalb von 7 bis 14 Tagen zur Beschwerdefreiheit

So wirkt Euphrasia

Die Wirkung von *Euphrasia* bei der Konjunktivitis (und in ähnlicher Weise bei anderen entzündlichen Augenerkrankungen) beruht auf den Eigenschaften, mit denen die Pflanze als Halbparasit anderen Pflanzen die Lebenskräfte entzieht. So wie der Augentrost in der Natur mit seinen Haustorien saugend den Graswurzeln aufsitzt und deren überquellende Vitalität schwächt, so dämpft die Zubereitung aus dem Kraut am Auge die krankhaft entgleisten und im akuten Entzündungsgeschehen eskalierenden Stoffwechselprozesse. Damit begrenzt *Euphrasia* die Stoffwechselaktivität der Bindehaut auf ein gesundes Maß und bindet diese Struktur wieder stärker ins Sinnessystem beziehungsweise in das Auge ein. Zugleich wirken die Formkräfte, die sich in den fein ausplastizierten und in Farbe und Gegenfarbe, Gelb und Violett, gezeichneten Blüten zeigen, gestaltend und formbildend bei Schwellungen und Flüssigkeitsansammlungen (Ödemen) der Augenbindehäute und Augenlider. Diese Formkräfte tragen dazu bei, die gesunden Strukturen am vorderen Augenabschnitt zu bewahren und, wo nötig, wiederherzustellen.

Euphrasia-Augentropfen

Sehr beliebt und praktisch ist die Anwendung von *Euphrasia* in Form von Augentropfen. **Euphrasia D3 Augentropfen** von Weleda enthalten *Euphrasia officinalis* in der Potenz D3. **Euphrasia Einzeldosis-Augentropfen** von WALA enthalten *Euphrasia* in der Potenz D2 sowie ein ätherisches Öl aus den Blütenblättern verschiedener Rosenarten (Rosae aetheroeum) in der Potenz D7 (Bestandteil aller Augentropfenpräparate von WALA). Beide Potenzen, sowohl Euphrasia D3 (Weleda) als auch Euphrasia D2 (WALA), unterscheiden sich nach Erfahrung des Autors (Frank Meyer) nicht wesentlich hinsichtlich der Wirksamkeit.

- Es kann sein, dass beim Einträufeln von *Euphrasia*-Augentropfen bei sehr empfindlichen Personen ein leichtes Brennen auftrifft, das allerdings im Laufe der Behandlung abnimmt.
- Beide Augentropfen, sowohl Euphrasia D3 Augentropfen als auch Euphrasia Einzeldosis-Augentropfen in D2, sind mit Kontaktlinsen verträglich. Von manchen Kontaktlinsenherstellern wird allerdings empfohlen, die Linsen vor der Anwendung von Augentropfen grundsätzlich herauszunehmen und erst nach etwa einer halben Stunde wieder einzusetzen. Eine solche Empfehlung sollte unbedingt beachtet werden.

ANWENDUNGSGEBIETE:

- Müde, gereizte und „gestresste" Augen (auch „Bildschirmaugen")
- Entzündungen am Auge, insbesondere Bindehautentzündung (Konjunktivitis), auch allergisch, z. B. Pollenallergie
- Schwellungen (Ödeme) der Augenlider, auch allergischer Ursache.

DOSIERUNG: 1- bis 3-mal täglich 1 Tropfen einträufeln. Wenn nur ein Auge betroffen ist, sollte das andere mitbehandelt werden, da auch dieses häufig geschwächt ist, selbst wenn es keine Entzündungssymptome zeigt und noch beschwerdefrei ist.

Augentrost

Eine Weile schon lag ich träumend im Gras,
als mich ein schelmisches Kichern weckte,
aus zehntausend winzigen Kehlen, kristallglockenklar.

Da bemerkte ich erst, dass mich die Wiese anblickte,
mit zehntausend Augen, versteckt und puppenhaft klein.

Am liebsten hätte ich eine Lupe genommen
und mich ganz in die zierlichen Strukturen vertieft.
Der goldene Lidschatten, die violetten Wimpern,
einfach vollkommen: der perfekte Augenaufschlag.

Formvollendete Miniaturen,
anmutig und farbenfroh,
deren Schönheit sich nur dem Achtsamen zeigt.

BEGLEITER IN DER AUGENSALBE

Euphrasia comp. Augensalbe enthält *Euphrasia*-Urtinktur in alkoholfreier Zubereitung sowie alkoholfreie Urtinkturen von zwei sehr wirksamen Wundheilpflanzen: Der **Sonnenhut** (*Echinacea*) wurde schon in der indianischen Volksmedizin Nordamerikas als Wundheilmittel vor allem bei infizierten Wunden genutzt. *Echinacea* steigert die Abwehrfunktion des Körpers.

Die **Ringelblume** (*Calendula*) hat eine besondere Beziehung zu Licht und Wärme. Sie wirkt stark antibiotisch und heilungsfördernd, vor allem bei eitrigen, entzündeten, infizierten Läsionen, wie sie etwa durch die Eröffnung eines Furunkels oder Gerstenkorns entstehen. **Calendula Wundsalbe** (Weleda), die 10 % Ringelblumen-Urtinktur enthält, ist speziell für verschmutzte, infektionsgefährdete, schlecht heilende „Problemwunden“ geeignet und kann direkt auf offene Wunden und Schürfwunden auch großflächig aufgetragen werden (Seite 145 f.).

Salbe bei Lidrandentzündung und Gerstenkorn

Eine weitere häufige Erkrankung der vorderen Augenabschnitte ist die Lidrandentzündung (Blepharitis), die oft eitrig ist und mit einer Bindehautentzündung (Konjunktivitis) einhergehen kann. Eine Sonderform und (relativ harmlose, aber unangenehme) Komplikation der Lidrandentzündung ist das Gerstenkorn (Hordeolum). Dabei handelt es sich um eine eitrige Entzündung, die von einer Wimpernwurzel ausgeht und einen kleinen Abszess bildet, der nach innen oder außen aufbrechen oder sich auch wieder zurückbilden kann.

In beiden Fällen kann **Euphrasia comp. Augensalbe** (Weleda) die Beschwerden lindern, die Heilung beschleunigen und gegebenenfalls eine gleichzeitig stattfindende lokale antibiotische Behandlung unterstützen. Bricht ein Gerstenkorn nicht von selbst auf oder bildet es sich nicht zurück, ist auf jeden Fall ein Arzt aufzusuchen, der das Gerstenkorn eventuell durch einen kleinen Stich eröffnet und damit die Entleerung befördert. Von Selbstversuchen ist dringend abzuraten wegen des Verletzungsrisikos und der Infektionsgefahr.

ANWENDUNGSGEBIETE:

- Lidrandentzündung (Blepharitis)
- Gerstenkorn (Hordeolum)
- Bindehautentzündung

DOSIERUNG: 2- bis 4-mal täglich in den Bindehautsack einbringen.

Die gleichzeitige Verabreichung von **Euphrasia-Augentropfen** ist eine sinnvolle Basismaßnahme mit dem Ziel, die Bindehaut ausreichend zu benetzen und begleitende Bindehautentzündungen mitzubehandeln oder ihnen vorzubeugen.

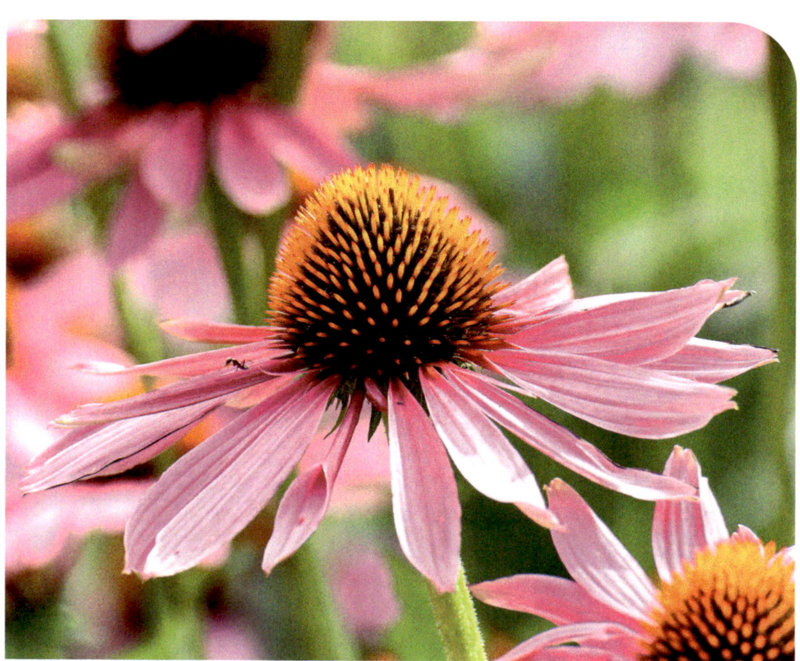

Sonnenhut als Begleiter bei Augenbeschwerden

Heilsamer AUGEN(LICHT)TEE

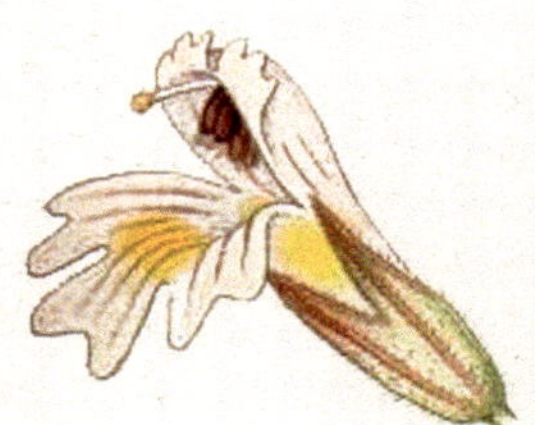

Sowohl äußerlich als auch innerlich wird der Augentrost in Form von Tee angewandt. Ebenso wie für Augentropfen und Salbe wird auch im Tee das ganze Kraut gebraucht.

Augentrosttee – Euphrasiae herba

› **Äußerlich** wird er vornehmlich bei Erkrankungen des vorderen Augenabschnitts angewendet, zum Beispiel bei:

- Entzündung der Lidränder (Blepharitis) und Bindehaut (Konjunktivitis)
- Gerstenkorn
- Entzündungen der mittleren Augenhaut (Iridozyklitis, tritt häufig bei rheumatischen Erkrankungen auf)
- Verletzungen der Augen mit Infektions- und Entzündungsgefahr
- Überanstrengung der Augen
- Rötungen, Schwellungen und andere Entzündungserscheinungen gehen durch Umschläge mit Augentrosttee erstaunlich rasch zurück.

Wichtig: Vor der Selbstbehandlung (augen-)ärztlichen Rat einholen!

› **Innerlich** eignet sich der Augentrosttee, 2-mal täglich getrunken, als Begleitbehandlung bei allen chronischen Sehstörungen und Augenerkrankungen, insbesondere der mittleren und hinteren Augenabschnitte (Glaskörper, Aderhaut, Netzhaut mit Makula).

Bewährte Mischung

Mischungen mit anderen Heilpflanzen haben sich bewährt, welche die Wirkung von Augentrost verstärken und ergänzen. Besonders gute Erfahrungen habe ich (F. M.) mit einer Teemischung aus Augentrost, Fenchel, Spitzwegerich und Tausendgüldenkraut gemacht, die ich als „Augenlichttee" bei den genannten Krankheitsbildern verordne.

Anwendung der Tees

› **Innerlich:** Täglich 1–2 Tassen trinken, Zubereitung siehe Kasten. Sie können beide Tees auch für warme Auflagen und Spülungen verwenden (nach ärztlicher Rücksprache):

› **Augenauflage:** Saubere Kompresse oder sauberes Tuch mit frisch gebrühtem, warmem Augenlichttee tränken. Auflage, solange sie warm ist, leicht auf die Augen drücken. Anschließend am besten ruhig liegen und die Auflage einwirken lassen, bis sie trocken ist.

› **Augenspülung** mithilfe einer handelsüblichen Augenbadewanne, meist aus Glas, deren ovale Öffnung ungefähr dem Umriss eines Auges entspricht. Das Gefäß wird mit handwarmem Tee gefüllt, an das Unterlid gedrückt und gekippt, sodass der Tee in den Bindehautsack und an das Auge gelangt. Augenspülungen sind aus der Mode gekommen. Auch wird vor allergischen Reaktionen und Keimübertragung gewarnt – Risiken, die jedoch bei Augentropfen ebenso bestehen. Davor schützen Sauberkeit bei der Anwendung sowie die Gewissheit, dass keine Unverträglichkeit gegen die verwendeten Heilpflanzen vorliegt.

TIPP

AUGENTEES

Rezeptur des Augenlichttees:

- 10 g Centaurii herba (Tausendgüldenkrautblätter)
- 20 g Euphrasiae herba (Augentrostblätter)
- 60 g Foeniculi fructus (Fenchelsamen)
- 10 g Plantaginis lanceolatae folium (Spitzwegerichblätter)

ZUBEREITUNG: 1 Teelöffel der Droge auf 1 Tasse kochendes Wasser geben, 10 Minuten zugedeckt ziehen lassen und anschließend abseihen.

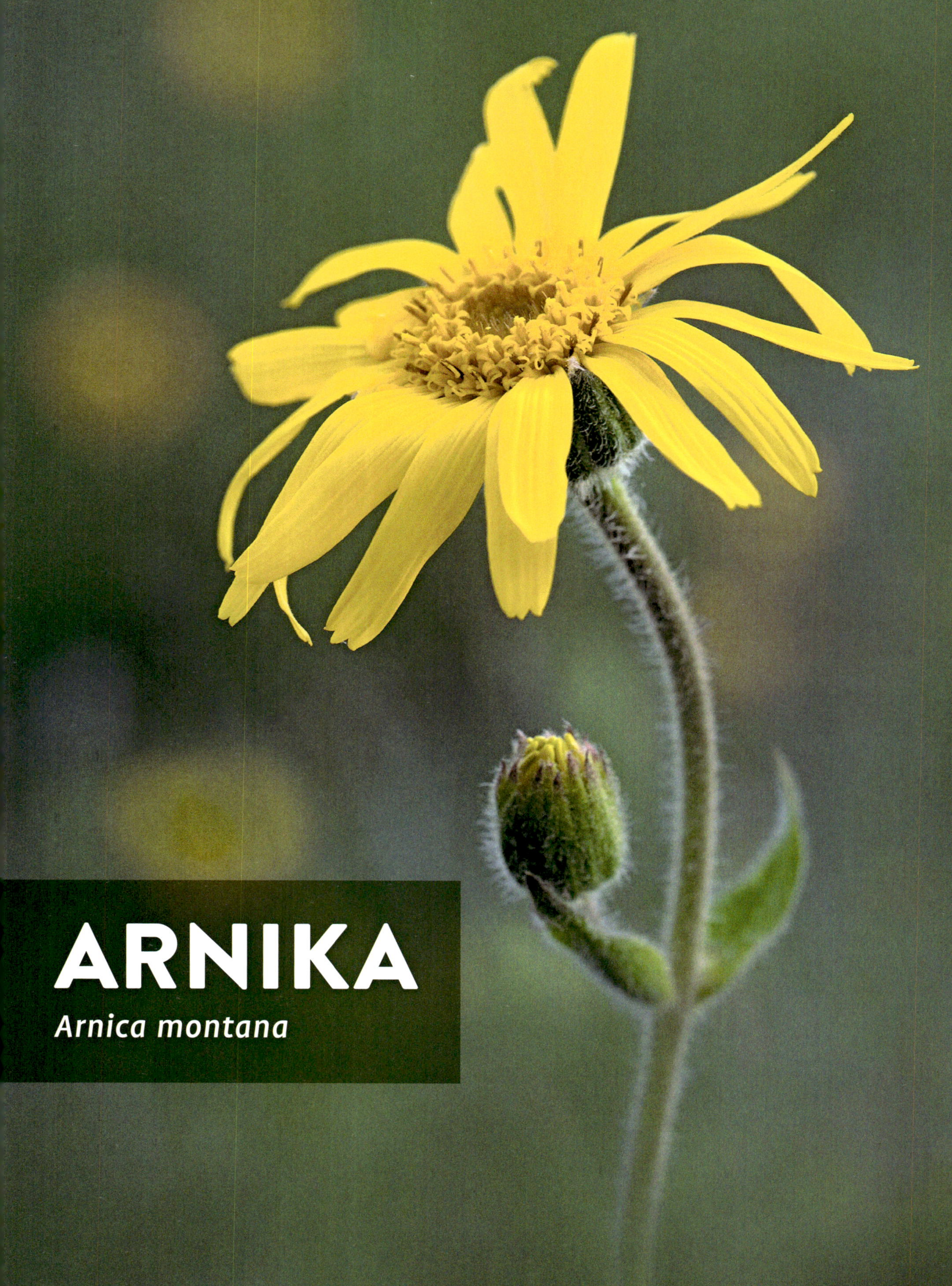

ARNIKA

Arnica montana

DAS PFLANZLICHE

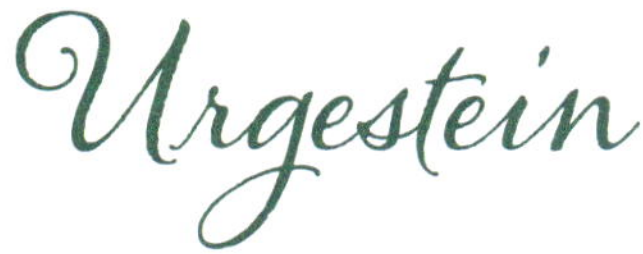

Wir finden die Arnika mit ihren leuchtend dottergelben, immer etwas zerzaust wirkenden Blüten vorwiegend in den Bergen ganz Europas – dort, wo der Grund steinig drainiert ist, wodurch keine Staunässe entstehen kann, und wo es viel Licht gibt, vom Tal hinauf bis weit über die Baumgrenze.

Alle Standorte haben eine Gemeinsamkeit: Der Boden enthält sehr viel Kieselsäure und Eisen und ist häufig aus Granit entstanden. Granit ist ein magmatisches Tiefengestein, also tief in der Erde erstarrte Lava, reich an Quarz, Glimmer und Feldspat (wenn Sie sich die Zusammensetzung besser merken wollen, hilft dieser Reim: „Feldspat, Quarz und Glimmer – die drei vergess' ich nimmer.") Der Volksmund weist vor allem auf die Härte und Widerstandsfähigkeit von Granit hin: „Auf Granit beißen" für ein aussichtsloses Unterfangen, „Hart wie Granit" für extrem widerstandsfähig. Die besonderen Eigenschaften des Gesteins, aus dem die Böden entstanden sind, auf denen die Arnika wächst, verleihen der anmutigen Arnika ihre kieselige Festigkeit und ihre maskuline eisenharte Durchhaltefähigkeit auch bei schwierigsten Witterungsbedingungen.

HART WIE GRANIT

In Mitteleuropa entstehen aus Graniten und anderen Urgesteinen im Allgemeinen nährstoffarme Böden, die zur Versauerung neigen. Ist genügend verfügbares Eisen im Boden, findet die Arnika auch in Höhen bis zu 2800 Metern noch ausreichende Wachstumsbedingungen. Durch die Verwitterung von Granit können Hochmoore entstehen, an deren trockeneren Rändern sich die Arnika ebenfalls halten kann. In Gebirgen mit Kalkauflage findet man die Arnika in eingebrochenen Dolinen, wo die Böden wieder aus Urgestein, in der Regel Granit oder Grauwacke, entstanden sind. Im Schwarzwald, in Franken, im Vogtland und generell in Süddeutschland ist sie nur noch schwer zu finden; es gibt zwar noch kleinere Vorkommen, diese sind aber stark gefährdet. Größere wilde Bestände siedeln noch in den Vogesen, Karpaten, Alpen (außer in den Dolomiten, die aus Kalk bestehen) und Pyrenäen sowie in Südskandinavien. Meist kommt die Arnika auf freien Bergkuppen oder großräumigen Lichtungen vor. Sie wächst am besten im montanen Borstgrasrasen. Dieser Lebensraum ist meist geschützt, es darf dort nicht gesammelt werden.

In großer Höhe wachsend, zäh durchhaltend, fruchtbar sich ausbreitend durch Rhizom und Samen – das alles sind Merkmale der Arnika und ihres kristallinen, sonnigen Wesens. Der Volksmund rühmt sie als „Kraftrose" oder „Bergwohlverleih", das Kraut, das einem kranken und geschundenen Bewegungsapparat wohltut. Höchste Weihen als Heilmittel erhielt die Arnika durch Goethes letzten Wunsch auf dem Sterbebett, man möge ihm die Arnika zur Stärkung reichen!

Auf dem Weg zum Licht

Betrachten wir die Arnika im Jahreslauf, ist sie lange Zeit sehr zurückhaltend, die bodennahen Laubblätter sind nicht so einfach in den Wiesen zu finden. Im Herbst zieht sich die Pflanze ganz in das Rhizom und

Wurzelwerk zurück, um dann aber im Frühjahr mit den ersten Sonnenstrahlen die Blätter wieder kraftvoll wachsen zu lassen. Dem geschulten Betrachter fällt bereits jetzt etwas ganz Zauberhaftes auf: In der Mitte der jungen Blätterrosette beginnt der behaarte Blütenstängel zu wachsen, noch sehr klein und eigentlich nur angedeutet. Die Endknospe ist schon in diesem zarten Stadium zu erkennen und macht sich auf den stolzen, kraftvollen Weg ins Licht. Langsam erhebt sich der kieselig-feste Stängel und zieht in eine Höhe von bis zu 50 Zentimeter, die nicht mehr zur Proportion der Rosettenblättchen am Boden passt – als wollte er nichts mehr mit seiner Basis zu tun haben. Wenn wir anfangs ganz genau hinschauen, erkennen wir bereits die angelegten, gegenständigen Blattpaare des Stängels und die Blütenknospen in deren Achseln.

Arnica montana

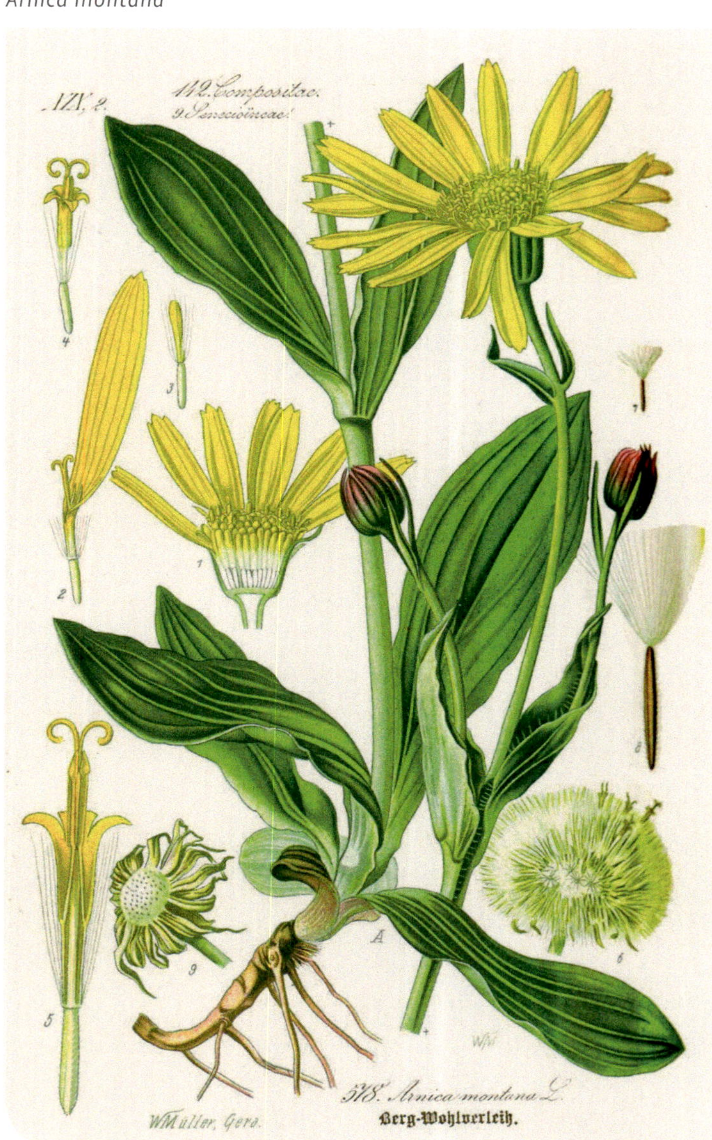

Die obere Knospe beginnt sich auf dem Weg zum Licht langsam zu öffnen, erst hängen die Köpfchen nach unten, dann stellt sich der Blütenkopf auf und entfaltet die herrlichen, sonnengelben Zungenblütenblätter. Diese wirken geradezu unordentlich, einige Blütenblätter sind steil nach oben gerichtet, andere hängen eher herunter, und wieder andere sind in der Waagerechten.

Werden und Vergehen

Zusammenfassend kann man nun feststellen: Im frühesten Stadium ist bereits alles angelegt, um auch in unwirtlichen Höhen zu bestehen; die Blüten recken sich überdimensional nach oben, in einer kräftigen, organisierten Art; und der krönende Abschluss der Ausformung und Differenzierung ist eine Blüte, die im Gegensatz zum Rest der sehr strukturiert wirkenden Pflanze eher zerzaust aussieht. Im Laufe der Zeit schreitet der Prozess des Verblühens immer schneller fort, und nun entsteht Samen mit Haarkränzen (Pappussen), wird die gelbe Blüte zur „Pusteblume". Während die Samen bereit zum Flug sind, verhärtet der Stängel, bleibt aber lange stabil. Das Lebendige weicht. Werden und Vergehen sind hier eng gepaart.

Die Arnika sichert sich ihr Fortbestehen mehrfach ab. Nicht nur über die Samen, sondern auch unter der Erde ist sie sehr aktiv: Es werden Rhizomausläufer gebildet, aus denen immer wieder neue junge Pflanzen entstehen. Der oberirdische Teil, der Spross, ist bereits abgestorben, und das Rhizom ist immer noch fest bewurzelt und lebendig. Gräbt man den Wurzelstock aus, kann man große alte, zusammenhängende, stark bewurzelte Rhizome finden, deren Sprosse teilweise mehrere Jahre alt sind und aus denen ursprünglich Blütenstände herausgewachsen sind. Oberirdisch liegt der große Auftritt also schon einige Jahre zurück, aber im Verbund ist dieses Rhizom noch immer lebendig. Somit birgt die Wurzel eine enorme lebenserhaltende Kraft.

Kraftkreuz Arnika

Aus dem Beschriebenen können wir zwei wesentliche Kraftrichtungen erkennen: die vertikale enorme Wuchskraft zum Licht und die lebenserhaltende horizontale Wuchskraft unter der Erde, die zusammen ein Kreuz bilden.

Das Wachstum auf quarzhaltigem Urgestein vermittelt der Arnika die elementaren Lichtkräfte aus dem Quarz (der in seiner schönsten Form als Bergkristall erscheint). Die Sonne, die Quelle des Lichts auf der Erde, gestaltet vor allem den Jahres- und Tagesrhythmus – sie vermittelt der Arnika über den Quarz, der Licht speichern und als Bergkristall auch brechen kann, die rhythmischen Elementarkräfte der Sonne. Beim Menschen können diese Kräfte das Organ, welches für einen gesunden Rhythmus zuständig ist, nämlich das Herz, stärken – speziell nach einem Infarkt.

Das für den Duft zuständige ätherische Öl befindet sich bei der Arnika kaum in der Blüte, dafür umso mehr im Rhizom. Durch diese ungewöhnliche Verschiebung des Duftes in die Wurzel findet eine Durchdringung von Stoffwechseltätigkeit (Blüten) und Nerven-Sinnes-Tätigkeit (Wurzeln und Rhizom, siehe Abbildung auf Seite 23: der umgedrehte Mensch) statt, was sehr charakteristisch für die Arnika ist. Bei anderen Korbblütlern ist das in dieser Ausprägung nicht zu finden.

ARNICA MONTANA

Die Arnika ist eine krautige, aromatische Staude. Mit einem weitverzweigten Rhizom und Wurzelsystem sorgt sie für Halt und Vermehrung. In der grundständigen Rosette bilden sich bis zu sechs längliche, dicht behaarte Blätter. Am 20–60 cm hohen, borstig-drüsig behaarten Stängel bilden sich bis zu drei gegenständige Blattpaare mit kleineren, spitzen, schmalen Blättern. Die bis zu 8 cm große, gelbe Blüte hat 10–25 weibliche Zungenblütenblätter, struppig bis unordentlich um den inneren Kreis angeordnet. Dort sitzen etwa 100 Röhrenblüten mit Staubgefäßen und Stempeln. Die Blütezeit dauert in Mitteleuropa von Mai bis August. Danach klappt der Kelch nach unten, und eine dicke Pusteblume mit dunklem Zentrum bildet sich. Die fünfrippige Frucht ist schwarzbraun und hat einen borstig behaarten Saum (Pappus).

Die größte Heilkraft wird den Arnikapflanzen zugeschrieben, die am Johannistag, dem 24. Juni, gesammelt werden. Wenn man sie im Haus aufhängt, soll dies vor Blitzschlag schützen. Früher steckten Bauern am Vorabend des Johannistags Arnikasträuße an die Ecken ihrer Getreidefelder. Dies sollte den „Korndämon“ abhalten, der um diese Zeit Getreidehalme umlegt oder schwärzt. Die Wolfspflanze Arnika sollte aber auch den „Kornwolf“ im Feld bewachen, den Geist des Korns, der den Getreidepflanzen Energie zum Reifen gibt. Verlässt er das Feld, wird das Korn verdorren.

INFO

BOTANISCHE SYSTEMATIK

Ordnung: Asternartige (Asterales)
Familie: Korbblütler (Asteraceae, Compositae)
Gattung: Arnika (*Arnica*)
Art: Arnika (*Arnica montana* L.)
Volksnamen: Bergwohlverleih, Bergdotterblume, Kraftrose, Wolferley, Wolffelei, Wolfsblume, Bergwurz, Gämswurz, Kraftwurzel, Bergwegebreit, Bergwohlsein, Bluttrieb, Fallkraut, Hundstod.

INHALTSSTOFFE

Durch zahlreiche Untersuchungen sind die Inhaltsstoffe und auch das Nebenwirkungspotenzial (Seite 61) gut bekannt. Mehr als 150 Stoffe wurden in den Blütenständen der Arnika identifiziert. Hauptwirkstoffe sind Ester vom Helenalin und 11-alpha 13-Dihydrohelenalin mit zwei Chemotypen: Pflanzen aus den Pyrenäen enthalten vorwiegend Dihydrohelenalinderivate, Blüten von anderer mitteleuropäischer Herkunft Helenalinester und nur wenig Dihydrohelenalinester. Wirksame Substanzen sind weitere Flavonoide sowie Carotinoide und ätherische Öle. Diese und der feine Kieselsäuregehalt regen die Selbstheilungskräfte an und wirken positiv auf Gewebe und Bewegungsapparat des Menschen. Gleichzeitig trägt die Arnika formende, strukturierende Kräfte in sich, die zur Regeneration von stumpfen Verletzungen beitragen.

Wildsammung und Anbau

In Europa werden pro Jahr geschätzt bis zu 100 Tonnen Arnikablüten aus Wildsammlung verarbeitet. Das Abernten von Blüten regt das Rhizom zum Wachstum an, es kommt zu einer verstärkten vegetativen Vermehrung der Pflanze, das Sammeln hat deshalb kurzfristig keine negative Auswirkung auf den Erhalt der Population. Langfristig betrachtet ist jedoch die Vermehrung über Samen für die Anpassung der Art an veränderte Umweltbedingungen wichtig.
Durch die Ausweitung des Anbaus in Deutschland, Neuseeland, Spanien, der Schweiz und Rumänien konnten die Wildstandorte in den letzten Jahren entlastet werden. Parallel führte die Firma Weleda in den Vogesen und den rumänischen Karpaten intensive Schulungen zur nachhaltigen Sammlung durch sowie ein Monitoring (die systematische Erfassung der Auswirkung von Sammlung und Bewirtschaftung auf den Arnikabestand) in Zusammenarbeit mit der Universität in Cluj (Klausenburg). Durch den Bau einer Trocknungsanlage im Apuseni-Gebirge bleibt ein Teil der Wertschöpfung bei den Sammlern und Bauern vor Ort.
Entscheidend für das Überleben der Arnika an den Wildstandorten ist aber, dass die Bauern die Wiesen mähen und somit als Lichtraum für das Wachstum der kleinen Pflanze frei halten. Wird keine Bewirtschaftung (vor allem Heuwerbung) mehr durchgeführt, hält die natürliche Sukzession Einzug, das bedeutet, die Arnika wird überwachsen, verdrängt und stirbt letztendlich aus.
Größere Anbauflächen gibt es mittlerweile in Deutschland im Vogelsberg, im Fichtelgebirge, in den Alpen, in der Hohenlohe bei Blaufelden, in Schwäbisch Gmünd, sowie in den spanischen Pyrenäen, den rumänischen Karpaten, in Südtirol und in Südfinnland.

Arnika kultivieren

Aussaat und Anzucht: Der Samen braucht einen mehrtägigen Kältereiz (mindestens 10 Tage sollten die Temperaturen deutlich unter 5 °C bleiben, tiefere Minusgrade sind eher förderlich für die Keimrate). Die Aussaat erfolgt in Tuffs (mehrere Samen/Pflanzen in einem Topf) mit 8–10 Samen, je nach Keimfähigkeit des Saatguts und Umgebungsbedingungen sollte sich mindestens die Hälfte durchsetzen. Optimale Wachstumsbedingungen nach der Keimung im Gewächshaus finden die jungen Pflänzchen bei etwa 20 °C Bodentemperatur. Das Substrat muss wegen der Struktur und dem pH-Wert unbedingt torfreich und gut durchlüftet sein, mit einem pH-Wert von 4,5–6. Die Flüssigdüngung während der Anzuchtphase im Gewächshaus muß mit einem sauren, gut verfügbaren Eisendünger erfolgen, da die Pflanze das Eisen, das sie in dieser Phase des Wachstums dringend braucht, nur beim passenden pH-Wert aufnehmen kann.
Direktsaat ist möglich, aber mit einem hohen Aufwand an Saatgut und Ausfall durch schlechte Keimraten verbunden, deshalb raten wir im Profianbau davon ab. Im Hausgarten kann sie durchaus zum Erfolg führen, wenn die jungen Pflänzchen vor Schnecken und überwucherndem Beikraut geschützt werden.

Beetanbau: Anfang Mai +/– 3 Wochen je nach Region, Höhenlage und Witterung. Der Reihenabstand sollte idealerweise zwischen 50 und 75 cm betragen, der Pflanzenabstand in der Reihe 25–30 cm, damit die Pflanzengruppen genügend Licht bekommen. Maximal 12 Pflanzen/m² sollten es sein. Lockerer, Eisen und silikatreicher Boden ist ideal, bei einem pH-Wert von 4,5–6. Bei höheren pH-Werten zeigen sich bedingt durch Eisenmangel zunehmend Chlorosen und die Ausfälle von Pflanzen nehmen rasant zu.

Arnika verträgt reichlich Düngung mit reifem Kompost, wenn sie keine Konkurrenz hat, was allerdings an den meisten Wiesenstandorten der Fall ist. Dort bekommt die Rosette am Boden zu wenig Licht und wird von der Begleitvegetation schnell überwuchert, deshalb ist am Naturstandort eher eine verhaltene Düngung angesagt.

Krankheiten und Schädlinge: Mehltau kann in ungünstigen Lagen, bei dichtem Bestand, an durch Züchtung genetisch eingeengten Pflanzen zur Zeit der Abreife auftreten. An geeigneten Standorten und einer weiten Fruchtfolge tritt er jedoch nur in ungünstigen Jahren auf. Die Arnikafliege (*Tephritis arnicae*) kann in einigen Regionen wie dem Schwarzwald und den Vogesen erheblichen Schaden anrichten. Eine Regulierung mit Netzen kann bei starkem Befall erforderlich sein. In den Karpaten kommt die Arnikafliege bislang noch nicht vor.

Ernte: Die maschinelle Ernte von Blüten ist noch nicht ausgereift, die Handernte ist wesentlich schonender und liefert optimale Qualitäten. Bei der Ganzpflanzenernte (Planta tota) wird von Hand ein Teil der Wurzel und des Rhizoms abgedreht, der Rest verbleibt im Boden und kann wieder austreiben, sodass sich die Population am Erntestandort wieder erholen kann.

Trocknung: Bei Horden- oder Bandtrocknung sollten die Temperaturen 45–50 °C nicht überschreiten, da sonst die Qualität leidet. Der Trocknungsfaktor – also das Verhältnis zwischen Frisch- und Trockenmasse – beträgt bei Blüten circa 1:4.

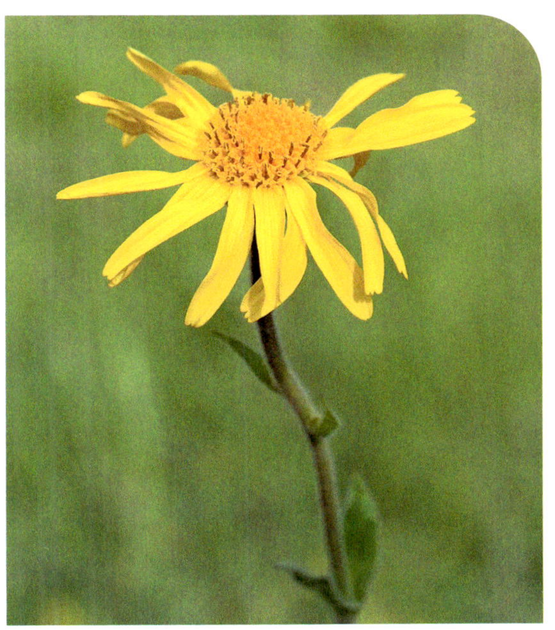

Die besondere Gestalt der Arnika

Verarbeitung

Zur Zeit der Vollblüte werden je nach Verwendungszweck unterschiedliche Teile der Pflanze – entweder ganze Pflanze oder Wurzel, blühende Pflanze ohne Wurzel, Blüte – von Hand geerntet und verarbeitet, bevor sie in Arznei- und Körperpflegeprodukte gelangen: Für Arzneimittel werden die Heilpflanzen in der Regel zerquetscht, zerschnitten und in verdünntem Alkohol angesetzt. Nach einer mehrwöchigen Ruhephase werden sie von der Flüssigkeit abgetrennt. So entsteht die Urtinktur (Seite 20). Für Arnikablütenöl (Ölauszug/Mazerat) werden getrocknete Arnikablüten mehrere Wochen lang in Öl angesetzt und anschließend abgefiltert.

HEILKRÄFTIGE KORBBLÜTLER

Die Arnika gehört zu den Korb- oder Kompositenblütlern. Unter den rund 24 000 Vertretern findet man sehr viele Arten, die als Heilpflanzen der Gesundheit des Menschen dienen, zum Beispiel Eselsdistel (Seite 94), Ringelblume (Seite 136), Mariendistel (Seite 103), Artischocke (Seite 102), Sonnenhut, Löwenzahn, Kamille und viele andere. Der deutsche Name „Korbblütler" drückt die ins Auge springende Eigenschaft der Blüte aus, in der eine Vielzahl von Einzelblüten zu einer höheren Einheit geworden ist, dem Blütenkorb. Auf die Einheit der vielen bezieht sich der botanische Begriff „Kompositenblütler" beziehungsweise Compositae (lat.: Zusammengesetzte).

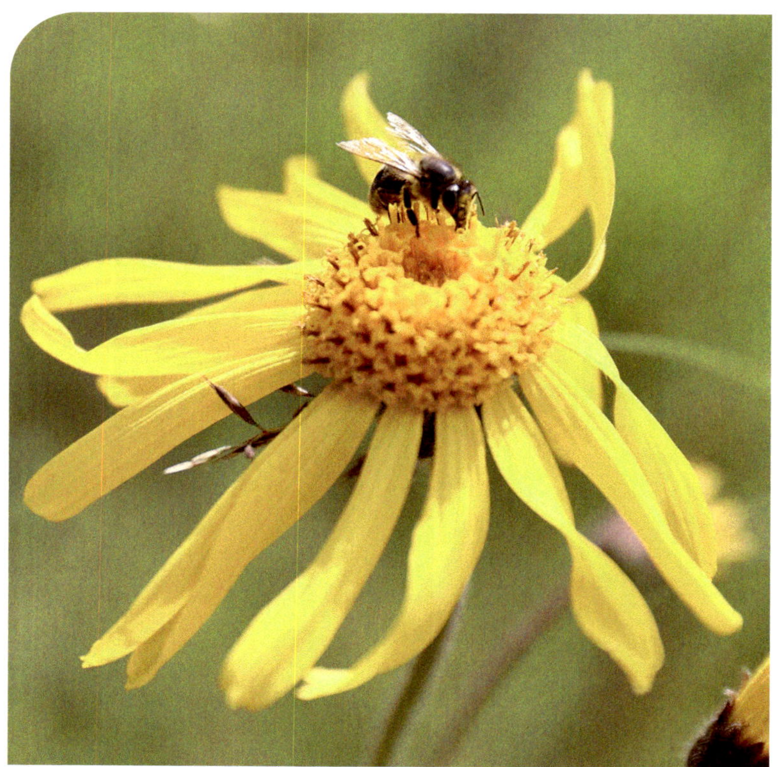

Klar strukturiert und dennoch meist ein wenig bezerzaust – auf diese Weise zeigt jede Arnikablüte Individualität.

Für die Trocknung bei aktiver Beheizung sind 45 bis 50 °C optimal. Auch passive Hordentrocknung ist möglich, wenn die Räume zur Trocknung gut belüftet sind und sehr dünne Lagen ausgebracht werden.

VOM WESEN ZUR WIRKUNG

Der derbe, behaarte, aus einer Blattrosette entspringende, nur wenige Blätter tragende Stängel und die immer etwas ungeordnet und zerwuschelt wirkende gelbe Blüte – die urige, etwas plumpe Gestalt der Arnika wirkt wenig spezialisiert oder ausgestaltet nach der einen oder anderen Seite hin. „Pflanzliches Urgestein“ nennt die Pflanzenforscherin Christina Kiehs-Glos die Arnika – eine bessere Bezeichnung ist kaum vorstellbar. Die Arnika verbindet auf eine sehr elementare Weise kosmische und irdische Kräfte miteinander: Lichtkräfte und solche Kräfte, die sie aus dem von ihr bevorzugten Urgestein, vor allem Granit, saugt, das reich an Kieselsäure (Siliziumdioxid/SiO_2, Quarz) und ihren Verbindungen (die auch Silikate genannt werden) ist.

Stoff und Licht, Materie und Formkräfte durchdringen sich in der Arnika auf besonders intensive Weise. Diese Durchdringung zeigt sich unter anderem darin, dass auch die aromatisch duftende Wurzel heilsame ätherische Öle enthält. Diese für viele Heilpflanzen typischen flüchtigen Duft- und Aromastoffe stecken normalerweise vorwiegend in Blüten und/oder Kraut.

Ganzheitliche Wirkung auf den Kieselsäureprozess

Dementsprechend ganzheitlich, systemisch und wenig spezialisiert ist die Wirkung der Arnika im Menschen. Ihre Vorliebe für kieselige Böden spiegelt sich in einer umfassenden Beeinflussung kieselsäurehaltiger Gewebe, insbesondere von Bindegewebe, Haut, Nerven und Sinnesorganen. Kieselsäure, die in der äußeren Natur als Quarz und in schönster, ursprünglichster und reinster Form als Bergkristall vorkommt, sorgt im Bindegewebe und in der Haut für die Vernetzung der Eiweißfasern. Kieselsäure beziehungsweise ihr Baustein Silizium ist für die Gewebenneubildung und die Regeneration unentbehrlich, zum Beispiel nach stumpfen Verletzungen und Verbrennungen.

Zwar lagert die Arnika nur vergleichsweise wenig Kieselsäure ein, dennoch wirkt ihre kräftige Gestalt bis in die Peripherie kristallin durchgestaltet – bis in die feinsten Drüsenhärchen, Blütenblätter und die mit feinen Borsten und Widerhäkchen versehenen Samen. „Kieselsäureprozess“ nannte Rudolf Steiner diesen elementaren Gestaltungsprozess, der auch den menschlichen Organismus durchzieht und dem wir die feinen, hoch spezialisierten und zugleich robusten, ein ganzes Leben lang belastbaren Strukturen unserer Organe, vor allem der Sinnesorgane, des Nervensystems und der Haut verdanken.
Diesen Kieselsäureprozess kann man mit Arzneimitteln unterstützen, die zum Beispiel den Körper anregen, nach einer Prellung einen Bluterguss zu resorbieren, oder die Haut, Haare, Bindegewebe oder nachlassende Sinnesfunktionen stärken. Dazu dient entweder mineralische Kieselsäure in homöopathischer Zubereitung, zum Beispiel in der Form von potenziertem Bergkristall (etwa Quarz D6 von Weleda) oder auch Silicea (etwa Schüßler-Salz Nr. 11). Oder man gibt eben den „pflanzlichen Bergkristall“ in Form von Arnika (Anwendungsgebiete und Darreichungsformen siehe ab Seite 66).

So wirkt der pflanzliche Bergkristall

Hauptwirkungsorte des Arnika-Kieselsäureprozesses sind Bindegewebe, Haut, Nervensystem, Gefäßwände. In diesen Geweben beziehungsweise Organen wirkt Arnika sowohl strukturerhaltend – zum Beispiel nach Traumen (Verletzungen) sowie bei Entzündungen mit Schwellungen und Formverlust – als auch vitalisierend, die Lebenskräfte anregend.
Im Einzelnen stehen in bestimmten Krankheitssituationen vor allem folgende Wirkungen der Arnika im Vordergrund:

- entzündungshemmend, antirheumatisch, antiphlogistisch
- antiseptisch (keimabtötend)
- wundheilungsfördernd
- schmerzlindernd
- durchblutungsfördernd, kreislaufanregend

Direkter Einfluss auf das Nervensystem

Die Besonderheit der „pflanzlichen Kieselsäure“ gegenüber der mineralischen Kieselsäure besteht darin, dass die Arnika über das Nervensystem wirkt, vor allem über die vegetativen, Durchblutung und Organfunktionen regulierenden Nerven. Wer die seltene Gelegenheit hat, ein frisch abgebrochenes Exemplar dieser unter Naturschutz stehenden Pflanze zu finden und daran zu riechen (oder an einer kultivierten Pflanze, die er selbst abbrechen darf), wird bestätigen, dass der eigenartig „medizinische“, stark aromatische Geruch schon allein über das Riechen einen anregenden, stärkenden Effekt hat.
Auf diese unmittelbare und zum Teil unberechenbare Beeinflussung des vegetativen Nervensystems sind auch die bei Überdosierung unerwünschten Wirkungen von Arnika zurückzuführen.

INFO

NEBENWIRKUNGEN

Unerwünschte Wirkungen können ein verlangsamter oder beschleunigter Herzschlag, Magen-Darm-Beschwerden und Kreislaufkollaps, insbesondere bei Kindern, sein. Diese Symptome treten allerdings nur bei (versehentlicher) Einnahme von konzentrierten Präparaten wie Arnikatinktur oder Arnikatee auf, die jedoch ausschließlich zur äußeren Anwendung bestimmt sind! Die Einnahme von homöopathischen oder anthroposophischen, zur inneren Anwendung bestimmten Präparaten ist hingegen völlig unbedenklich. Die sehr seltene Arnikaallergie schließt man am besten aus, indem man sich bei der erstmaligen Anwendung von Arnika auf die äußerliche Verwendung als Salbe oder Tinktur beschränkt und zunächst nur eine kleine Menge verwendet. Im Allgemeinen gilt Arnika aus Südeuropa (zum Beispiel Pyrenäen) als besser verträglich (wegen des geringeren Helenalingehalts, Seite 58).

Die alte Bezeichnung „Hundstod“ deutet darauf hin, dass die toxischen Wirkungen der Arnika in hoher Dosis seit Langem bekannt sind, wenngleich es unglaubwürdig erscheint, dass nach ihrem Verzehr Hunde gestorben sind, wie der Name nahelegt und verschiedentlich behauptet wurde.

WURZEL OBEN, BLÜTE UNTEN

Dem Arzt Otto Palmer (1867–1945) gab Rudolf Steiner etwa im Februar 1924 den Satz „Wurzel oben, Blüte unten" als Richtlinie. Damit war gemeint, dass die Arnikawurzel in erster Linie bei Erkrankungen und Störungen des Nervensystems („oben" = Kopf als Sitz des zentralen Nervensystems) eingesetzt werden solle, die Arnikablüte hingegen bei Erkrankungen und Verletzungen des Stoffwechsel-Gliedmaßen-Systems („unten" = Gliedmaßen und Stoffwechselorgane, Seite 23).

Dem Pharmazeuten Wilhelm Spieß (1885–1965), der später leitender Apotheker der Weleda war, schlug Steiner zu Ostern 1924 vor, die ganze Arnika einschließlich Blüten und Wurzeln zu verarbeiten, um so ein Allroundpräparat zu haben. Bei den meisten Anwendungsgebieten, etwa Prellungen, sind mehrere Organsysteme beziehungsweise Gewebeschichten betroffen, zum Beispiel Nerven und Stützgewebe. Die aus dieser Anregung hervorgegangenen Präparate sind als „Arnica, Planta tota" (lat.: ganze Pflanze) im Handel und stellen heute das eigentliche anthroposophische Arnikapräparat dar (Seite 66) – neben Mitteln aus der Wurzel und den Blüten (zur äußerlichen Anwendung als Öl). In der Klassischen Homöopathie verwendet man stattdessen nur homöopathische Zubereitungen aus dem getrockneten Wurzelstock.

Der deutsche Arzt und Botaniker Jacob Theodor, Tabernaemontanus genannt nach seinem Geburtsort Bergzabern, bezeichnet Arnika in seinem „New Kräuter-Buch" als Lucianskraut oder Mutterwurz. Er schreibt ihr abschwellende Wirkungen zu: „Das Kraut wie ein Pflaster auffgelegt / sänfftiget die Geschwülst." In Bier gesotten, damals eine übliche Darreichungsform, lindere es die Beschwerden nach Unfällen, insbesondere nach Stürzen. Deshalb bezeichnete man die Arnika auch als „Fallkraut". Ob Sturz, Quetschung oder Prügelei – bei stumpfen Verletzungen aller Art wurde gleich der Ruf nach Arnikabier laut.
Zeitweise genoss die Arnika auch hohes Ansehen als Fiebermittel – Tausende Malariakranke sollen mit ihrer Hilfe erfolgreich behandelt worden sein, was heute nur noch schwer nachzuvollziehen ist.

Lieblingspflanze von Goethe und Kneipp

Literaturfans kennen die Arnika vielleicht als letzte Pflanze, die man dem sterbenden Johann Wolfgang von Goethe reichte. Der Dichter und Botaniker liebte diese Pflanze wegen ihrer energischen, starken Wirkungen und warf seinem Hausarzt Wilhelm Rehbein (1776–1825) Furchtsamkeit vor, als dieser mit dem Einsatz von Arnika zu zögern schien. Dabei war das Zögern Rehbeins durchaus berechtigt, wenn man an die möglichen Nebenwirkungen von Arnikatee denkt, die Goethe jedoch nicht abschreckten. Arnika war eine der bevorzugten Heilpflanzen eines anderen Arztes von Goethe, des berühmten Berliner Mediziners Christoph Wilhelm Hufeland (1762–1836). Sebastian Kneipp (1821–1897) soll sie zu seinen Lieblingspflanzen gezählt haben – Arnika sei mit Gold nicht aufzuwiegen, hat der Heiler-Pfarrer geäußert.
Neue Impulse erhielt die Arnikatherapie durch Rudolf Steiner, der in der Begründungsphase der Anthroposophischen Medizin Ärzte und Pharmazeuten intensiv schulte und beriet – auch über die Zubereitung und die Anwendung von Arnika. Denn Arnika gehört zu den von Rudolf Steiner häufig empfohlenen Pflanzen, vor allem bei Erkrankungen des Nervensystems.

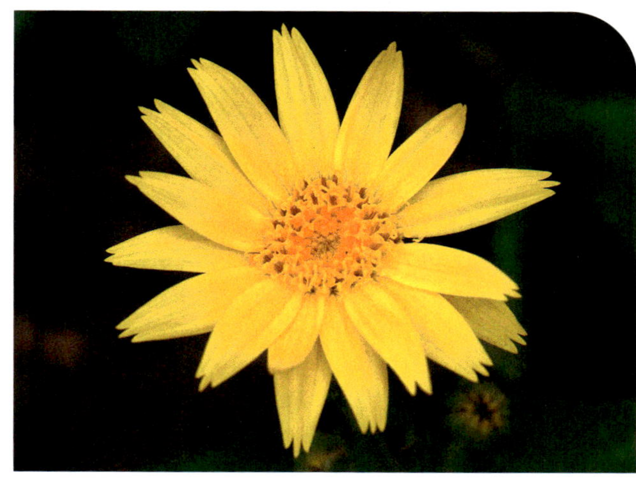

Arnica mollis, in den USA heimisch

Arnika

Eine Wolfsfrau aus den Bergen,
voller Rauheit und Zärtlichkeit.

Erdverbunden, aber sensibel.
Raubeinig und anschmiegsam.
Fest verwurzelt und lichthungrig.

Urkräfte aus den Grundfesten des Planeten,
mit atmosphärischer Empfindsamkeit veredelt.
Erdige Rohheit, würzig duftende Wildheit,
von kosmischer Geometrie durchstrahlt.

Die ganze Pflanze eine kraftvolle Verbindung
von Schwere und Licht.

TIPP 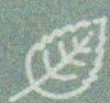

Eine umfassende Darstellung der Arnika, ihrer Botanik, Geschichte und Anwendung in der modernen Medizin findet sich in dem Buch „Arnika – Königin der Heilpflanzen" von Dr. med. Frank Meyer, Dr. med. Johannes Wilkens und der Botanikerin Ruth Mandera (2018). Michael Straub beschreibt in diesem Buch, wie man eine nachhaltige Wildsammlung von *Arnica montana* organisieren kann Hier werden ausführlich auch die Behandlung von Herzerkrankungen, Multipler Sklerose und Impfnebenwirkungen mit Arnika beschrieben.

ARZNEIMITTEL UND BESCHWERDEN

Arnika wird heute angewendet zur Anregung und Harmonisierung von Stoffwechsel- und Formprozessen nach Gewebe- und Organschädigung, insbesondere nach stumpfen Verletzungen und Durchblutungsstörungen (von Gehirn, Herz, Nieren, Extremitäten), als Begleitbehandlung von Knochenbrüchen, vor und nach chirurgischen Eingriffen sowie Zahneingriffen, außerdem bei Nervensystemerkrankungen (wie Multipler Sklerose) und nach seelischen Traumen.

Für Verletzungen, Durchblutung, Nervensystem

Arnica, Planta tota D6, Globuli oder **Tropfen**:

- Prellungen, Zerrungen und Quetschungen
- durch Unfall oder Arthrose bedingte Bewegungseinschränkungen
- Vorbeugung und Behandlung von Schwellungen und Blutergüssen vor und nach chirurgischen Operationen sowie Zahneingriffen
- Muskelkater
- alle möglichen Arten von Schmerzen mit Zerschlagenheitsgefühl

Arnica, Planta tota D12, Globuli oder **Tropfen**:

- Zustand nach Herzinfarkten oder Apoplexie (Schlaganfälle aufgrund Gehirn-Durchblutungsstörungen) – Arnika regt die Regeneration der durchblutungsgestörten, geschädigten oder zerstörten (nekrotischen) Gewebe an.

Arnica, Planta tota D12, D20 oder **D30, Globuli** oder **Tropfen**:

- Zustand nach Gehirnerschütterung
- als Begleittherapie bei chronischen Krankheiten des Nervensystems (zum Beispiel Multiple Sklerose)

Beinwell (*Symphytum officinale*)

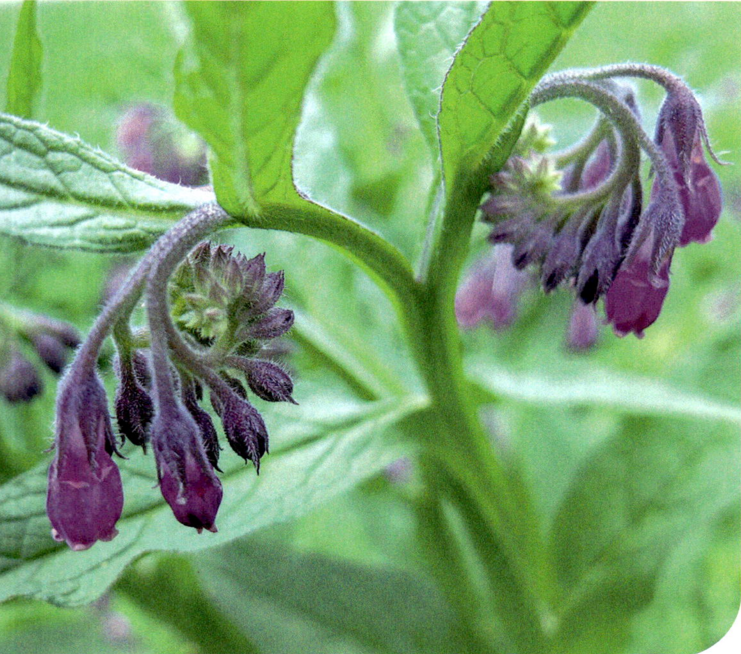

Arnica Rh Tropfen:

Anthroposophisches Präparat aus der Arnikawurzel, eine alkoholfreie Spezialzubereitung aus dem Wurzelstock und der Wurzel der Arnika nach der Regel „Wurzel oben" (Seite 23).

- bei stumpfen Verletzungen an Kopf und Zähnen sowie zahnärztlichen Eingriffen in D6
- als Begleittherapie bei chronischen Krankheiten des Nervensystems (zum Beispiel Multiple Sklerose) in D20
- DOSIERUNG: 2- bis 4-mal täglich 10–15 Globuli oder Tropfen, in akuten Fällen stündlich.

Apis/Arnica Globuli (WALA):

Eine Zubereitung aus der Honigbiene und Arnika.

- bei entzündlich bedingten Nervenschmerzen, z. B. bei Gürtelrose (Herpes zoster), zusätzlich zur ärztlich verordneten Therapie

- auch bei rheumatischen Erkrankungen
- bei Impfnebenwirkungen, auch vorbeugend (insbesondere Corona-Impfungen, siehe Meyer/Wilkens, Literatur Seite 204)

DOSIERUNG: 2- bis 4-mal täglich 10–15 Globuli, in akuten Fällen stündlich.

Vier Verbündete für Knochen, Sehnen und Gelenke

Symphytum comp. Globuli (WALA) – ein umfassend wirksames Kombinationspräparat mit mehreren gleichsinnig wirkenden Bestandteilen.

ANWENDUNGSGEBIETE:

- Knochenbrüche und Sehnenverletzungen, etwa Sehnenabrisse – zur Schmerzlinderung und Heilungsförderung
- entzündliche, rheumatische Krankheitsbilder wie Tennisellenbogen, Knochenhautentzündung, Sehnen(scheiden)entzündungen

DOSIERUNG: 2- bis 4-mal täglich 10–15 Globuli, im Akutfall stündlich. Zusätzlich hilfreich ist Arnika-Salbe 30 % oder Arnica/Symphytum comp. Salbe.

Arnika-Salbe – fast nie verkehrt

Arnika-Salbe 10 % wird bei Verletzungen und Blutergüssen äußerlich aufgetragen. Besonders intensiv, auch entzündungshemmend und schmerzlindernd, wirkt **Arnika-Salbe 30 %** mit geballter Pflanzenkraft (10 g enthalten 3 g Urtinktur).

ANWENDUNGSGEBIETE:

- Verletzungen (keine offenen Wunden), Blutergüsse
- rheumatische Beschwerden und Verspannungen (Arnika-Salbe 30 %)

Arnica/Symphytum comp. Salbe (Weleda), ähnlich wie Symphytum comp. Globuli zusammengesetzt, enthält außerdem Eisenhut, Birkenblätter, Alraune (Mandragora), ätherisches Rosmarinöl und Lärchenharz. Wirkt entzündungshemmend, schmerzlindernd, abschwellend, ausscheidungsfördernd, durchblutungsfördernd.

ANWENDUNGSGEBIETE:

- Traumen (Prellungen, Quetschungen, Zerrungen, Verstauchungen, Knochenbrüche, Sehnenverletzungen)
- rheumatische Erkrankungen, vor allem Weichteilrheuma mit Muskelschmerzen
- Folgezustände nach Operationen, zur Abschwellung und Resorptionsförderung (zum Beispiel bei Blutergüssen nach Krampfaderoperationen)

DOSIERUNG: 1- bis 3-mal täglich 1–5 cm Salbe (je nach Größe des betroffenen Bereichs) dünn auftragen und in die Haut einreiben oder als Salbenverband auflegen.

Arnika und Brennnessel, wenn es brennt

Das Arzneimittel **Combudoron** besteht aus Arnika und der Kleinen Brennnessel und wird als Flüssigkeit, Gel und Salbe eingesetzt (mehr dazu auf Seite 90):

- bei Verbrennungen 1. und 2. Grades, Sonnenbrand, Bestrahlungsschäden
- bei Insektenstichen

SYMPHYTUM COMP. GLOBULI

… enthält neben **Arnica, Planta tota D3**, folgende Bestandteile:
Symphytum e radice D2 – die Wurzel des Beinwell (*Symphytum officinale*, im Bild), einer kräftigen, bis 1,50 Meter hohen, rau behaarten, wasserreichen, in Blättern und Wurzeln reichlich Schleim bildenden Pflanze, wie Arnika eine „Kieselpflanze“ und uralte Heilpflanze. Der Name weist auf den traditionellen Gebrauch bei Erkrankungen der Gliedmaßen hin, und Symphytum ist abgeleitet vom griechischen *symphyein* = zusammenwachsen. Beinwell wirkt heilungsfördernd, insbesondere auf die Knochen, und schmerzlindernd bei verletzter oder entzündeter Knochenhaut.
Allium cepa D3 (die Küchenzwiebel) regt die Lebenskräfte an, vor allem in schlecht durchbluteten Geweben wie den Sehnen, und wirkt entzündungshemmend.
Stannum metallicum D9: Zinn, ein weiches, biegsames, leicht schmelzbares Metall, stellt (nicht nur als Lötzinn) Verbindungen her, lenkt die Wirkungen der übrigen Arzneibestandteile und wirkt zudem auf unsere Gelenke, die Verbindungen zwischen den Knochen, die stabil und gleichzeitig beweglich sein müssen.

ARNIKA UND DIE MODERNE CHIRURGIE

Dies ist kein Widerspruch, sondern sinnvolles Miteinander, denn Arnika verringert zuverlässig Wundheilungskomplikationen. Zahlreiche wissenschaftliche Studien bestätigen die Wirksamkeit von Arnika sogar in kleinsten Dosen. Arnikaspezialist Johannes Wilkens (Alexander von Humboldt Klinik, Bad Steben) zum Beispiel hat die Gabe von Arnika in einer homöopathischen Zubereitung (D30) nach verschiedenen Kniegelenksoperationen untersucht (Johannes Wilkens, „Arnica D30 in der Wundheilung"). Dabei stellte sich heraus, dass in der Gruppe der mit Arnikaglobuli behandelten Patienten die Kniegelenke nach den Eingriffen nicht so stark geschwollen waren wie bei den Patienten, die nur ein Placebo (wirkstofffreie Globuli) bekamen. Dr. Johannes Wilkens: „Selbst in dieser hohen Potenz zeigt sich eine signifikante Verringerung der Schwellung besonders nach Kreuzbandoperationen, aber eine Tendenz in die gleiche Richtung auch bei einer einfachen Arthroskopie (Kniegelenkspiegelung) und nach dem Einbau eines künstlichen Kniegelenks. Viel wichtiger ist aber eine zweite Erfahrung, die sich erst durch diese Studie belegen lässt: Unter *Arnica* sind die Wundkomplikationsraten erheblich geringer!"

Arnika-Umschlag und -Einreibung

Ein Umschlag mit verdünnter **Arnika-Essenz** (beziehungsweise eine Auflage) hat sich bei stumpfen Verletzungen aller Art bewährt, außerdem bei Furunkeln:

ANWENDUNGSGEBIETE:

- Prellungen, Quetschungen, Blutergüsse
- Verstauchungen, Zerrungen
- Furunkel
- Als Kopfwickel/Stirnauflage (mit Arnika-Salbe 10/30 % oder verdünnter Essenz):
- nach Gehirnerschütterungen
- als Zusatztherapie bei Durchblutungsstörungen und nach Schlaganfällen

Nicht anwenden bei Überempfindlichkeit gegen Arnika oder auf offenen Verletzungen!

ANWENDUNG UND DOSIERUNG: 1 Esslöffel Arnika-Essenz auf ¼ Liter Wasser geben. Eine Kompresse oder ein geeignetes Tuch mit der verdünnten Essenz tränken (oder mit Salbe, Seite 67, bestreichen) und auf die verletzte Stelle legen (nur auf unverletzter Haut). Den Umschlag häufig erneuern, sodass er schön kühl bleibt.

Die Alternative zur Essenz: **Arnika-Gelee**. Wenn die Anwendung der Essenz nicht möglich ist, zum Beispiel auf Reisen, hat sich kühlendes, alkoholhaltiges Gelee bewährt, das mehrmals täglich aufgetragen wird (nicht auf offene Wunden).

Arnica, Flos H 10 % (Weleda) – Arnikablütenöl auf der Basis von Olivenöl mit 10 Prozent Arnikablüten, das besonders stoffwechselanregend ist: Eine Einreibung mit dem Öl wirkt – nach dem Leitsatz „Blüte unten" (Seite 64) – gezielt auf den Stoffwechsel- und Bewegungsapparat. Es wird zur Anregung der Gewebe- und Organheilung mit besonderer Betonung der Stoffwechselprozesse eingesetzt:

ANWENDUNGSGEBIETE:

- stumpfe Verletzungen wie Zerrungen, Quetschungen, Blutergüssen
- Muskelschwäche nach Ruhigstellung (Gipsverbände, Schienen, Bettlägerigkeit)

DOSIERUNG: 3- bis 4-mal täglich in die Haut einreiben.

Wecesin Pulver (Weleda) – Wundheilungspuder auf Arnikabasis mit Ringelblume (*Calendula*), Sonnenhut (*Echinacea*), entzündungshemmenden Mineralstoffen.

ANWENDUNGSGEBIETE:

- oberflächliche, abtrocknende Wunden und Ekzeme
- insbesondere Nabelpflege bei Neugeborenen

DOSIERUNG: 1- bis 2-mal, zur Nabelpflege 3-mal täglich aufstreuen. Die deutlich raschere Abheilung des Nabels wurde in wissenschaftlichen Studien nachgewiesen!

Bei offenen Wunden und Schürfwunden

Arnikasalben und -gels nicht auf offene Wunden auftragen. Hier helfen Calendula-Wundsalbe und -Essenz (Seite 145).

Arnika für die Augen

Arnica, Planta tota Rh Augentropfen werden aus der blühenden Arnikapflanze in einer speziellen alkoholfreien Zubereitung unter Anwendung rhythmischer Prozesse hergestellt (Rh-Verfahren). Sie enthalten Arnica, Planta tota D3.

ANWENDUNGSGEBIETE:

- nach mechanischen Einwirkungen am Auge (zum Beispiel nach Prellungen des Augapfels, nach Operationen und Injektionen)
- Störungen der Blutversorgung, zum Beispiel Blutungen der Bindehaut
- Begleitbehandlung bei Blutungen von Glaskörper und Netzhaut

DOSIERUNG: Soweit nicht anders angeordnet, 1- bis 3-mal täglich 1 Tropfen in den Bindehautsack einträufeln.

BITTE BEACHTEN: Verletzungen der Augen und Augenerkrankungen müssen unbedingt ärztlich versorgt und überwacht werden.

Hilfe bei Durchblutungsstörungen

Arnica/Betula comp. Tropfen enthalten Arnica, Planta tota in der Potenz D20 sowie zwei weitere Wirkstoffe, welche die Durchblutung fördern, den Stoffwechsel anregen, die Formkräfte stärken und Defekte heilen sollen.

ANWENDUNGSGEBIETE:

- Durchblutungsstörungen des Gehirns, aber auch der inneren Organe (zum Beispiel Nieren, Herz)
- Arteriosklerose
- Demenz

DOSIERUNG: Je nach Schwere der Durchblutungsstörungen 1- bis 4-mal täglich 10 Tropfen. Ich habe in meiner Praxis sehr gute Erfahrungen mit der kurweisen Anwendung über 6–8 Wochen gemacht, gefolgt von mehrmonatigen Pausen.

Zur Vorbeugung von Arteriosklerose und Demenz 1- bis 2-mal täglich 10 Tropfen Arnica/Betula comp. Tropfen nehmen, kurmäßig 2-mal im Jahr über 8 Wochen, am besten im Frühjahr und im Herbst.

Arnica/Plumbum mellitum Globuli bei denselben Anwendungsgebieten wie Arnica/Betula comp. Tropfen

DOSIERUNG: 2- bis 4-mal täglich 10 Globuli

ARNICA/BETULA COMP. TROPFEN

… enthalten neben **Arnica, Planta tota D20** folgende Bestandteile:

Betula, Cortex, Decoctum Dil. D2 (Birkenrinde): Die mineralstoffreiche, helle Birke hat einen besonderen Bezug zu Prozessen des sich erneuernden Lebens, vor allem im Frühling, jener Jahreszeit, die von der Birke traditionell symbolisiert wird. Die Abkochung aus Birkenrinde sorgt dafür, dass Ablagerungen aufgelöst, Unbrauchbares ausgeschieden und die wertvollen Bausteine wieder in den Lebensstrom aufgenommen werden.

Plumbum mellitum Dil. D20 wird nach einer besonderen Rezeptur unter wiederholter Anwendung von Wärme aus Blei, Honig und Rohrzucker im Verhältnis 10 : 1 : 1 hergestellt. Es fördert bei Arteriosklerose mit Durchblutungsstörungen des Gehirns und der inneren Organe die innere seelische Beweglichkeit und Wärmebildung.

Arnica/Plumbum mellitum enthalten Arnica montana e planta tota D29 und Plumbum mellitum D29.

Betula/Arnica comp. Ampullen von WALA hingegen eignen sich bei lokalen rheumatischen Beschwerden zur Spritzentherapie (subkutane Injektion, Seite 34).

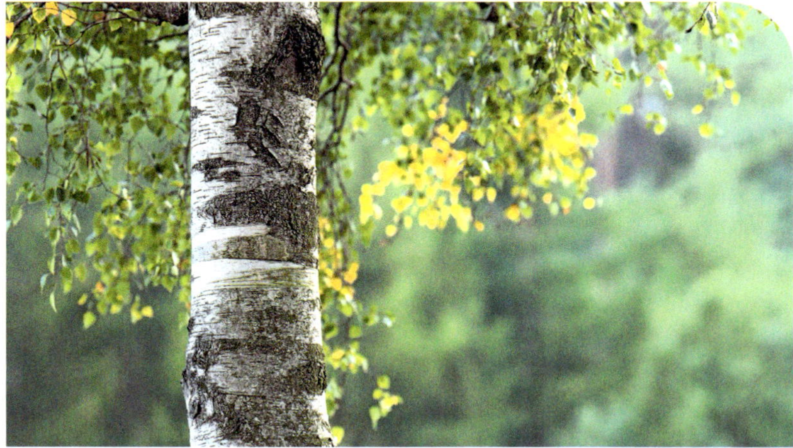

Birkenrinde steckt voller Heilpotenzial.

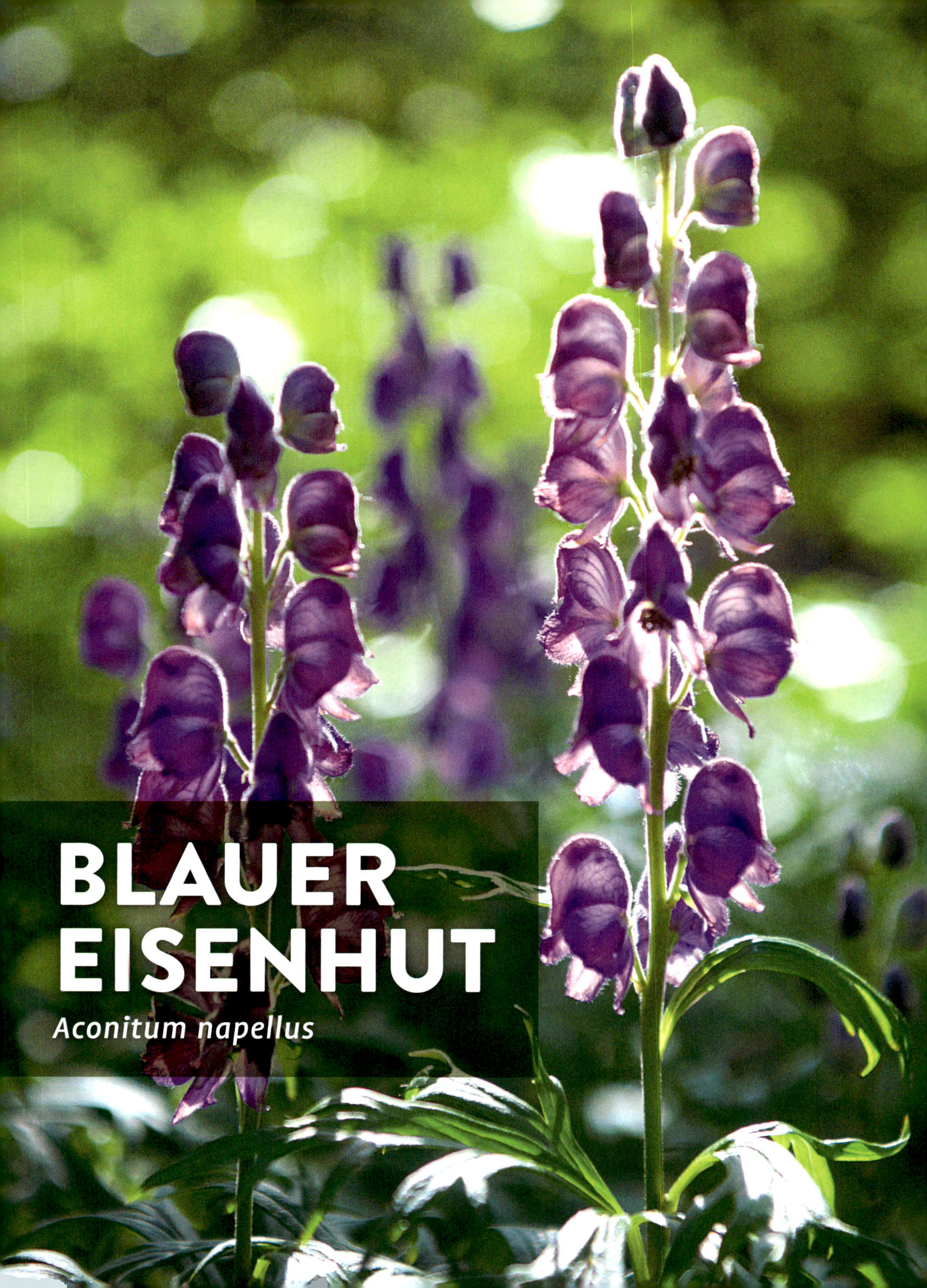

BLAUER EISENHUT

Aconitum napellus

TEUFELSWURZ
und Engelsblitz

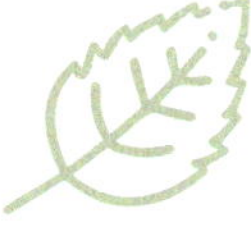

Auch wenn er oft auf der Alm wächst: Kühe verschmähen den Eisenhut, denn schon geringe Mengen der Staude mit den blauvioletten Blüten können tödlich sein. Gesucht wird er nur von den Hummeln, die seinen Nektar lieben – und von Giftmischern …

Der Blaue Eisenhut gehört in die Familie der Hahnenfußgewächse, die mit über 2500 Arten im Wesentlichen die gemäßigten Zonen der nördlichen Erdhalbkugel besiedeln. Er ist in den Alpen bis auf etwa 3000 Meter wild wachsend zu finden.
Alle Hahnenfußgewächse haben eine Gemeinsamkeit: Ein Inhaltsstoff, das Protoanemonin, macht alle mehr oder weniger stark giftig. Es wird bei Verletzung der Pflanze freigesetzt und wirkt sowohl innerlich als auch äußerlich.

GEHEIMNIS UNTERM RITTERHELM

Dem Eisenhut begegnen wir mittlerweile in vielen Teilen Europas, Asiens und Amerika; bevorzugt wächst er in kühleren Bergregionen an Bachläufen, auf feuchten Wiesen oder Wäldern. In den Bergen wächst er gern auf Viehweiden in der Nähe von Sennhütten, die reichlich mit natürlichem Dünger versorgt sind.

Ausnahmeerscheinung in vieler Hinsicht

Bei genauerem Betrachten dieser stolzen Staude gibt es verschiedene Besonderheiten, eine davon spielt sich unter der Erde ab: Die mehrjährige Pflanze hat eine hochaktive, dunkle, wasserhaltige Mutterknolle, aus der einige helle Tochterknollen für das kommende Frühjahr entstehen.
Betrachten wir die Pflanze im Jahreslauf, so erleben wir zu Beginn, dass aus der Staudenknolle die handförmigen Laubblätter treiben. Hier zeigt sich schon sehr frühzeitig die starke Form- und Strukturkraft der Pflanze. Zugleich beginnt ein zielgerichteter, starker Wuchs nach oben. Vor allem im bodennahen Bereich sind die Fiederblätter sehr stark, bis zu siebenfach, geteilt und so lang, dass die Pflanze untenherum fast buschig wirkt. Schon bald werden die Blätter weniger deutlich geteilt, der Stängel zieht immer weiter nach oben, und wir sehen anfangs die Blütenknospen wie Perlen in den endständigen Blütentrauben sitzen.
Der Eisenhut kann eine beachtliche Höhe erreichen, streckt sich kerzengerade nach oben und strebt mit zahlreichen Blüten in vielen Blütentrauben auf den großen Moment des Aufblühens hin. Im Mai/Juni öffnen sich nun diese eigenwilligen Kronenblätter, und auch hier geht der Eisenhut Sonderwege: Nicht die oberste Blüte und auch nicht die unterste Blüte beginnt, in der Mitte beginnt das Blühen. Anfangs wölbt sich das oberste

Wie der Helm eines wehrhaften Ritters erscheint die Blüte –und der Eisenhut ist in der Tat nicht zu unterschätzen: In allen Teilen der Pflanze steckt ein Stoff, der sie zur giftigsten Heilpflanze Europas macht und gleichzeitig zu einem starken, heilenden Begleiter der Menschheit. Aber Vorsicht: Sollte die Pflanze verletzt sein, kann schon eine Berührung für uns gefährlich werden!

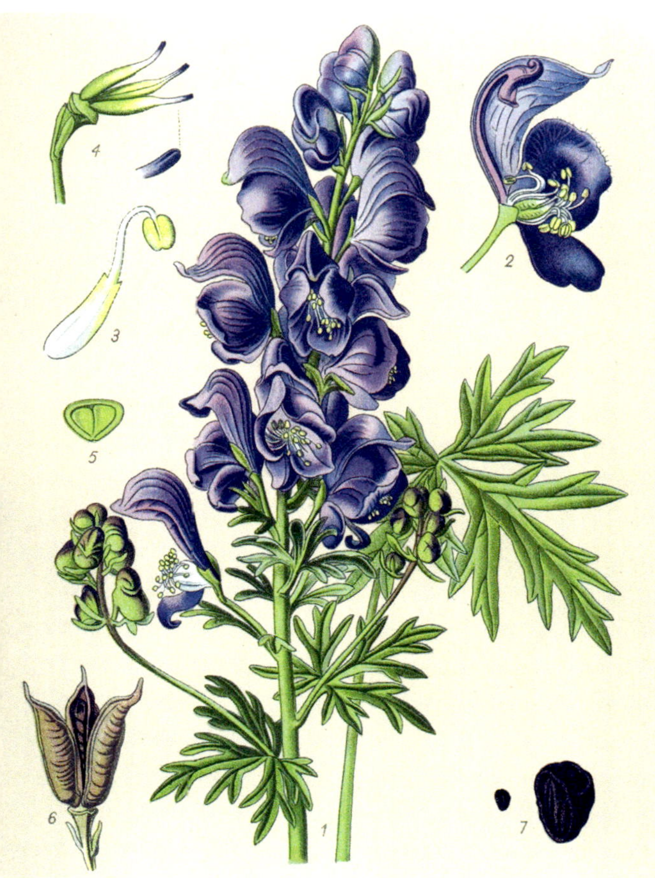

Aconitum napellus

Kronblatt und umschließt die gesamte Blüte mit seinem „Helm", der uns an einen mittelalterlichen Rüstungshelm erinnert. Der eine findet sie magisch, der andere eher kurios – für den Laien jedenfalls wird nicht deutlich, dass er vor der giftigsten Pflanze Europas steht! Alles ist giftig, schon bei Berührung (Seite 74 f.).

Durch die eigenartige Form der Blüte können nur bestimmte Insekten in dieser Pflanze nach Nektar und Pollen suchen – die Enge des Blütenkopfes, durch den Helm bedingt, wirkt wie eine Barriere. Neben einigen Schwebfliegen und Käfern ist es vor allem die Hummel, die an diese Pflanze perfekt angepasst ist. Zwei Blütenblätter an der unteren Seite der Blüte bilden eine Art Landebahn, die Öffnung durch die helmartige „Eingangshalle" hat die ideale Größe für Hummeln, und eine Rinne führt dann die Rüssel der Hummel in den Sporn des Blütenhelms hin zu den Nektarblättern. Hummeln mit kürzeren Rüsseln gelangen zum Nektar, indem sie das helmförmige Perianthblatt (Kronblatt) durchbeißen; die Löcher, die sie zurücklassen, können dann von Bienen und anderen Insekten genutzt werden.

Gift- und Heilpflanze in einem

So sehen wir hier ganz extreme Ausprägungen und Spezialisierungen: einerseits dieses perfekte Zusammenspiel mit den Hummeln, und andererseits die außerordentliche Giftigkeit, die Menschen und Tiere schon mit geringen Mengen tötet. Von Weidetieren wird die Pflanze deshalb gemieden.

Die hochgradig lebendige Wurzelknolle, aus der sich straff der Stängel und die Blätter erheben, das gefiederte Laub, die zum Helm eingestülpte Blüte, die Giftigkeit: All das sind Hinweise auf das besondere Wesen dieser Pflanze, die Einfluss auf das Nerven-Sinnes-System des Menschen nimmt und uns – als Arznei in der richtigen Dosis – dort hilft, wo unsere Nerven zu lebendig und überschießend sind, etwa bei Nervenschmerzen (Neuralgien) und Nervenentzündung (Neuritis). In diesen Fällen wirkt der Blaue Eisenhut sowohl innerlich (in potenzierter Form) als auch äußerlich, zum Beispiel als Öl oder Salbe, zuverlässig schmerzlindernd.

Wildsammlung und Anbau

Der Blaue Eisenhut bevorzugt feuchte, humose und nährstoffreiche Standorte. Da er unter Schutz steht, darf er nicht in der freien Natur gepflückt werden. Für den Garten gibt es verschiedene Arten und Sorten im Handel. Die ausdauernde Staude bleibt auch kultiviert mehrere Jahre am gleichen Platz, wo problemlos nachgepflanzt werden kann, solange der Bestand gesund ist.

Für die Arzneimittelherstellung wird *Aconitum napellus* angebaut und zur Blütezeit von Mai bis September geerntet, in der Regel im Juli. Da die Blüte über einen längeren Zeitraum verläuft, bilden manche Pflanzen zur Hauptblütezeit schon Samen aus. Je nach Erntemenge unterscheidet sich der Erntezeitpunkt, das heißt, bei kleinen Mengen kann zu Anfang der Blüte geerntet werden, bei großen Mengen muss der Bestand in Vollblüte sein, und Fruchtansätze werden mitgeerntet.
Wichtig: Auch beim Anbau muss die hohe Giftigkeit aller Pflanzenteile beachtet werden (Seite 74 f.)!

Eisenhut kultivieren

Aussaat und Anzucht: Die Samen sind Frostkeimer und brauchen einen längeren Kältereiz. Am besten ist es, sie in den Anzuchtgefäßen über Winter im Freien gut durchfrieren zu lassen oder das Saatgut im Kühlschrank zu stratifizieren. Als Dunkelkeimer benötigen die Samen eine dünne Substrat-Abdeckung.
Die Aussaat sollte im Herbst gleich nach der Ernte der Früchte bis etwa Dezember durchgeführt werden. Das Saatgut darf nicht älter als drei Jahre alt sein, weil sonst die Keimfähigkeit deutlich reduziert ist. Aussaatgefäße können Ende Februar wieder zurück ins beheizte Gewächshaus gebracht werden. Nach etwa 20 Tagen sind dann meist schon die ersten Keimlinge zu sehen. Das Pikieren von fünf bis sechs Pflanzen zusammen in einem sogenannten Tuff (Anzuchtgefäß) hat sich bewährt. Das Substrat besteht optimalerweise aus einem Gemisch von Kompost, Sand, Torf und etwas Landerde (Ackererde mit Tonanteil), damit eine lockere Struktur mit gutem Wasserhaltevermögen entsteht.
Beetanbau: Die Pflanzen sollten, wenn sie aus dem Gewächshaus kommen, vor dem Auspflanzen mindestens eine Woche im Freien abgehärtet werden. Den Boden vor der Pflanzung bearbeiten, damit eine optimale, lockere Bodengare entsteht. Gepflanzt wird im Frühjahr, sobald die Witterung es zulässt, etwa von Mai bis Juni. *Aconitum* liebt kühlfeuchte Bedingungen und bevorzugt daher halbschattige und absonnige Standorte. Windige, sonnige und zu warme Standorte sind deshalb ungeeignet. Jungpflanzen aus Direktsaat kommen in der Regel erst im zweiten Standjahr zur Blüte. Der Boden darf während des Sommers niemals tiefgründig austrocknen. Die Pflanze liebt hohe Luftfeuchtigkeit und sollte deshalb ab und zu im Sommer überkopf beregnet oder mit feinen Aerosolen benebelt werden. Eine jährliche Kompostgabe erhöht den Humusgehalt im Boden, sorgt für gute Nährstoffverfügbarkeit und steigert den jährlichen Ertrag deutlich.
Vegetative Vermehrung: Diese ist ebenfalls möglich, dafür die Wurzelstöcke älterer Pflanzen teilen und einzeln in Töpfe pflanzen.
Krankheiten und Schädlinge: Im Bereich der Wurzel können bei ungünstigen Verhältnissen – wie z. B. Staunässe – Pilzinfektionen zu Wuchshemmung und Welke führen. Eine weitgestellte luftige Fruchtfolge und die Verwendung von gesundem Pflanzgut können das verhindern. Bei zu sonnigen und trockenen Standorten werden die Blütenstängel leicht von

ACONITUM NAPELLUS

Blauer Eisenhut ist mehrjährig und kann bis zu 1,50 m hoch werden. Die Wurzel ist rübenartig, fleischig dunkel, die unterirdisch seitlich zwei bis drei hellere Tochterknollen bildet. Am kahlen, kräftigen, schwach behaarten Stängel sitzen im unteren Bereich handförmige, fünf- bis siebenteilige, gestielte Blätter, deren Oberseite deutlich dunkelgrün ist und die Unterseite hellgrün. Die endständig verzweigten Blüten bilden eine Art Traube, die bis zu 50 cm hoch werden kann. Die Einzelblüte besteht aus fünf blauvioletten Kronblättern. Die helmartige Wölbung des obersten Kronblattes erinnert an einen Ritterhelm – daher der Name Eisenhut. Dieses oberste Kronblatt umschließt zwei lang gestielte Honigblätter. Blütezeit ist je nach Höhenlage zwischen Mai und September. Direkt nach dem Verblühen kommen die mehrsamigen Früchte zum Vorschein.

INFO

BOTANISCHE SYSTEMATIK

Ordnung: Hahnenfußartige (Ranunculaes)
Familie: Hahnenfußgewächse (Ranunculaceae)
Gattung: Eisenhut (*Aconitum*)
Art: Blauer Eisenhut (*Aconitum napellus* L.)
Volksnamen: Gift- oder Sturmhut, Mönchs- oder Reiterkappe, Würgling, Ziegentod.

Das Wort *Aconitum* soll von der antiken Stadt Aconae herrühren, in deren Nähe diese Pflanze wuchs. Der Name kann aber auch auf das lateinische Wort *aconae* zurückgehen, das so viel bedeutet wie „nackte Felsklippe" und sich auf den Standort bezieht. *Napellus* geht auf das lateinische Wort für Steckrübe als Bezug auf die Wurzel zurück.

Eisenhut gehört mit Feldritterspornen (*Consolida*) und Rittersporn (*Delphinium* L.) zur Unterfamilie Ranunculoideae und zum Tribus (Rangstufe vor der Gattung) Delphinieae.

INHALTSSTOFFE

Zu medizinischen Zwecken wird meist die ganze Pflanze (Planta tota) verwendet. Alle Teile sind giftig, vor allem die Wurzelknolle. Eisenhut enthält zahlreiche Diterpenalkaloide, Hauptinhaltsstoff ist Aconitin, eines der stärksten Pflanzengifte überhaupt. 2005 war der Eisenhut Giftpflanze des Jahres.

Echtem Mehltau (*Erysiphe carotovora*) und Schwarzen Bohnenläusen (*Aphis fabae*) befallen. Durch die zuckerhaltigen Ausscheidungen der Läuse kann es dann zur Ansiedlung von Rußtaupilzen kommen.
Trocknung: Das Trocknungsverhältnis der frischen Wurzel zur Droge beträgt 4:1.

PFLANZLICHES ARSEN

Eisenhut ist eine Pflanze, die aufgrund ihrer Ausstrahlung und ihres Erscheinungsbildes – mit ihren überformt wirkenden, in energetisch aufgeladenem Blauviolett strahlenden Blüten und den vielfingrigen Blättern – nicht nur bei der direkten Begegnung einen leicht unheimlichen Eindruck hinterlassen kann. Auch ihre Geschichte ist über weite Abschnitte düster, zumindest in Europa. Im Altertum und bis ins Mittelalter war Eisenhut als „pflanzliches Arsen" ein gefürchtetes Gift, vor allem an den Fürstenhöfen. Denn in den Zentren der Macht waren Giftmorde selbst unter Familienmitgliedern keine Seltenheit.
Als Heilpflanze findet der Eisenhut daher in den historischen Naturkunde- und Kräuterbüchern nur am Rande Erwähnung. Die großartigen Heilwirkungen von *Aconitum*, dem Blauen Eisenhut, standen dermaßen im Schatten des Missbrauchs als Giftpflanze, dass „Aconitum" zu einer Art Sammelbezeichnung für alle möglichen starken Gifte wurde. Aconit war der Inbegriff des Giftes schlechthin.
Immerhin erwähnt Paracelsus (1493–1541) die „Teufelswurz" (Eisenhutwurzel) zusammen mit Nieswurz und Rizinus als Abführmittel – eine wenig prestigeträchtige Anwendung, für die andere, weniger toxische Mittel zudem besser geeignet sind. Paracelsus' Zeitgenosse Hieronymus Bock (1498–1554) hatte für Aconit anscheinend noch weniger übrig – er empfahl nur, es als Einreibung zur Vernichtung von Läusen einzusetzen.

Suche nach dem Antidot

Eisenhut war bei den römischen Cäsaren so gefürchtet, dass Kaiser Trajan im Jahr 117 n. Chr. – im Zuge der ersten Gesetze gegen Giftmischerei – das Pflanzen der beliebten, ausdrucksvollen Zierpflanze in Gärten verbot. Gleichzeitig wurde über die Jahrtausende hinweg fieberhaft nach einem wirksamen Antidot (Gegenmittel) gesucht. Man vergiftete zum Tode Verurteilte mit Eisenhut und probierte dann vermeintliche Antidote an ihnen aus. Der italienische Arzt und Botaniker Pietro Andrea Mattioli (1501–1577) berichtete in seinem Kräuterbuch ausführlich von einem solchen menschenverachtenden Versuch am Hofe von Kaiser Ferdinand I. in Prag, der ein „berühmt pulver wider allerley gifft" erworben hatte, das er bei einer Aconitvergiftung testen wollte. Diesem tödlichen Menschenexperiment verdankt die Medizingeschichte das erste ausführliche Vergiftungsbild von Aconit.

„Kein Kraut war nie so giftig …"

Der Tod durch Aconit galt als besonders grausam, denn man stirbt unter starken Schmerzen und bei vollem Bewusstsein. Ein anfängliches

Hochgefühl, mit der Illusion gesteigerter Leistungsfähigkeit ähnlich dem „High" gängiger Rauschdrogen, weicht rasch weniger angenehmen Symptomen: Kribbeln im Gesicht, vor allem um den Mund, an Fingern und Zehen, schmerzhaft kribbelnde Taubheit (Anaesthesia dolorosa), die sich über den ganzen Körper ausbreitet, begleitet von Schweißausbrüchen und Schüttelfrost, ein Gefühl von Taubheit und Eiseskälte, Übelkeit, schweres Erbrechen und Durchfälle, Bauchkoliken und quälende Schmerzen sowie Muskellähmungen, Blutdruckabfall und Störungen der Sinnesfunktionen wie Sehstörungen (vorübergehende Blindheit, Farbensehen). Der Tod tritt nach wenigen Stunden durch Atemstillstand oder Herzstillstand ein.

„Kein Kraut ward nie so giftig / als eben blaw Eisenhüttle." Mit dieser trockenen Feststellung fasste Mattioli das Resultat seiner Aconitstudien zusammen.

Auch die immer wieder angeführte Verwendung von Eisenhut zusammen mit Bilsenkraut (*Hyoscyamus*, Seite 160), Tollkirsche (*Belladonna*) und anderen giftigen und bewusstseinsverändernden Pflanzen in sogenannten Hexensalben trug zum schlechten Ruf bei. Eine aconithaltige Salbe soll bei entsprechenden Ritualen das Gefühl auf der Haut vermittelt haben, dass man ein Fell hätte und sich gar in einen Werwolf verwandeln würde – was durchaus vorstellbar ist, denn die Wirkstoffe wirken auf Haut und Schleimhäute betäubend, sodass sich die eingeriebenen Areale tatsächlich „pelzig" im wahrsten Sinne des Wortes angefühlt haben können. Andererseits ist es gut möglich, dass solche Hexen- und Horrorgeschichten bewusst zur Abschreckung der Bevölkerung in die Welt gesetzt wurden, denn Kräuterkundige stellten als potenzielle Giftmischer in Antike und Mittelalter eine große Bedrohung für die Herrschenden dar.

Während in Europa die Furcht vor dem Eisenhut umging, herrschten in Asien ganz andere Verhältnisse. In der altindischen Heilkunst Ayurveda, in der Traditionellen Tibetischen und Traditionellen Chinesischen Medizin war Aconit (in Asien heimische Arten) eine hoch geschätzte Heilpflanze von zentraler Bedeutung. Mit ihrer Giftigkeit wusste man umzugehen. Eingesetzt wird es bis heute – meist in Kombination mit anderen Pflanzen – bei verschiedenen Krankheitsbildern, in erster Linie als erwärmendes, schmerzlinderndes und entzündungshemmendes Mittel.

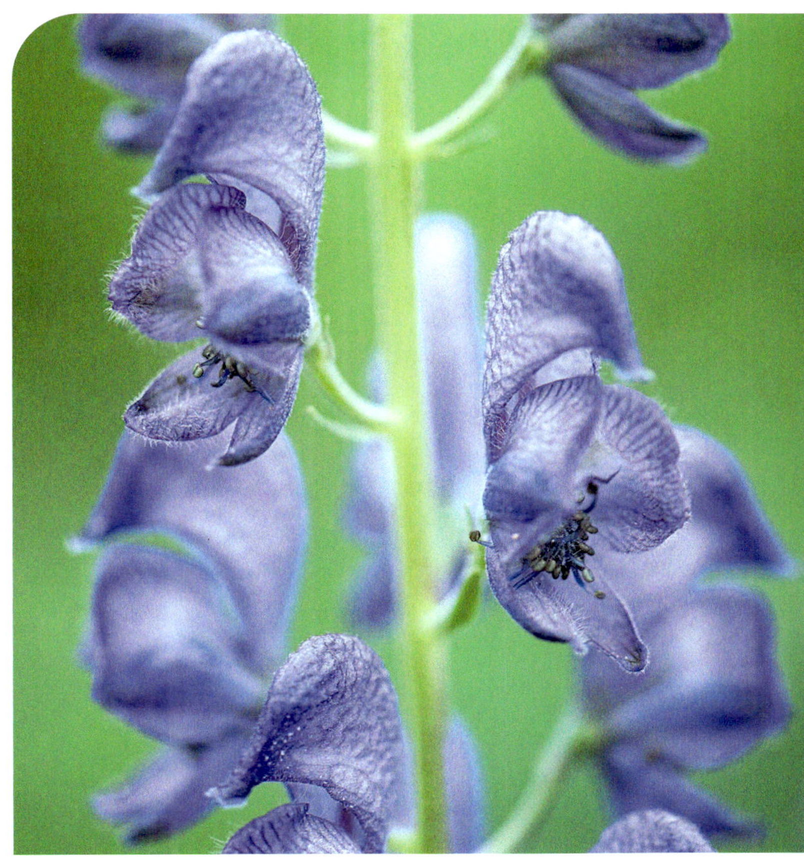

Die lieblichen Blüten täuschen.

ACHTUNG, GIFT!

Bienen und Hummeln beim Nektar- und Pollensammeln kommen ungeschoren davon – aber für andere Tiere und Menschen sind alle Pflanzenteile, besonders Wurzel und Samen, nicht nur giftig, sondern höchst giftig! Die Sprache kennt eigentlich gar keinen Superlativ, der hier angemessen wäre!

Etwas weniger giftig ist übrigens der Rittersporn (*Delphinium staphisagria*), der auch zur Familie der Hahnenfußgewächse gehört und dem Eisenhut ähnelt.

Viele Giftmorde werden mit Eisenhut in Verbindung gebracht, vor allem im Mittelalter und in der Antike. Die Liste der prominenten Opfer reicht vom römischen Kaiser Claudius bis zu Papst Hadrian, und auch Aristoteles soll zu den Opfern zählen.

ARZNEIMITTEL UND BESCHWERDEN

Im 19. und Anfang des 20. Jahrhunderts erzielte man mit Dosierungen, die nahe an der gefährlichen, toxischen Schwelle lagen, Erfolge in der Behandlung von Schmerzen, vor allem bei Trigeminusneuralgie (Gesichtsschmerz mit Reizung des 5. Hirnnervs). Derart hohe Dosen werden heute wegen möglicher Nebenwirkungen nicht mehr eingesetzt. In der toxikologischen (giftkundlichen) und rechtsmedizinischen Literatur finden sich zahlreiche Todesfälle, die im Zusammenhang mit der Anwendung von Aconitpflanzenauszügen und -pulvern oder aconitinhaltigen Präparaten aufgetreten sind – bis weit ins 20. Jahrhundert hinein.

Grippe, Angst und Nervenschmerz

In der Homöopathie und Anthroposophischen Medizin hingegen werden durch die Potenzierung (Seite 20) wesentlich geringere Dosen von Aconit eingesetzt. Auch mit potenzierten Minidosen lassen sich bei einer Reihe von Erkrankungen gute Erfolge erzielen. Das gilt vor allem, wenn die Mittel rechtzeitig in Akutsituationen genommen werden.

Zu den modernen Anwendungsgebieten zählen vor allem Krankheitsbilder, die mit akutem Fieber, Herzklopfen und kribbelnden Schmerzen einhergehen. Überwiegend sind das akute Erkältungskrankheiten und grippale Infekte, insbesondere solche, die durch trockene, kalte Winde ausgelöst werden. Harter, trockener Husten, Angst und Unruhe sind weitere typische Symptome, die für Aconit sprechen. Arzneimittel mit Aconit wirken bei den genannten Zuständen schmerzlindernd und fiebersenkend sowie allgemein beruhigend.

In der Anthroposophischen Medizin wird Aconit schon aufgrund seines Standortes im Gebirge, wo es auch unter winterlich-kargen Bedingungen gedeiht, als Heilpflanze angesehen, die hauptsächlich auf und über das Nervensystem wirkt (Seite 44 f.). Rudolf Steiner empfahl Aconit, um die Tätigkeit des Nervensystems vor allem im „unteren Menschen" anzuregen. In diesem Zusammenhang ist die Anwendung bei Ausbleiben der Monatsblutung (Amenorrhö) infolge von Stress oder psychischen Traumen zu sehen. Außerdem wird Aconit äußerlich als Öl und innerlich in potenzierter Form bei Nervenschmerzen, insbesondere der Trigeminusneuralgie, Nervenschmerzen nach Gürtelrose (Zosterneuralgien) sowie Reizzuständen der Zwischenrippennerven (Interkostalneuralgie) gegeben, des Weiteren bei Angstzuständen und Krämpfen im Bauchraum, zum Beispiel bei akuten Durchfallerkrankungen (Gastroenteritis).

ACONIT ALS „YANG FORTE"

In China galt Aconit als stärkstes Yang-Kraut – „Yang forte" gewissermaßen. Yang ist in der taoistischen Philosophie das warme, helle, energetisch aktivierende Prinzip, das mit dem passiven, dunklen und kalten Yin ein Gegensatzpaar bildet. Von der Giftigkeit der verschiedenen Aconitarten ließ und lässt man sich in Asien nicht abschrecken. Denn man weiß die Pflanzen dort so zu verarbeiten, unter anderem durch längeres Erhitzen, dass ihre giftigen Eigenschaften auf ein Minimum reduziert werden – wobei die Zubereitungen nicht an Wirksamkeit einbüßen. Man spricht auch von Detoxifikation (Entgiftung). Dennoch ist hier Vorsicht geboten, denn viele in Asien hergestellte Arzneimittel entsprechen auch im 21. Jahrhundert keineswegs westlichen Sicherheitsstandards. Importe von getrockneten Pflanzen oder gar Pflanzenpulver können Untermischungen enthalten.

Die beiden Gesichter des ACONIT

Um den Eisenhut ranken sich verschiedene Legenden, von denen zwei typische, sehr gegensätzliche hier dargestellt seien. Sie sind bestens geeignet, die beiden Gesichter des Aconit zu beleuchten.

Der römische Dichter Ovid (43 v. Chr. bis etwa 17 n. Chr.) hat uns folgenden antiken Mythos überliefert, der erzählt, wie die ersten Aconitpflanzen entstanden sein sollen:

Ausgeburt der Hölle

Herkules hatte den dreiköpfigen Höllenhunds Cerberus besiegt und aus der Unterwelt gezerrt. Als das Untier nun auf die Erde gelangte, war es so vom Tageslicht geblendet und „gereizt von wütendem Zorne“, dass sein Speichel aus dem Maul quoll und es „das grünende Feld mit weißlichem Schaume besprengte“. Aus diesem Speichel ist das Aconit hervorgegangen.
Die geifernde Wut des bezwungenen Unterweltgeschöpfes wirkt in den Höllenqualen fort, die das tödliche Kraut verursachen kann. Diese sind jedoch nur ein Vorgeschmack auf die in der Antike mehr als alles andere gefürchteten Schrecken des Hades (Unterwelt), in den der durch die Pflanze Vergiftete versetzt wird.

Vertreibung des Satans

Der Ethnobotaniker Heinrich Marzell (1885–1970) hat eine Legende aus Russland festgehalten, wo der Eisenhut ganz im Gegenteil als heilsame und zugleich heilige Pflanze gilt. Diese Legende handelt davon, wie die dunklen Kräfte im Eisenhut, der in Russland auch *borjetz*, also Kämpfer, heißt, bezwungen wurden: Als der Satan aus dem Himmel vertrieben worden war, suchte er unter dem Eisenhut Zuflucht und versteckte sich dort. Der Erzengel Gabriel entdeckte ihn jedoch und durchschoss die Pflanze mit einem Blitz, woraufhin der Teufel wieder flüchten musste.

Beide Überlieferungen zeigen, in die gängigen mythischen und religiösen Bilder ihrer Zeit gekleidet, wie nah bei Aconit Gefahr und Nutzen, Giftwirkung und Heilwirkung beieinanderliegen. Während die erste Legende ganz die Giftwirkung in den Vordergrund stellt, welche die unverarbeitete Pflanze hat, deutet die russische Legende die Möglichkeit an, die Giftwirkung durch eine entsprechende Zubereitung zu eliminieren – die Pflanze zu „läutern“, wie das in der asiatischen Medizin versucht wird und in der Homöopathie und Anthroposophischen Medizin durch die Potenzierung gelingt.

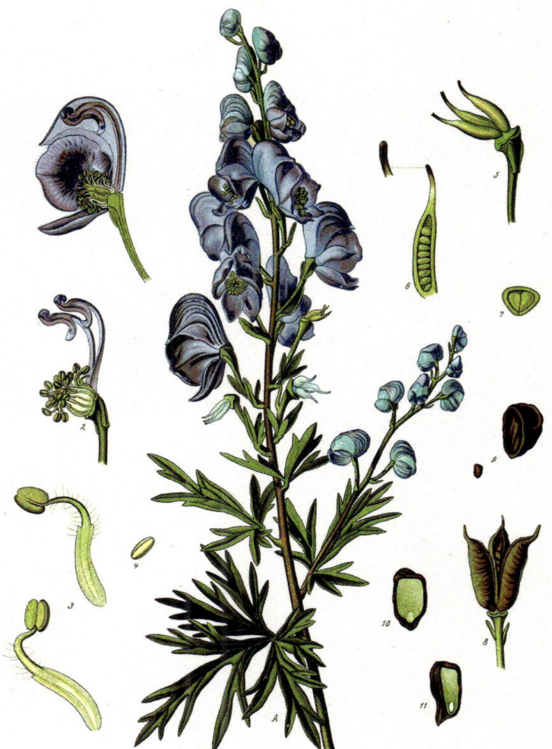

EINSATZ NACH DEM ÄHNLICHKEITSPRINZIP

In der Homöopathie und Anthroposophischen Medizin setzt man Aconit häufig nach dem Motto „Ähnliches soll durch Ähnliches geheilt werden“ ein: Man orientiert sich am homöopathischen Arzneimittelbild (Seite 72), das weitgehend identisch ist mit den Vergiftungssymptomen, die Aconit beim Gesunden auslöst.

Das Ähnlichkeitsprinzip ist eine der Säulen der Homöopathie, jedoch viel älter als diese. So berichtete bereits der römische GelehrtePlinius der Ältere genannt (etwa 23–79, Seite 151), von der Anwendung nach dem Ähnlichkeitsprinzip: Aconit wurde bei Skorpionstichen in warmem Wein eingenommen. Skorpiongifte gehören wie Aconitin zu den Nervengiften und führen zu ähnlichen Beschwerden bis hin zum Tod. Aconit treffe laut Plinius in dem Skorpiongift auf einen „ähnlichen Feind“ und werde durch diesen neutralisiert. Die bis heute so bewährte Anwendung von Aconit nach dem Ähnlichkeitsprinzip hat also eine jahrtausendealte Tradition!

Bei Erkältung und fieberhaften Infekten

Eine Vielzahl **homöopathischer Komplexmittel** gegen grippale Infekte und Erkältungskrankheiten, zum Beispiel Meditonsin, Nisylen oder Metavirulent, enthalten Aconit in unterschiedlichen Dosen beziehungsweise Potenzen. Die genauen Einsatzbereiche der einzelnen Mittel richten sich nach den weiteren, im Komplex enthaltenen Bestandteilen.
Infludo Tropfen und **Infludoron Globuli** (beide Weleda) sind ähnlich zusammengesetzte, klassische anthroposophische Arzneimittelkompositionen zur Behandlung von Grippe und fieberhaften Erkältungskrankheiten, bei denen Aconit mit weiteren pflanzlichen und mineralischen Bestandteilen so abgestimmt ist, dass die Komposition auf verschiedenen Ebenen die Abwehr stärkt und die Symptome lindert. Die Globuli eignen sich besonders für Kinder und andere Personen, bei denen alkoholhaltige Arzneimittel (wie Infludo und sonstige alkoholische Mischungen) vermieden werden sollen.

ANWENDUNGSGEBIETE:
- Grippe, fieberhafte Infekte, Erkältungskrankheiten, Mittelohrentzündung

DOSIERUNG: Solange Fieber besteht, 5–10 Tropfen Infludo oder 10–15 Globuli Infludoron alle 1–2 Stunden. Wenn kein Fieber mehr besteht, 5–10 Tropfen beziehungsweise 10–15 Globuli 4-mal täglich.

Auch für Nerven- und Herz-Kreislauf-System

Aconitum Globuli (WALA, DHU) als Einzelmittel.

ANWENDUNGSGEBIETE:
- Frühstadien von fieberhaften Erkältungskrankheiten und grippalen Infekten
- Nervenschmerzen
- Kreislaufschwäche mit Herzklopfen, Unruhe und Angstzuständen
- Ausbleiben der Monatsblutung (Amenorrhoe) durch Stress, seelische Traumen

POTENZ UND DOSIERUNG: bei akuten Infekten in der Regel D6, 15 Globuli alle 1–2 Stunden; bei chronischen und wiederkehrenden Erkrankungen (etwa Trigeminusneuralgie) die D30 1-mal täglich 10 Globuli; bei Kreislaufbeschwerden kann auch die D12, bei Angst und Unruhe die D30, 1-mal täglich, probiert werden.

Bei Schmerzzuständen

Aconitum comp. Globuli (WALA) enthalten homöopathische Potenzen von *Aconitum*, *Atropa belladonna* (Tollkirsche) und *Rhus toxicodendron* (Giftsumach).

ANWENDUNGSGEBIETE:
- Nervenschmerzen und -entzündungen mit Kribbeln, Elektrisieren, Kältegefühl
- Nervenschmerzen nach Gürtelrose (sogenannte Zosterneuralgien)
- Reizzustände der Zwischenrippennerven (Interkostalneuralgie)
- Ischiasschmerzen
- Nervenwurzelreizsyndrome (zum Beispiel bei Bandscheibenvorfällen)

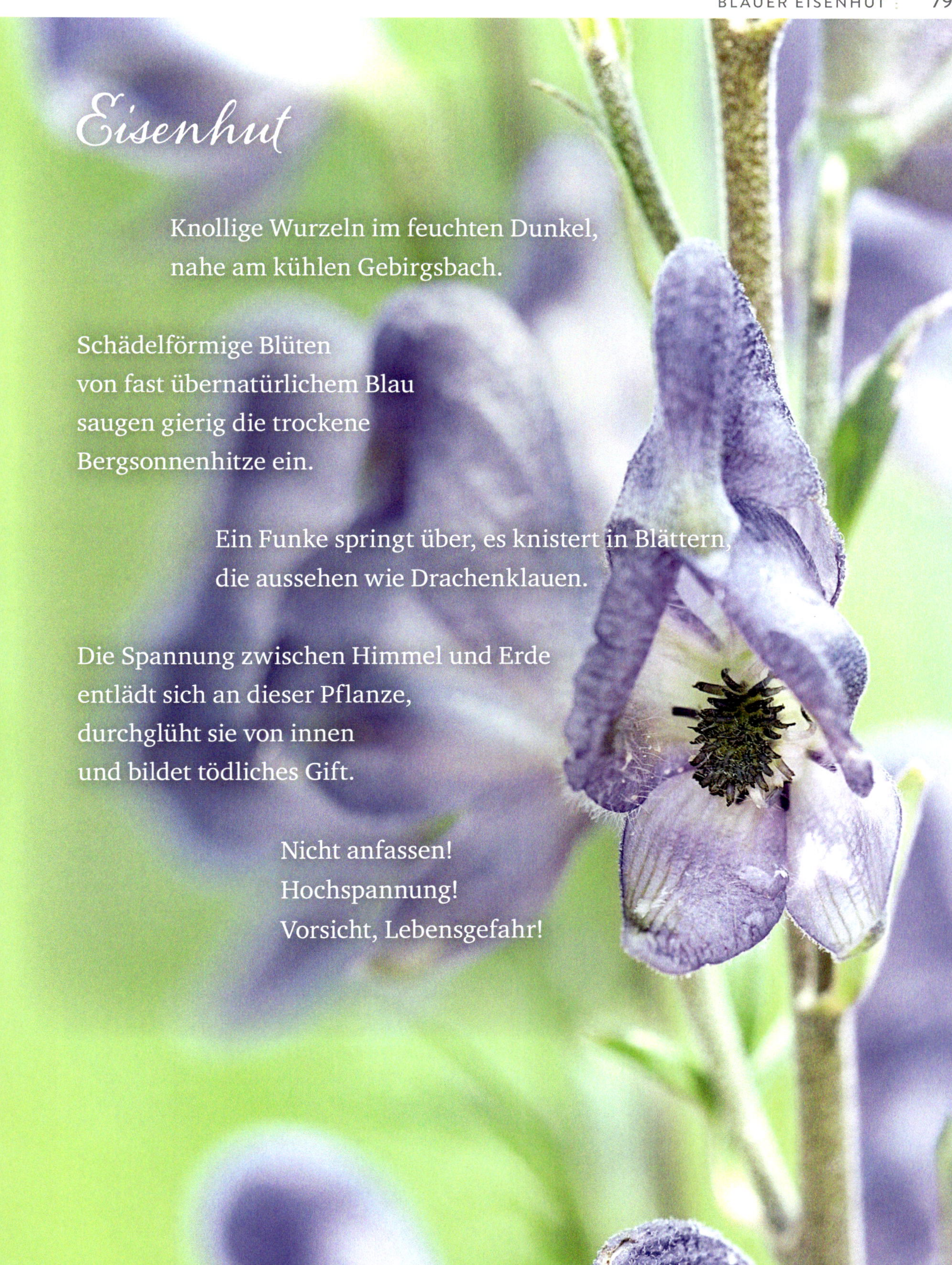

Eisenhut

Knollige Wurzeln im feuchten Dunkel,
nahe am kühlen Gebirgsbach.

Schädelförmige Blüten
von fast übernatürlichem Blau
saugen gierig die trockene
Bergsonnenhitze ein.

Ein Funke springt über, es knistert in Blättern,
die aussehen wie Drachenklauen.

Die Spannung zwischen Himmel und Erde
entlädt sich an dieser Pflanze,
durchglüht sie von innen
und bildet tödliches Gift.

Nicht anfassen!
Hochspannung!
Vorsicht, Lebensgefahr!

HOCHGEBIRGSPFLANZEN

… wie der Blaue Eisenhut werden in der Anthroposophischen Medizin häufig bei Störungen des Nervensystems, zum Beispiel bei Nervenschmerzen, gegeben, aber auch bei Beschwerden, die durch ähnliche meteorologische Bedingungen ausgelöst werden, wie sie im Hochgebirge normal sind (Kälte und Wind) – etwa Erkältungen und grippale Infekte.

DOSIERUNG: 2- bis 4-mal täglich 10–15 Globuli, in akuten Fällen (zum Beispiel bei akuten Schmerzen) 1- bis 2-stündlich 10 Globuli.

Aconit Schmerzöl (WALA) enthält Aconit in D9 in Kombination mit beruhigendem Lavendel und nervenstärkendem Quarz.

ANWENDUNGSGEBIETE:

- schmerzhafte Verspannungen, Rückenschmerzen
- Muskel- und Nervenschmerzen, rheumatische Erkrankungen

DOSIERUNG: Die schmerzhaften Regionen 1- bis 3-mal täglich einreiben. Höher konzentrierte aconithaltige Öle (Weleda, WALA) für schwerere Schmerzzustände sind verschreibungspflichtig. Den Hausarzt fragen!

Aconit Ohrentropfen (WALA), in der Zusammensetzung dem Schmerzöl vergleichbar, wirken schmerzlindernd und durchwärmend.

ANWENDUNGSGEBIETE:

- Erkrankungen des äußeren Ohrs (Gehörgang- und Mittelohrentzündungen)

DOSIERUNG: 3- bis 5-mal täglich 1 Tropfen.

Bitte beachten: Ohrentropfen dürfen grundsätzlich nicht bei offenem (perforiertem) Trommelfell angewendet werden!

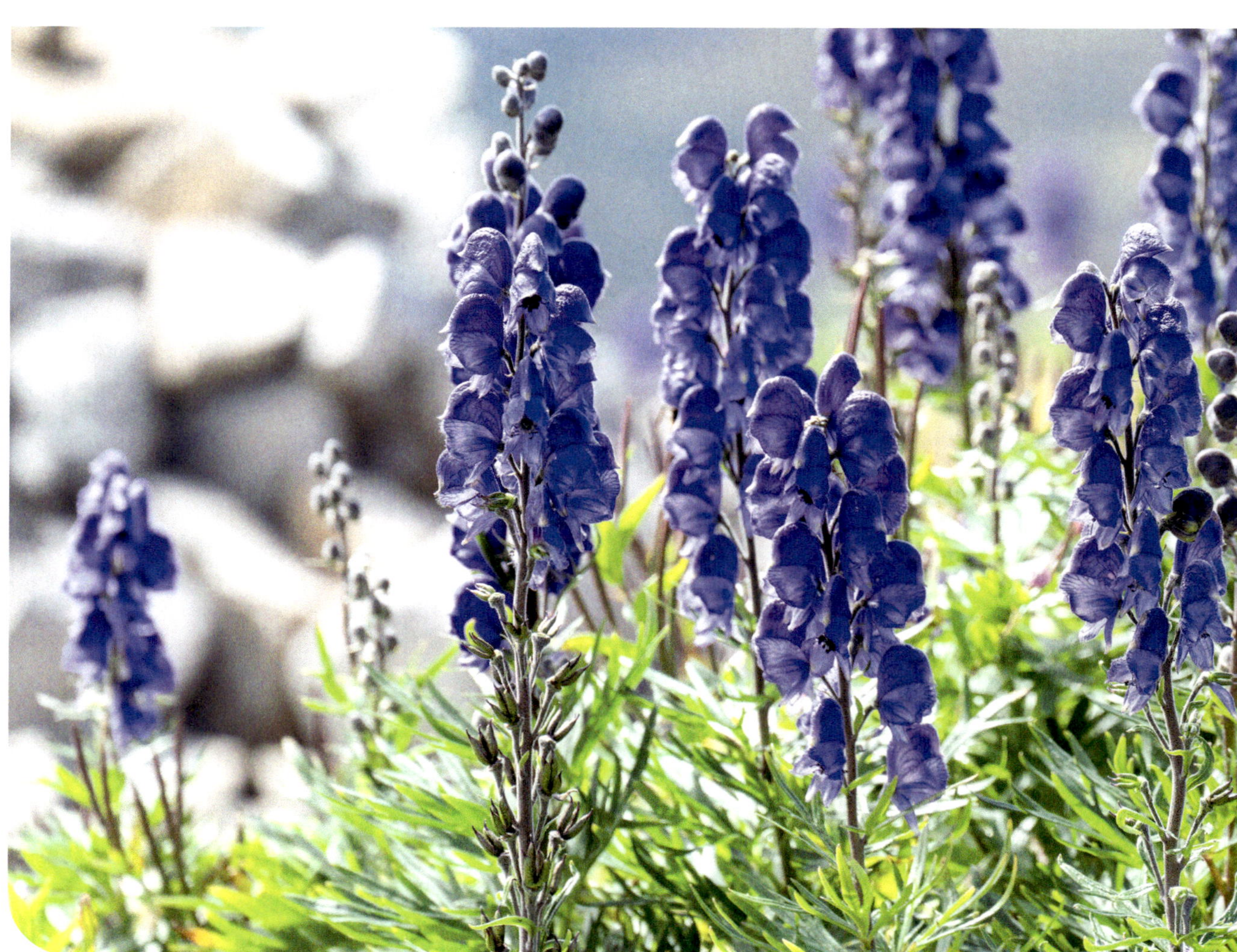

Bei Entzündungen und Durchblutungsstörungen

Padma 28 enthält Aconit und andere Pflanzen und wird in der Schweiz nach einer alten tibetischen Rezeptur hergestellt. Die Mischung ist typisch für die Verwendung von Aconit in der asiatischen Medizin. Das in der Schweiz frei verkäufliche und in Deutschland nur auf Rezept erhältliche Präparat fördert die Durchblutung, wirkt entzündungshemmend, zellschützend und stabilisiert das Immunsystem.

ANWENDUNGSGEBIETE:

- Durchblutungsstörungen mit Beschwerden wie Kribbeln, Ameisenlaufen, Schwere- und Spannungsgefühl in Beinen und Armen
- Einschlafen von Händen und Füßen
- Wadenkrämpfe
- offene Füße und Unterschenkel (Ulcus cruris)
- Langzeittherapie von chronischen Entzündungen (wie sie zum Beispiel der Arteriosklerose und der koronaren Herzkrankheit zugrunde liegen)

DOSIERUNG: 2- bis 3-mal täglich 2 Kapseln einnehmen.

INFO

HILFE BEI VERGIFTUNG

Schwere bis tödliche Vergiftungen sind bereits durch geringe Pflanzenmengen möglich. Schon beim Pflücken kann das Gift durch die Haut eindringen und Hautentzündungen sowie schwere Vergiftungen hervorrufen.

Typische Vergiftungserscheinungen: Kälteempfindlichkeit, Übelkeit, Erregung, Herzrhythmusstörungen, Krämpfe, bei oraler Aufnahme (über den Mund) Lähmung und Taubheit der Zunge, der Gesichts- und Extremitätsmuskeln, zuletzt Kreislauflähmung.

Sobald solche Symptome auftreten, sollten Sie unverzüglich die nächste **Giftnotrufzentrale** oder gleich den **Notarzt** (112) anrufen. Am Telefon erfahren Sie dann genau, was zu tun ist.

Die Telefonnummer der nächsten Giftnotrufzentrale finden Sie im Internet (Webadressen siehe Seite 206).

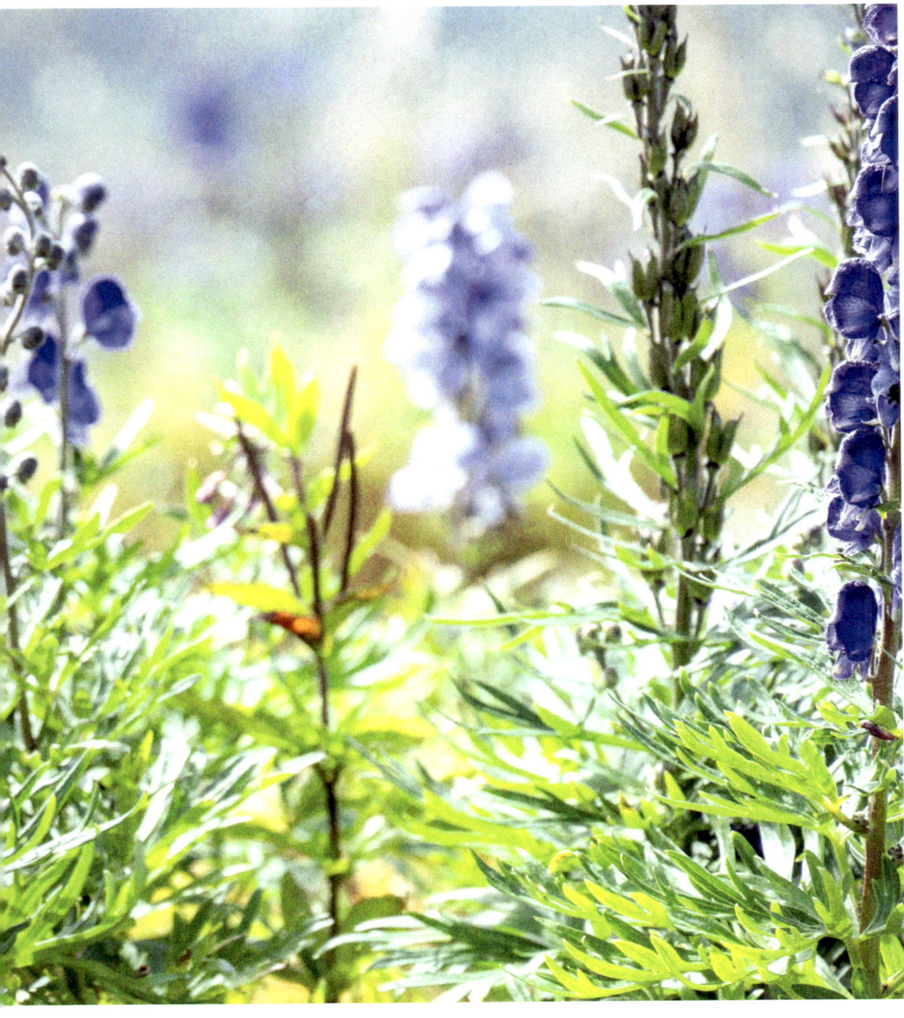

Aconitum liebt die feuchten Wiesen im Hochgebirge.

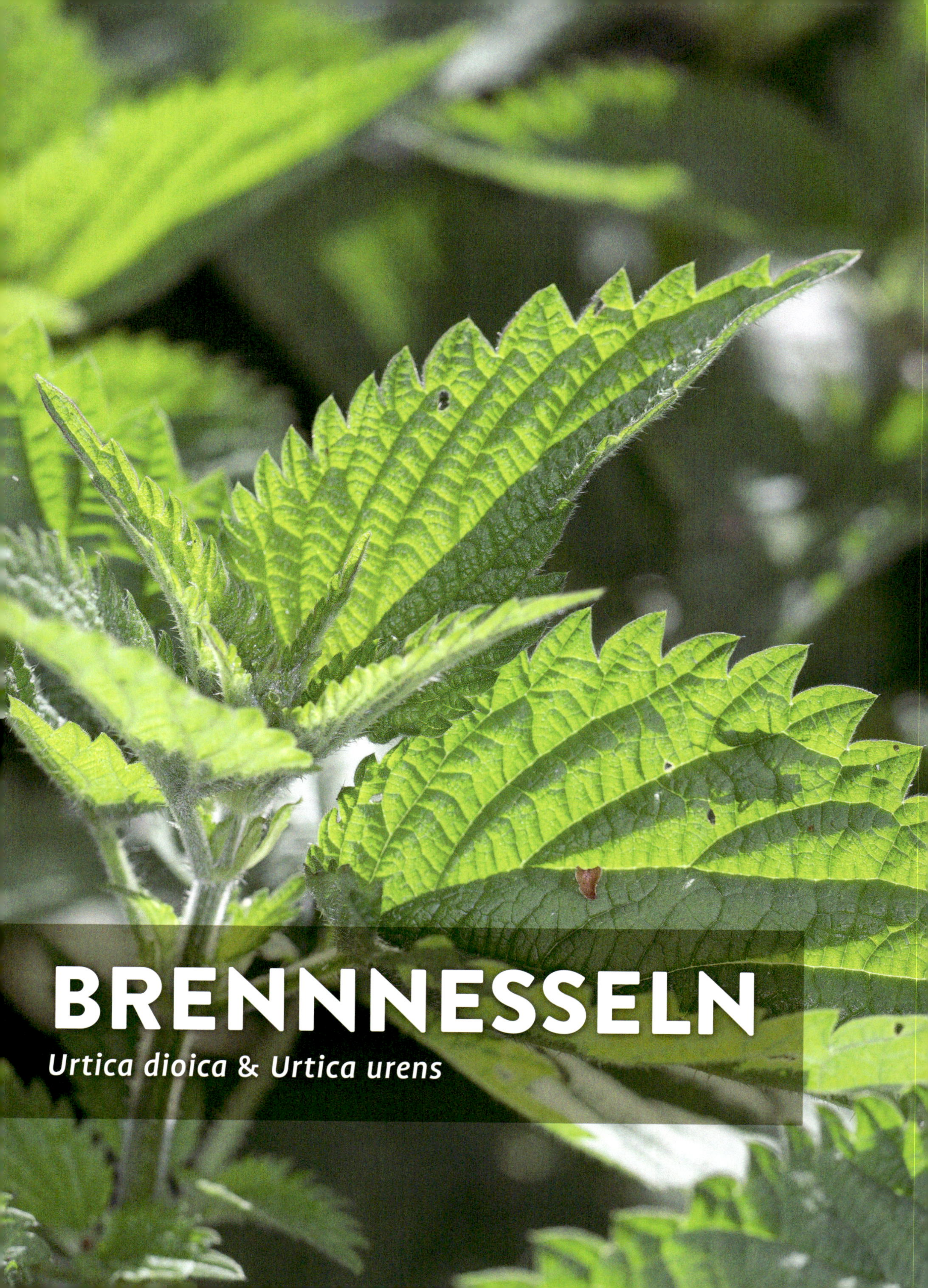

BRENNNESSELN

Urtica dioica & Urtica urens

Pflanze der WIEDERGEBURT

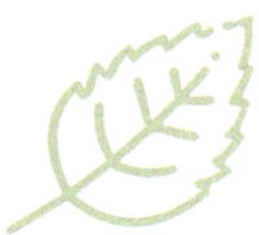

Junge Triebe der Brennnessel sind köstlich als Gemüse oder Salat und wecken Frühlingsgefühle, die Arznei fördert Wandlungs- und Erneuerungsprozesse. Übersieht man die Brennnessel aber draußen, dann kann das ein wenig schmerzhaft sein …

Die Brennnessel kommt auf der ganzen Welt vor, mit Ausnahme der Tropen und der Polargegend. Sie wächst gern im Halbschatten auf stickstoffreichen, eisenhaltigen Gründen, überdüngten Wiesen oder Waldrändern, aber auch auf Schutthalden. Mithilfe von Stickstoff, den sie aus dem Boden sehr gut aufnehmen kann, bildet sie zahlreiche Eiweißverbindungen – daher ist die Brennnessel eine attraktive Futterpflanze für Schmetterlingsraupen (Tagpfauenauge, Kleiner Fuchs, Admiral).

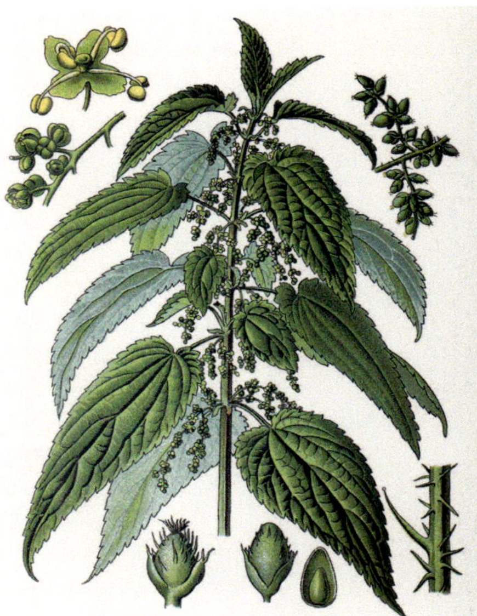

Urtica dioica

EIN BRENNEND VITALER MENSCHENFREUND

Die Brennnessel passt sich an die Lebensumstände des Menschen an, als sogenannte Ruderalpflanze (lat. *rudera* = Schutt) folgt sie uns, wächst gern auf bebautem Boden, auf Schutt, an Häusern und Mauern. Ist ein Haus oder eine Gewerbehalle ungenutzt, kommt sicher die Brennnessel schon bald.

Auch diente die Brennnessel unseren Vorfahren (beispielsweise Slawen, Germanen und Kelten) als pflanzlicher Begleiter vieler Bräuche. So wurden in Haus und Hof Nesselbüsche aufgehängt, um vor Blitzschlag, einer häufigen Ursache für Brände, zu schützen. Wie stimmig und konsequent nach dem Ähnlichkeitsprinzip! *Urtica*, die brennende Pflanze, dem Blitz-und-Donner-Gott Thor (Donar) geweiht, schützt Haus und Hof vor Bränden.

Doch ist die Brennnessel ein Menschenfreund? Unser allererster Gedanke gilt den Brennhaaren, mit diesen im Pflanzenreich ungewöhnlichen „Waffen“ verteidigt und beschützt sie sich. Aber wer sich traut und nicht von den Brennhaaren abschrecken lässt, der kann viel Positives erleben – findet zum Beispiel Unterstützung bei der Blutreinigung, Entschlackung bei Frühjahrskuren, Hilfe bei Nieren- und Blasenbeschwerden oder auch eine positive Wirkung auf den Haarwuchs.

Stachelige Begegnung

Die Begegnung mit der Kleinen Brennnessel ist besonders! Eine eher unscheinbare Pflanze, keine, die ins Auge sticht – nein, die Brennnessel sticht uns vielmehr ins Bewusstsein mit schlagartig brennendem Schmerz. Durch die Berührung zieht sie unsere Wahrnehmung mit voller Wucht auf diese Begegnung.

Etwas anders kann die Begegnung mit der Großen Brennnessel verlaufen. Durch die unterirdischen Ausläufer ergeben sich größere, dichte

Ob Kleine oder Große Brennnessel, Einzelkämpfer oder Heerschar, beide sind eher unscheinbar tarnfarben, von uniformer Gestalt – und äußerst wehrhaft. Sie fordern unser Bewusstsein ganz plötzlich: Eine zarte Berührung nur, und sie bündeln unsere ganze Aufmerksamkeit. Mit ihrer „eisernen“, mineralischen Kraft hilft die Brennnessel den Menschen, Schwäche zu überwinden, im Frühling nährt und entschlackt sie uns wie keine andere Pflanze.

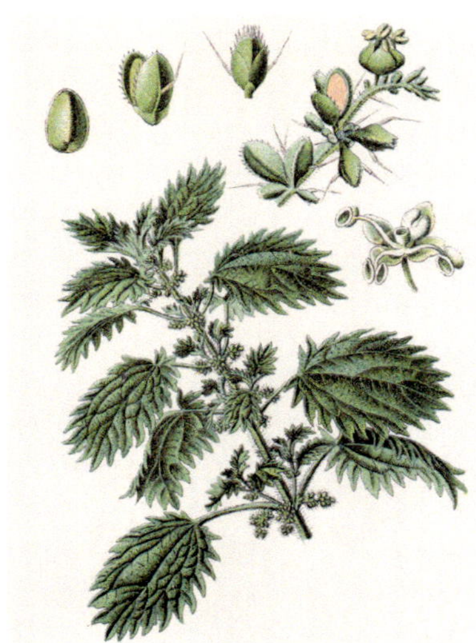

Urtica urens

URTICA URENS

Die Kleine Brennnessel ist im Gegensatz zur Großen Brennnessel einjährig und einhäusig. Aus der gelblich weißen Wurzel wächst ein vierkantiger, grüner, teilweise auch rotbrauner Stängel, bis zu 45 cm hoch. Stängel und Blätter sind dicht mit aufrechten Brennhaaren besetzt. Die kreuzförmig gegenständigen Blätter sind eiförmig, lanzettlich, hellgrün, spitz und eingeschnitten gesägt, bis zu 5 cm lang und am Grunde stumpf. Blühzeitraum ist Juni bis September. Jede Pflanze trägt männliche und weibliche Blüten. Aus den Blattachseln entspringen jeweils zwei Blütenrispen. Die kurzstielige männliche Blütenhülle wird aus vier behaarten, durchscheinenden Blättern mit je einem Staubblatt gebildet. Die weiblichen haben zwei winzig kleine und zwei sehr große Kelchblätter, aus denen sich ein gelblich glänzendes Nüsschen entwickelt.

Horste, die im Jahreslauf ihre stolze Höhe erreichen und uns sehr wohl auffallen. Wie eine Armee scheinen diese Brennnesselgruppen etwas zu beschützen oder – je nach Blickwinkel – anzugreifen. Die einzelnen Pflanzen dienen ganz der Gruppe: Stolz und aufrecht stehen sie nebeneinander, jedes Blatt ausgerüstet mit den nadelartigen Brennhaaren – wie Lanzen, um ihr Gift auf unsere Haut zu piksen. Wie in einem Korps ist nicht die Schönheit des Individuums wichtig, sondern der Gruppenzweck. Betrachten wir die einzelnen Pflanzen, so wollen diese nicht mit besonderem Schmuck auf sich aufmerksam machen, die Blüten sind unscheinbar, alles mehr oder weniger in ein uniformes Grün oder Gelblichgrün getaucht, lediglich zweckorientiert.

Vegetabilisiertes Eisen

Doch warum Menschenfreund? Wenn wir uns nicht von der Brennnessel abschrecken lassen, hat sie uns viel zu bieten – vor allem das Eisen. Im Menschen- und Tierreich ist Eisen ein wichtiger Inhaltsstoff des Blutes, Zentralatom des Hämoglobins, des roten Blutfarbstoffes – und damit verantwortlich für den Sauerstofftransport. Im Pflanzenreich hat die Brennnessel eine ähnlich wichtige Beziehung zum Eisen. Indem wir sie mit Eisen düngen und als „vegetabilisiertes Metall“ einsetzen, intensivieren wir die Eisenwirksamkeit der Brennnessel noch (auch weil dadurch ihre Beziehung zum Planeten Mars gestärkt wird, der ihr astrologisch zugeordnet ist und als kosmisches Urbild auf sie und ihre Heilkraft wirkt). Bei diesem Prozess wird die Arzneipflanze mit speziell zubereitetem und pflanzenverfügbar gemachtem Eisen gedüngt, als blühende Pflanze geerntet und kompostiert. Mit diesem Kompost wird ein zweites Beet gedüngt, auf dem ebenfalls Brennnesseln wachsen. Dieser Prozess wird noch einmal wiederholt, bevor im dritten Zyklus die Heilpflanze herangewachsen ist, die zum Arzneimittel verarbeitet wird. Diesen speziellen Prozess nennt man die „Vegetabilisierung von Metallen“ (Seite 135).

Anbau und Ernte

Das blühende Kraut der Kleinen Brennnessel kann von Juni bis September, je nach Entwicklung in der Regel ab Juli geerntet werden, mehrere Schnitte sind möglich. Die Große Brennnessel wird von Juli bis September geerntet, für eine gute Qualität sollte mit einer Sichel bei voller Blüte geschnitten werden, jedoch bevor die Samenansätze zu erkennen sind. Von September bis Oktober können die Wurzeln mit der Grabgabel ausgegraben werden.

Brennnesseln kultivieren

Aussaat und Anzucht: Die optimale Keimungstemperatur beträgt 20–22 °C. Eine gute Entwicklung ist von ausreichend Wärme abhängig. Die Aussaat der einjährigen *Urtica urens* erfolgt ab der 2. Aprilwoche, von *Urtica dioica* auch ab Mitte April direkt in kleine Töpfe. **Substrat**: Gut verrotteten Kompost mit etwas Landerde, Sand und Torf mischen. Direktsaat ins Freiland ist ab Mai nach den Eisheiligen auch möglich,

eine Ausdünnung mit der Handhacke, um den gewünschten Pflanzabstand zu erzielen, ist empfehlenswert.
Eine Flüssigdüngung der Urtica-Jungpflanzen erfolgt je nach Bedarf mit Brennnesseljauche oder Vinasse (ein rein pflanzlicher Dünger, der als Nebenprodukt der Verarbeitung von Zuckerrübenmelasse entsteht).
Beetanbau: Erfolgt ab Mitte Mai; vorher sollte man die Jungpflanzen mindestens eine Woche im Freien abhärten. Gepflanzt wird mit Reihenabstand 50 cm, der Pflanzenabstand in der Reihe beträgt bei *Urtica urens* 25 cm, bei *Urtica dioica* 35 cm. Humose, reichlich mit Nährstoffen – vor allem Eisen – versorgte Böden, die vor dem Pflanzen gut gelockert werden, sind ideal. Je nach Bodenzustand und Fruchtfolge ist eine Düngung mit gut verrottetem Kompost sinnvoll. Wenn die Blätter hellgrün werden, sollte dringend mit stickstoffhaltigem organischem Dünger nachgedüngt werden.
Urtica dioica vermehrt sich selbst, über kriechende Rhizome, die leicht geteilt und wieder eingepflanzt werden können; dagegen ist *Urtica urens* ganz auf die Vermehrung über Samen angewiesen.
Krankheiten und Schädlinge: Bei *Urtica urens* droht Befall mit Blattläusen – Abhilfe schafft hier 2%iges Neudosan oder eine selbst hergestellte 2%ige Schmierseifenlauge. Bei *Urtica dioica* ist Befall durch Raupen des Tagpfauenauges möglich – sie können von Hand abgesammelt werden.
Besonderheit: Als biologisch-dynamisches Kompostpräparat eingesetzt, unterstützt die Brennnessel Verwandlungsprozesse organischen Ausgangsmaterials hin zu komplexen Humusverbindungen. Das Präparat macht den Kompost und den Boden, auf dem er angewendet wird, vernünftig u. a. für eine gute Verwertung von Stickstoff und Eisen. Steiner bezeichnet die Brennnessel als Inkarnationshilfe zum tätigen Ergreifen der Erde.

URTICA DIOICA

Die Große Brennnessel ist eine mehrjährige Staude und wird je nach Standort bis zu 1,80 m hoch. Der ausdauernde, kriechende Wurzelstock bildet zahlreiche Ausläufer, wodurch größere zusammenhängende Horste entstehen. Aus der Wurzel wächst ein einfacher, vierkantiger Stängel, an dem kurze Flaum- und längere Brennhaare sitzen. Die Blätter sind gegenständig, bis zu 15 cm lang und herzförmig zugespitzt, auf der Oberseite dunkelgrün, auf der Unterseite heller und behaart, der Blattrand ist gesägt.

Blühzeitpunkt ist von Mai bis in den Herbst. Die Große Brennnessel ist zweihäusig, Blütentriebe tragen in der Regel entweder weibliche oder männliche Blüten Die männlichen stehen aufrecht, die weiblichen hängen oder bilden einen Bogen. Die männlichen Staubgefäße öffnen sich vor allem bei Erwärmung ruckartig und stoßen eine kleine Blütenstaubwolke aus.

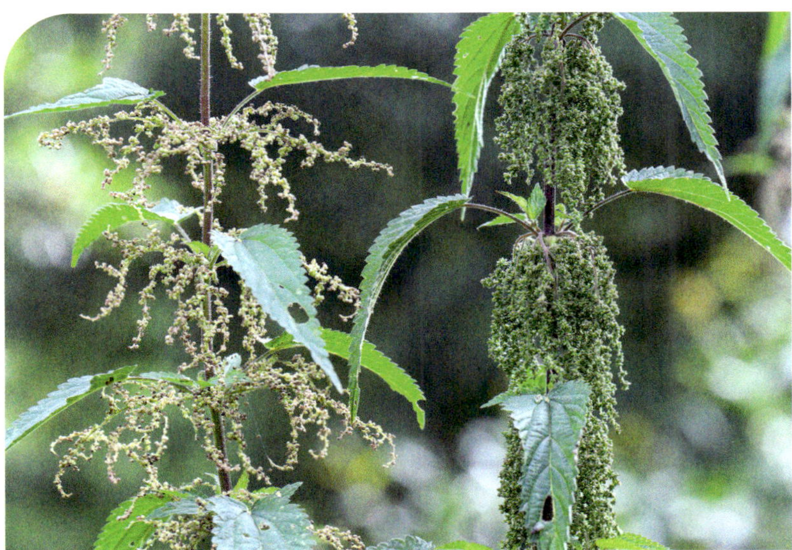

Links eine männliche, rechts eine weibliche Pflanze der zweihäusigen Großen Brennnessel

INFO

BOTANISCHE SYSTEMATIK

Ordnung: Rosenartige (Rosales)
Familie: Brennnesselgewächse (Urticaceae)
Gattung: Brennnesseln (*Urtica*)
Art: Große Brennnessel (*Urtica dioica* L.), Kleine Brennnessel (*Urtica urens* L.)
Volksnamen: u. a. Sennesse, Donnernessel, Essle, Neddel oder auch Nessle.

Der Begriff Nessel weist wahrscheinlich auf die Verwendung als Textilfaser hin und auf die netzartige Struktur der aus den Fasern hergestellten Stoffe. Der lateinische Begriff *urtica* bedeutet brennen, dioica steht für zweihäusig – Hinweis auf die Zweigeschlechtlichkeit. Der Namenszusatz *urens* bei der Kleinen Brennnessel bedeutet noch einmal brennend, also die brennende Brennpflanze – ein deutlicher Hinweis auf die schmerzhafteren Folgen bei Berührung der Kleinen Brennnessel.

INHALTSSTOFFE

Blätter und Kraut: Flavonoide, Spurenelemente und Mineralstoffe (u. a. relativ viel Eisen, Kalium, Kieselsäure, Vitamin C, verschiedene B-Vitamine).
Brennhaare: Ameisensäure, Histamin, Serotonin.
Wurzel: Lektine, Monoepoxyligname, Polysaccharide.
Außerdem zahlreiche, wechselnde Eiweißverbindungen.

PFLANZE MIT GROSSEM POTENZIAL

Es soll immer noch Zeitgenossen geben, die der Ansicht sind, die Wirkung der Heilpflanzen sei bloße Einbildung. Bei den Brennnesseln dürften sie es mit dieser Hypothese besonders schwer haben. Denn um sich von der Wirkung der Großen und der Kleinen Brennnessel zu überzeugen, braucht man weder aufwendige Laboranalysen noch komplizierte Arzneimittelprüfungen oder klinische Studien.

Erst einmal brennt es!

Es reicht, die Pflanze zu berühren, um die spezifische Wirkung der Brennnessel, der sie ihren Namen verdankt, mit den eigenen Sinnen zu erfahren: die brennenden Schmerzen und das Jucken, das sie verursacht, begleitet von Hautrötung und der Bildung von Quaddeln. Letztere werden sogar zu Ehren der Brennnessel auch „Nesseln" genannt – daher kommt die Bezeichnung für die „Nesselsucht" (Urtikaria), einer mit Jucken, Rötung und Quaddeln einhergehenden Hauterkrankung (Behandlung auf Seite 90).
Kleinste, kaum messbare Mengen der aus den Brennhaaren freigesetzten Flüssigkeit können bereits starke Hautreaktionen auslösen (ein zehnmillionstel Gramm reicht aus): Die Brennnessel hat, wie diese erste Begegnung schon zeigt, eine besondere Beziehung zur Haut. Auf dieser Beziehung basiert die wohl ursprünglichste und drastischste Form der Brennnesseltherapie, die nur für robuste Naturen geeignet ist: die „Urtikation", das Schlagen mit frischen Brennnesseln, das über maximal 2 bis 3 Tage 1-mal täglich durchgeführt wird – keinesfalls länger wegen der Gefahr von Überempfindlichkeitsreaktionen. Diese Therapie führt zu einer verstärkten Durchblutung mit Wärmegefühl und ausgeprägten Hautreaktionen, zum Teil mit Blasenbildung, und soll besonders hilfreich bei Rheuma, Kreuzschmerzen und Ischiasbeschwerden sein.

Eine ideale „zweite Haut"

Die Beziehung zur Haut zeigt sich in der gemeinsamen Geschichte von Brennnessel und Mensch noch in einer ganz anderen Hinsicht. Brennnesselfasern waren wohl für Millionen Menschen eine zweite Haut – denn seit Jahrtausenden werden Brennnesseln als Spinnfaserpflanzen verwendet. Aus den Stängelfasern der Großen Brennnessel wurden Stoff hergestellt, der „Nessel", und die daraus gefertigten Kleidungsstücke gehörten zu den ältesten Textilien der Welt. Als „Leinen der Armen" war das Nesseltuch vor allem im einfachen Volk sehr verbreitet – bis die Brennnessel als Gespinstpflanze im 18. Jahrhundert in Vergessenheit geriet und nur noch aus dem Märchen bekannt war (zum Beispiel in „Die wilden Schwäne" von H. C. Andersen). Vor wenigen Jahren jedoch feierte sie ein Comeback in der Modewelt. Heute sind die Brennnesselstoffe teurer und exklusiver als Leinenfasern und somit eher eine Art „Leinen der Reichen". Selbst Modedesigner verwenden vielfach Brennnesselfasern, weil sie edel glänzen, im Sommer kühlen, im Winter wärmen, eine höhere Reißfestigkeit als Leinen haben und sich durch eine ganze Reihe hautfreundlicher Eigenschaften sowie hohen Tragekomfort auszeichnen. Wer hätte das gedacht: Die in natura so aggressive Brennnessel ist, zur Textilfaser verarbeitet, eine ideale „Haut für die Haut".

Mit Brennnesseln die Frühlingskräfte wecken

Seit der Antike ist die vielfältige medizinische Verwendung der Brennnessel dokumentiert, auch im Mittelalter wurde sie unter anderem von Hildegard von Bingen und Paracelsus geschätzt. Bei Husten und Frauenleiden, bei Magen- und Gallebeschwerden, bei Wassersucht und Nierenleiden, als Blutreinigungs- und Rheumamittel, als Aphrodisiakum (luststeigerndes Mittel) und immer wieder zur Behandlung von Hautkrankheiten wurde sie gegeben. Außerdem zur Kräftigung – als Arzneimittel ebenso wie als beliebtes stärkendes Nahrungsmittel, vor allem im Frühjahr in Form von Salaten, als gekochtes Gemüse und Mus, als Bestandteil von Suppen und Saucen, Pfannkuchen und Nudeln.

Besonders begehrt waren die ersten Brennnesseltriebe im Jahr. Nach der Kälte, Dunkelheit und Bewegungsarmut des Winters wurde die schleimlösende, harn- und schweißtreibende Brennnessel in allen nur denkbaren Darreichungsformen von A bis Z, von der Auflage bis hin zum Zäpfchen, angewendet. Und auf die Frühjahrsnächte stimmte man sich mit Brennnesselsamen ein, von denen schon der griechische Arzt Pedanios Dioscurides im 1. Jahrhundert feststellte, mit Rosinenwein getrunken, würden sie zum Beischlaf reizen und die Gebärmutter öffnen. Als Gemüse wie als Arznei stärkt die grüne, vitale Brennnessel nicht nur den Körper, sondern öffnet auch die Seele für Frühlingsgefühle.

Heute haben sich in Pflanzenheilkunde, Anthroposophischer Medizin und Homöopathie vor allem folgende Anwendungsgebiete für die Brennnessel etabliert:

- **Haut** – insbesondere Verbrennungen und Allergien mit Juckreiz (zum Beispiel Urtikaria/Nesselsucht)
- **Nieren und ausleitende Harnwege** – Entgiftung, Stoffwechselregulierung (zum Beispiel bei Übersäuerung und Gicht), Durchspülungstherapie zur Vorbeugung von Nierengrieß; nicht zur Behandlung von Ödemen (Gewebeflüssigkeitsansammlungen infolge von Herz- und Nierenerkrankungen) geeignet
- **Muskeln und Gelenke** – bei Arthrosebeschwerden sowohl großer Gelenke als auch der Fingergelenke, unterstützend bei rheumatischen Erkrankungen
- bei **Eisenverwertungsstörungen** und leichten Formen von **Blutarmut**, bei denen Eisenaufnahme und Eisenstoffwechsel angeregt werden sollen

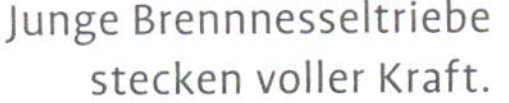

Junge Brennnesseltriebe stecken voller Kraft.

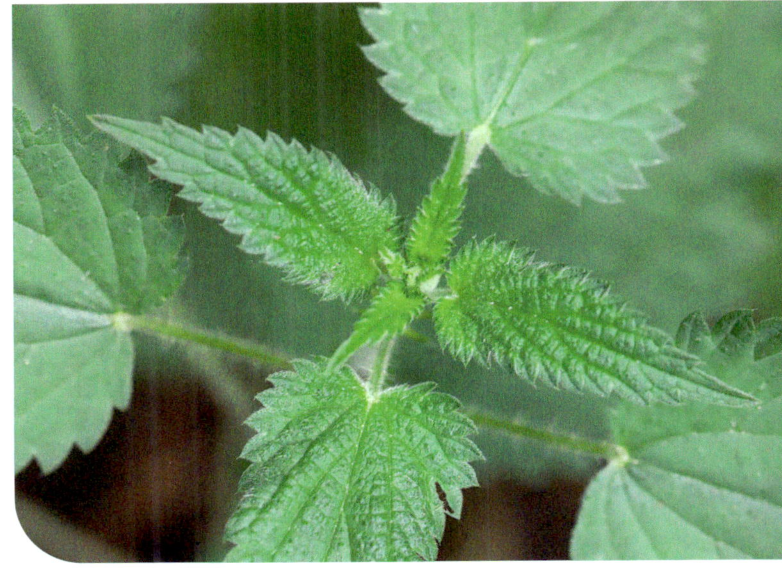

BRENNHAARE UNTER DER LUPE

Die Brennhaare der Brennnessel wirken als Schutz gegen Fraßfeinde. Es handelt sich um dünne Röhrchen, deren Wände im oberen Teil durch eingelagerte Kieselsäure hart und spröde wie Glas sind. Brennnesseln lassen sich gefahrlos anfassen, indem man sie von unten nach oben überstreicht. Andernfalls können die Haare brechen und eine scharfe Bruchstelle hinterlassen, gleich der einer Spritzenkanüle. Das Härchen sticht in die Haut des Opfers, sein Inhalt fließt in die Wunde und verursacht brennenden Schmerz und oft auch Entzündungen. Als Gegenmittel gegen Verbrennungen hilft der Saft vom Spitzwegerich, der auf die Stelle gerieben wird. Dies nimmt den Schmerz sofort.

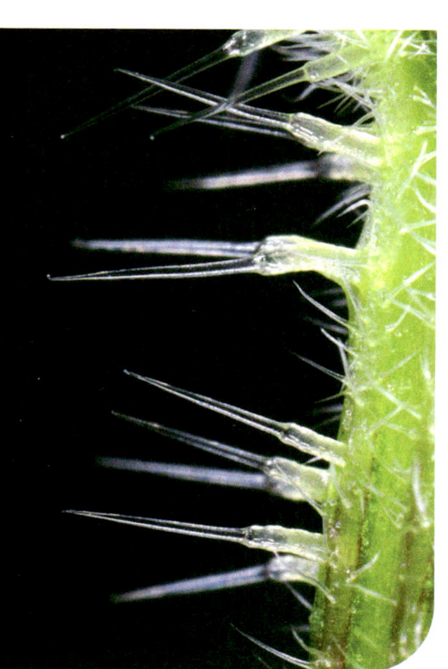

Brennhaare der Brennnessel

- bei **Erschöpfungszuständen** zur Stoffwechselaktivierung, zum Beispiel nach Infekten, während und nach Schwangerschaften, bei Frühjahrsmüdigkeit

„Häutung" auf allen Ebenen

Bei aller Vielfalt der Brennnesselwirkungen ist ihr Hauptschauplatz eindeutig unser Grenzorgan Haut. Die ausleitenden, entgiftenden, entzündungshemmenden, aktivierenden und aufbauenden Einzelwirkungen sind in ihrer Gesamtheit dazu angetan, die Hautfunktion in einem umfassenden Sinne zu unterstützen und zu stärken – körperlich wie seelisch.

Die Haut macht uns auf körperlicher Ebene vor, was wir seelisch-geistig immer wieder neu erringen müssen: den Prozess der permanenten Erneuerung, Altes abzuwerfen und Neues entstehen zu lassen. Dieser Erneuerungsprozess findet in vielen Weltgegenden jedes Frühjahr in der äußeren Natur statt, wenn sich Schnee und Eis zurückziehen und die grüne Pflanzenwelt eine Wiedergeburt erfährt. Im Tierreich ist er besonders eindrücklich als Häutungen anzutreffen.

Beim Menschen vollzieht sich diese Erneuerung auf der körperlichen Ebene unbemerkt. Alle zwei bis vier Wochen erneuert sich unsere äußere Haut. Die Hautzellen (überwiegend hornbildende Zellen) unterliegen am Ende ihres kurzen Lebens dem „programmierten Zelltod" (Apoptose). Darunter versteht man eine gezielte Form der Eliminierung, bei der potenziell schädliche Stoffe aus den abgestorbenen Zellen abgekapselt und schonend abtransportiert werden – ohne jede Entzündungsreaktion. Gestört ist dieser Vorgang bei vielen Hauterkrankungen, von der Schuppenflechte bis hin zu den verschiedenen Formen von Hautkrebs.

Auf der psychischen Ebene entspricht diesem Prozess eine seelisch-geistige Häutung mit einer wichtigen Funktion: In der Erneuerung und Umschmelzung von festen Ansichten, Standpunkten, Vorurteilen und Routinen kann das in ständiger Entwicklung befindliche und niemals fertige Ich in Erscheinung treten. In diesem fortwährenden Drang zur Selbstveränderung und Erneuerung der eigenen Natur zeigt sich die vorwärtsstrebende Willensnatur des Ich. Dem entspricht bei der Brennnessel die Aggressivität ihres Brennsaftes, ihre feurige, scharfe Qualität, aber auch ihr hoher Gehalt am Waffen- und Werkzeugmetall Eisen (Seite 84). Die starke Affinität der Brennnessel zu Prozessen der Verwandlung und Erneuerung und zum Eisen führt auch dazu, dass *Urtica dioica* oft auf Schrottplätzen und an anderen Orten wächst, wo Altmaterialien vermodern und ungestört neues Leben entsteht. Dort bildet sie schier undurchdringliche Brennnesselhorste, die einen strengen metallischen Duft verströmen, welcher an den Geruch von Blut erinnert.

Das selbstverändernde Prinzip des Ich, das von der feurigen Brennnessel unterstützt wird, hat Friedrich Nietzsche mit seinem Gedicht „Ecce homo" meisterlich zu Ausdruck gebracht: „Ja, ich weiß, woher ich stamme, / ungesättigt gleich der Flamme / glühe und verzehr ich mich. / Licht wird alles, was ich fasse, / Kohle alles, was ich lasse, / Flamme bin ich sicherlich."

Das Geheimnis von TOD UND AUFERSTEHUNG

Die mittelalterlichen Alchemisten haben den Bezug der feurigen Brennnessel zu Vorgängen der Erneuerung und Wiedergeburt gekannt und für ihre magischen Zwecke zu nutzen versucht.

Eines der Hauptziele der Alchemie war es, Leben in der Retorte zu erzeugen. Als wichtiger Zwischenschritt dorthin galt, abgestorbene Organismen, Pflanzen und Tiere nach deren Tod wiederzubeleben. Auf diese Weise versuchten die Alchemisten auch, die Geheimnisse von Tod und Auferstehung in einem unsterblichen Leib, wie es unter anderem im Christentum überliefert wird, zu verstehen. In der Alchemie wurde dieser magische Akt Palingenese oder Palingenesis (griechisch palin = wieder und génesis = Entstehung, Schöpfung, Geburt) genannt.

Alchemistische Palingenese

In der Regel wurde eine Pflanze zunächst verbrannt, um sie anschließend aus ihrer Asche wiederauferstehen zu lassen. Was lag näher, als für diese geheimnisvolle Prozedur die vitale, unverwüstliche Brennnessel zu verwenden, die schon von Natur aus über starke Erneuerungskräfte verfügt? Zumindest ein alchemistischer Gelehrter behauptete, dass ihm der Zauber der Palingenese mit einer Brennnessel gelungen sei: der zu seiner Zeit hoch angesehene französische Arzt Joseph Duchesne (etwa 1544–1609). Der Anhänger von Paracelsus hatte einige wichtige theoretische Werke zur Alchemie veröffentlicht und galt als Experte für Palingenese. Denn er konnte seine Zeitgenossen – darunter so illustre Gestalten wie den Marburger Medizinprofessor und Alchemisten Oswald Croll (1560–1608) – davon überzeugen, dass es ihm gelungen sei, aus der Asche einer Brennnessel eine Lauge zu bereiten, diese der Kälte auszusetzen und in der gefrorenen Lauge dann die unzerstörbare Gestalt der Brennnessel erstehen zu lassen.

Ein besonders schönes und eindrucksvolles literarisches Zeugnis zum Thema Palingenese und einer der weisesten Texte über Alchemie überhaupt ist die magische Erzählung „Die Rose des Paracelsus“ des argentinischen Schriftstellers Jorge Luis Borges (1899–1986). Sie handelt davon, wie Paracelsus, der wohl berühmteste Alchemist, Arzt und Magier aller Zeiten, eine Rose aus ihrer Asche wiederauferstehen lässt.

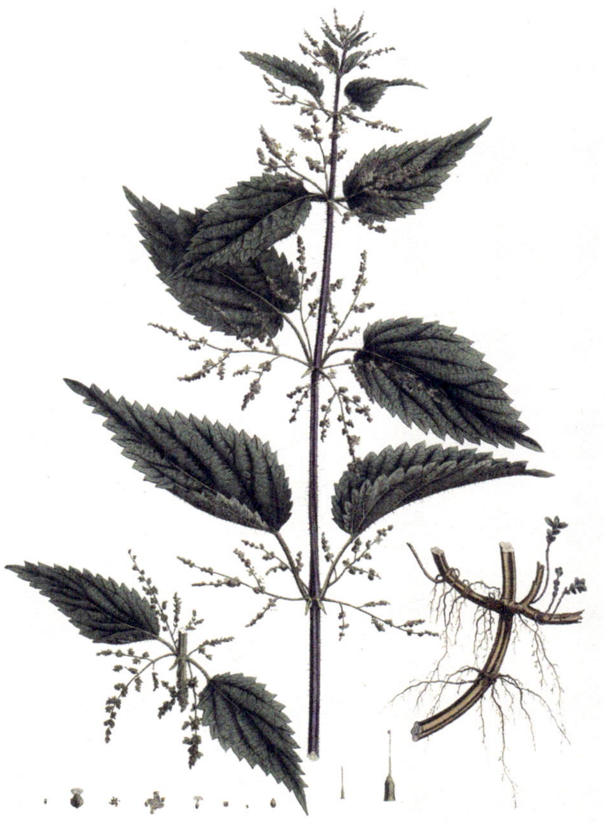

TIPP

BRENNNESSELTEE

ANWENDUNGSGEBIETE:

- Hauterkrankungen und Ekzeme, vor allem mit Juckreiz
- Rheuma, Arthrose
- Erschöpfungszustände

ZUBEREITUNG: 2 Teelöffel Brennnesselblätter oder -kraut (Blätter und Blüten) – getrocknet oder frisch geschnitten – mit 1 Tasse kochendem Wasser übergießen, 10 Minuten ziehen lassen, anschließend durch ein Sieb abseihen.

DOSIERUNG: 3 Tassen täglich trinken, als Frühlingskur über 4 bis 6 Wochen, ansonsten (bei chronischen Erkrankungen wie Rheuma oder Hauterkrankungen) auch länger anwenden.

BRENNNESSEL-HAARWASSER

ANWENDUNGSGEBIETE:

- Schuppenbildung
- Kopfhautekzem
- Haarausfall

ZUBEREITUNG: 2 Handvoll frische oder getrocknete Brennnesselblätter mit 300 ml Alkohol (70 %) übergießen, mit 100 ml destilliertem Wasser verdünnen, 3 bis 5 Tage stehen lassen, abfiltern.

DOSIERUNG: 1- bis 2-mal täglich 1 EL in die Kopfhaut einmassieren.

ARZNEIMITTEL UND BESCHWERDEN

Bewährte **phytotherapeutische Brennnesselpräparate** aus *Urtica dioica*, der Großen Brennnessel, stehen in reicher Auswahl, unterschiedlicher Form und für verschiedenste Heilanzeigen zur Verfügung. Sie enthalten überwiegend hochkonzentrierte und zum Teil standardisierte Brennnesselextrakte.

ANWENDUNGSGEBIETE:

- Durchspülung der Harnwege (zum Beispiel Natulind 600 mg Tabletten, Brennnesselkraut-Presssäfte)
- Gelenkbeschwerden und Rheuma (zum Beispiel Hox Alpha, Rheuma HEK/Rheuma HEK forte, Brennnesselkraut-Presssäfte)
- Beschwerden beim Wasserlassen infolge Prostatavergrößerung (zum Beispiel Natu-prosta 600 mg, UTK uno)

DOSIERUNG: nach den Angaben der jeweiligen Hersteller.

Die Brennnessel hilft, wenn es brennt

Urtica comp. Globuli (WALA) enthalten neben anderen potenzierten Natursubstanzen (Conchae D6, Stannum metallicum praep. D9) die Kleine Brennnessel, Urtica urens ex herba, in der Potenz D2.

ANWENDUNGSGEBIETE:

- Urtikaria („Nesselsucht") und polymorphe Lichtdermatose („Sonnenallergie"), wenn sie mit Brennen, Jucken und Quaddelbildung einhergeht
- verschiedene Ekzeme und Hauterkrankungen, vor allem mit Juckreiz

DOSIERUNG: 2- bis 4-mal täglich 10–15 Globuli, in akuten Fällen bis zu stündlich.

Combudoron (Weleda) steht als Flüssigkeit, Gel und Salbe zur Verfügung und verdankt seine Wirksamkeit den schmerzlindernden, entzündungshemmenden, abschwellenden, antibiotischen und immunstärkenden Heilkräften der Kleinen Brennnessel (*Urtica urens*) und der Arnika. Es lindert die akuten Beschwerden nach einer Verbrennung, fördert die Absonderung von verbranntem Gewebe und regt den Aufbau neuer Substanz an.

ANWENDUNGSGEBIETE:

- Verbrennungen 1. und 2. Grades (Rötung, Schwellungen, Brandblasen)
- Sonnenbrand und akute Strahlenschäden der Haut (etwa nach einer Strahlentherapie), entzündliche Hautreaktionen
- Insektenstiche

DOSIERUNG/ART DER ANWENDUNG: siehe „Verbrannt – was tun?", Seite 92.

Wund- und Brandgel sowie **Brandessenz** (WALA) sind dem Combudoron vergleichbare, jedoch erweiterte Fertigarzneimittel und u. a. mit Ringelblume (*Calendula*)

DOSIERUNG/ART DER ANWENDUNG: analog Combudoron Gel und Flüssigkeit.

Brennnessel

Die feurige Nessel war einst Mars,
dem Kriegsgott, und dem Eisen gewidmet.
Denn Feuer und stählerne Waffen
dienen der Zerstörung, dem Tod.

Inmitten von Schrott und Zerfall
treibt sie aber doch kraftvoll grün.

Sie macht im Feuer der Zerstörung
die Flamme des Lebens sichtbar.

Altes restlos verbrennen,
damit Neues entstehen kann.
Gewordene Formen vernichten,
um neue Gestalt zu bilden.

So kommt die Welt nie aus der Übung,
sich selbst immer neu zu erfinden.
Runde für Runde rückt sie so
in der Evolution eine Stufe höher.

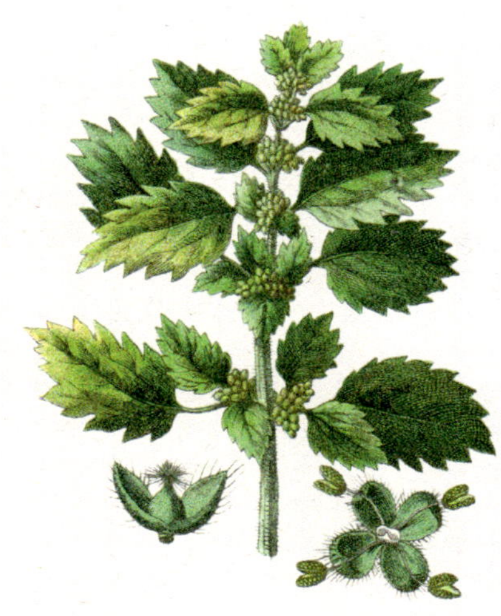

VERBRANNT – *was tun?*

Bei Verbrennungen, selbst von kleinem Ausmaß, muss umgehend Erste Hilfe geleistet und gegebenenfalls ein Arzt gerufen oder aufgesucht werden.

Zunächst steht die rasche, schnell wirksame Schmerzbekämpfung im Mittelpunkt. Auch der weitere Heilungsverlauf (Infektionsrisiko, Narbenbildung) hängt sowohl vom Zeitpunkt als auch von der Art der Erstversorgung ab.

1. **Kühlen**, zum Beispiel unter laufendem Leitungswasser. Dadurch wird überschüssige Wärme abgeleitet und der Schmerz reduziert. Das ist vor allem bei kleinflächigen Verbrennungen der erste Schritt.
2. **Umschläge oder Kompressen** mit **Combudoron Flüssigkeit**, 1:10 mit Wasser verdünnt.
3. **Combudoron Gel** mehrmals täglich auftragen. Die kühlende, glasklare, fettfreie und leicht verstreichbare Substanz legt sich wie ein Schutzfilm auf die geschädigte Haut. Dieses Gel hat sich als einfach anzuwendendes und sofort wirksames anthroposophisches Akutmittel nicht nur bei Verbrennungen bewährt, sondern auch bei Insektenstichen, Sonnenbrand, akuten Bestrahlungsschäden der Haut und entzündlichen Haut-reaktionen, die wie Verbrennungen 1. und 2. Grades mit Schmerzen, Rötung, Schwellung und gegebenenfalls Blasenbildung einhergehen.
4. **Nachbehandlung** von Verbrennungen mit **Combudoron Salbe**: 1- bis 2-mal täglich auftragen. Sie reguliert insbesondere die Narbenbildung, beugt Verhärtungen und „wildem Fleisch" (Keloiden), Pigmentstörungen und anderen Langzeitfolgen vor, die aus einem gestörten Stoffwechsel und überschießender Regeneration der geschädigten Haut resultieren.

Wann zum Arzt?

- Verbrennungen bei Kindern, besonders bei Säuglingen und Kleinkindern – sie werden oft unterschätzt!
- Bei großflächigen Verbrennungen – mehr als 5 % der Körperoberfläche (die Handfläche des Patienten entspricht etwa 1 % der Oberfläche)
- Bei Verbrennungen im Gesicht, an Gelenken oder Geschlechtsteilen
- Bei starker Blasenbildung, Verbrennungen 2. Grades oder höher
- Bei mit der Kleidung verklebten Brandwunden (meist operative Entfernung nötig)

Verbrennungsgrade

1. Grad: Rötung, Schwellung, starke Schmerzen. Trockene Wunden ohne Hautzerstörung, daher Abheilung ohne Narbenbildung.

2. Grad: Blasenbildung, Schwellung, starke Schmerzen. Feuchter Wundgrund, obere Hautschichten betroffen, Narbenbildung möglich.

3. Grad: Haut völlig zerstört, blasige, auch lederartige schwarz-weiße Gewebszerstörung, Schmerzempfindung aufgehoben, da Nervenenden zerstört.

4. Grad: trocken-wachsartige Verkohlung, keine Schmerzen. Betroffen sind alle Hautschichten sowie Strukturen darunter (wie Knochen, Bindegewebe).

Achtung: Die Verbrennungstiefe wird bei Kindern häufig unterschätzt. Hier können scheinbar geringfügige Unfälle schwerwiegende Schäden verursachen. Die Hautdicke von Kindern beträgt nur etwa 20 Prozent der Dicke der Erwachsenenhaut. Ein Erwachsener erleidet eine Verbrennung 3. Grades durch 54 °C heißes Wasser nach einer Einwirkzeit von 31 Sekunden, ein Kleinkind schon nach 10 Sekunden!

Hilfe bei Myomen und starker Menstruation

Berberis, Planta tota/Urtica urens Tabletten (Weleda) vereinigen die Kräfte der Großen Brennnessel, die den Rhythmus von Schleimhautaufbau und Schleimhautabstoßung regulieren, mit der zusammenziehenden Wirkung des Sauerdorns (Berberis/Berberitze).

ANWENDUNGSGEBIETE:

- Myome der Gebärmutter (Uterusmyome) und damit zusammenhängende Menstruationsbeschwerden, vor allem bei zu starker Menstruation
- Strukturierung des Uterus nach Geburten, operativen Eingriffen, Entzündungen

DOSIERUNG: 2- bis 3-mal täglich 2 Tabletten über mindestens ein halbes Jahr.

Siehe auch Berberis/Uterus comp. Globuli (WALA), Seite 189.

Eiserne Kraft bei Erschöpfungszuständen

Urtica dioica Ferro culta Dilution (Tropfen): Zubereitung aus dem Kraut der mit Eisen gedüngten Großen Brennnessel.

Es gibt eine alkoholfreie Zubereitung, **Urtica dioica Ferro culta Rh D3**, die besonders für Kinder geeignet ist.

ANWENDUNGSGEBIETE:

- Erschöpfungszustände (zum Beispiel von Schulkindern, Schwangeren, jungen Müttern), vor allem mit Antrieblosigkeit, niedrigem Blutdruck, Blässe, Infektanfälligkeit
- Blutarmut aufgrund von Eisenverwertungsstörungen bei chronischen Erkrankungen, zum Beispiel Rheuma

DOSIERUNG: 3-mal täglich 15 Tropfen, Erwachsene in der Potenz D2, Kinder bis 12 Jahre in der Potenz D3 (siehe auch Brennnesseltee, Seite 90).

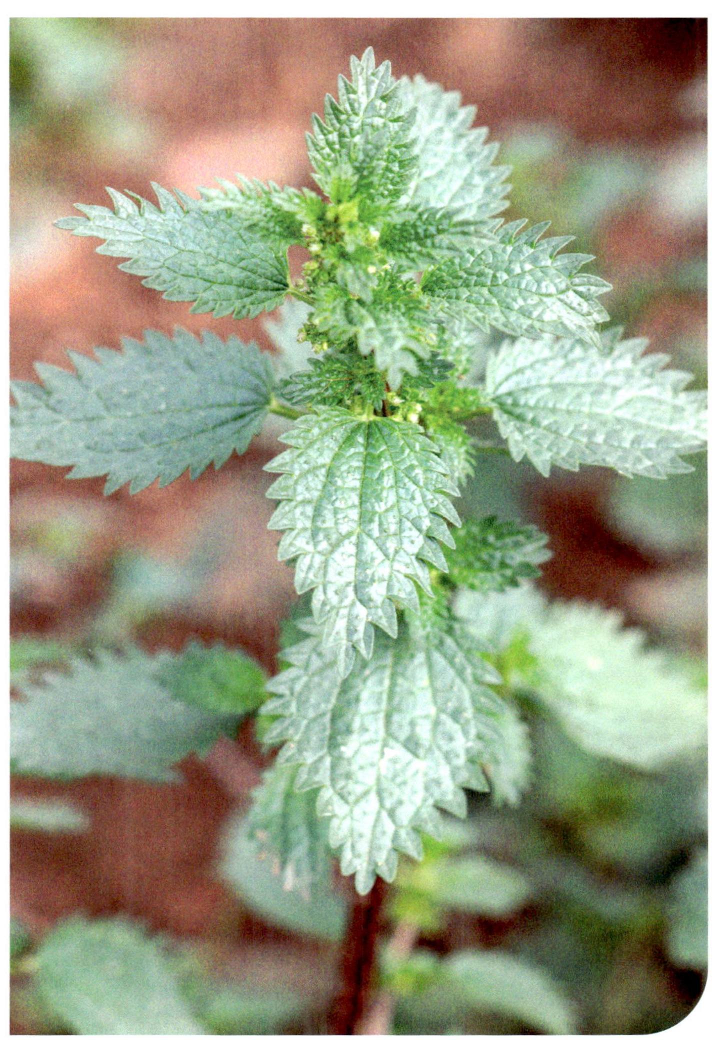

Kleine Brennnessel

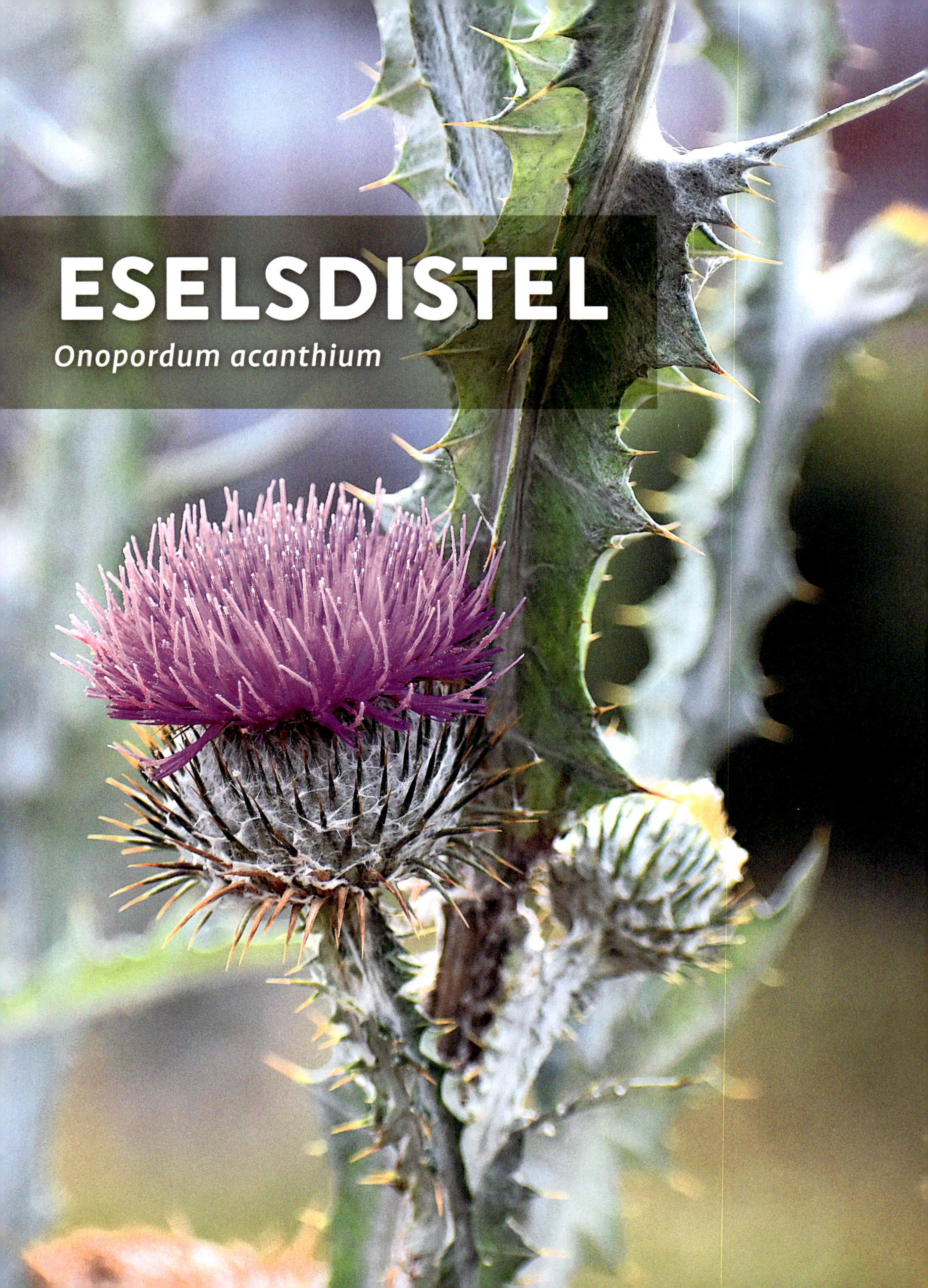

ESELSDISTEL

Onopordum acanthium

Die POWERPFLANZE

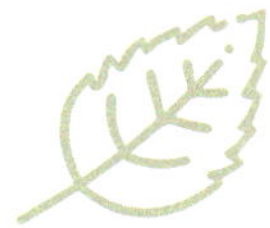

Der Magie der Eselsdistel kann sich wohl kaum jemand entziehen, der einmal vor einem voll entwickelten Exemplar dieser imposanten, bis zu drei Meter hohen Pflanze gestanden hat.

Man findet sie in wärmeren kontinentalen Gebieten und nördlichen Abschnitten des Mittelmeeres, auf sommertrockenen, sandigen, lehm- und auch kalkhaltigen Böden. Ursprünglich stammt sie aus dem südlichen Europa und Kleinasien. Durch die medizinische Nutzung kommt sie heute in kleineren Gruppen in nahezu allen klimatisch geeigneten Gebieten auf der ganzen Welt vor, beispielsweise in Nord- und Südamerika, Australien und im südlichen Afrika.

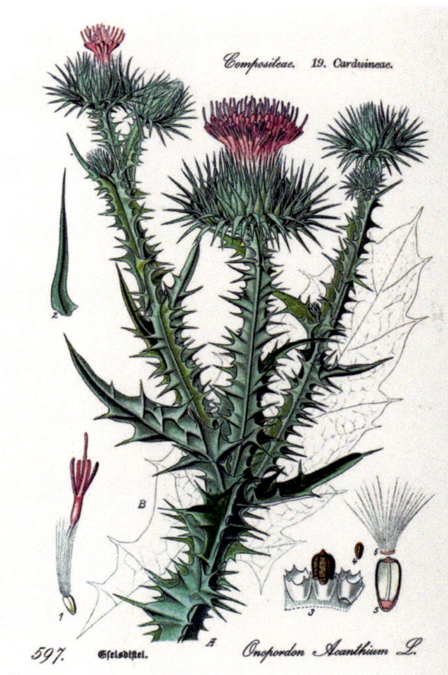

Onopordum acanthium

EIN PFLANZLICHES KRAFTWERK

Betrachten wir die Eselsdistel im Jahreslauf, so erkennen wir an dieser wärme- und lichtliebenden Pflanze eine unglaubliche Gestaltungs- und Wuchskraft. Will man sie im ersten Jahr finden, muss man jedoch genau wissen, wonach man sucht: Dicht am Boden befinden sich die kräftigen Blätter in der typischen Rosettenform. Unterirdisch entwickelt sich eine starke Pfahlwurzel, die nicht nur für die zukünftige Standfestigkeit eine enorme Bedeutung hat. Da die Eselsdistel vorwiegend in sommertrockenen Naturräumen lebt, muss sie mit ihrer Pfahlwurzel in Trockenphasen das Wasser aus tiefer liegenden Schichten heraufholen können.

Im Spannungsfeld von Blatt und Dorn

Im zweiten Jahr prägt sich die Blattrosette in horizontaler Richtung kräftig aus und verfeinert die schon im ersten Jahr entstandenen typischen spitzen, am Blattrand dornig verfestigten Formen. Wenn die Tageslänge dann ihrem Höhepunkt zustrebt, übernehmen in der Distel der mächtige vertikale Wachstumsimpuls und die zur Sonne strebenden Kräfte die Führung. Haupt- und Nebentriebe bilden sich aus und ergreifen den dreidimensionalen Raum. Durch ihre Vitalität und Triebkraft kann die Eselsdistel einen Durchmesser von 1,80 Metern erreichen.

Ein besonderes Phänomen ist die Gestalt der Blätter. Das Blatthafte grenzt sich nicht deutlich vom Stängel ab. Wie Flügel scheinen sich die Blätter aus dem Stängel herauszuspreiten, und selbst in den oberen Regionen erkennt man noch dieses Bildeprinzip. In der ganzen Gestalt der Pflanze zeigt sich die Polarität des blatthaft vegetativen Ausbreitens im Ringen mit dem dornigen Erstarren in den Spitzen – ein weiches Öffnen, um am Ende im Zusammengezogenen zu verhärten.

Die Krone des Haupttriebs bildet die erste Knospe, weitere Knospen bilden sich fortlaufend an den Enden der Seitentriebe – kaum ist eine Knospe ausgebildet, entstehen ganz rhythmisch die neuen Seitentriebe.

Baumartig wirkt diese königliche, wie versilbert schimmernde Pflanze. Ihre violetten Blüten trägt sie wie kleine Kronen. Im ersten Jahr bleibt sie noch bescheiden, zeigt sich nur mit einer bodennahen Blattrosette. Im zweiten Jahr jedoch entfaltet sie mit enormer Wuchskraft ihre erhabene Gestalt. Die im Wachstum rhythmisch polarisierenden Kräfte dienen dem menschlichen Herzen.

In den oberen Bereichen der Pflanze können diese Triebe sehr kurz sein. Etliche Knospen haben sich bereits gebildet, wenn sich endlich die Königsknospe öffnet und ein wunderschöner lilafarbener Blütenkorb zum Vorschein kommt. Dicht gedrängt stehen die Röhrenblüten, bereit für die Insekten, die nicht lange auf sich warten lassen. Eine Vielzahl an Schmetterlingen wie Distelfalter und Ochsenauge, verschiedene Wildbienen, etwa Hummeln, dazu Schwebfliegen und andere Insekten umschwirren diese mächtige Kraftpflanze. In den folgenden Tagen öffnet sich eine Blüte nach der anderen. Wenn sie nicht geerntet werden, reifen sie aus und bilden ölhaltige Samen. Und während sich in den unteren Bereichen die Blätter schon langsam braun färben und mit dem Rückzugsprozess beginnen, lebt in den oberen Segmenten der Pflanze noch die komplette vitale Kraft der Erneuerung durch Blüten und Samenbildung. In der Begegnung mit der Eselsdistel erleben wir im Laufe des Jahres eine zeitliche und eine räumliche Dimension: die Raumbildung durch das rhythmische Zusammenspiel der vertikalen und horizontalen Wuchs- und Bildekräfte, die sich gegenseitig durchdringen und unterstützen; die zeitliche Dimension im Wechsel zwischen dem vegetativ blatthaften Wachstum und dem dornigen Erstarren. Dieses rhythmische Hin-und-her-Schwingen zwischen Polaritäten macht sie zu einer Pflanze, die bei Störungen des rhythmischen Systems beim Menschen eingesetzt werden kann.

Strotzend vor Energie

Der „Baum unter den Disteln“ ist ein wahres pflanzliches Kraftwerk, das nur so von überschüssiger Energie strotzt. Diese schickt die Eselsdistel reichlich in ihre derben Formen, um dennoch ein gehöriges Maß zurückzubehalten, zu speichern – und großzügig zu verschenken. So sind nicht nur die nektarreichen, warm duftenden Blüten für viele Insektenarten und auch Vögel eine Nahrungsgrundlage. Die unzähligen Samen, bis zu 40000 je Blüte, sind reich an Öl – das früher zum Kochen und als Brennöl für Lampen Verwendung fand. Innen unerwartet fleischig, diente die Pflanze zudem nicht nur Eseln, sondern auch den Menschen als Nahrung: Die artischockenartigen Blütenböden sowie Wurzeln und Stiele dieses erstaunlich saftigen Gewächses wurden früher verzehrt.

Nahrung für Menschen, Insekten und andere Tiere

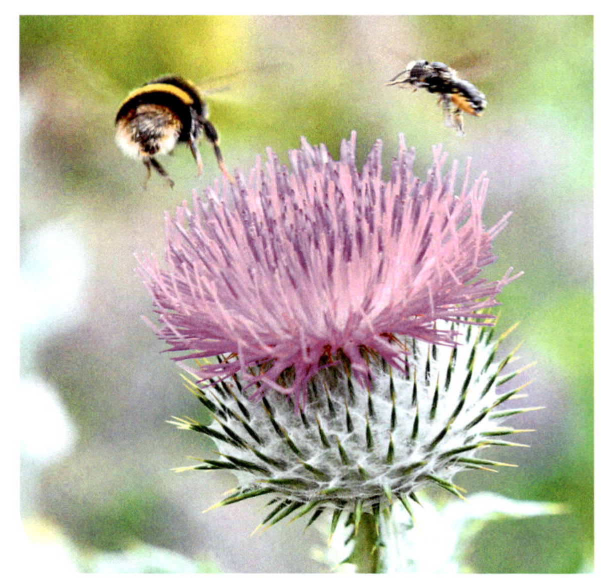

Herzwirbelkräfte

Die oben angesprochene Polarität zeigt sich nicht nur in den großen Blättern, wo sich die intensive Energie erst großzügig entfaltet, dann aber bizarr aufwirft und auffaltet, weil sie an den verhärteten, stacheligen Rändern aufgehalten, zurückgedrängt und aufgestaut wird. Auch die Blüte zeigt diese Dynamik: Sie wirkt wie komprimiert – als würde die Energie, die in den Blättern entlang des Stängels wellenförmig nach oben fließt, im Spiralwirbel der Blütendeckblätter

zusammengepresst, um dann in Gestalt eines Büschels feiner, purpurn bis violetter Röhrenblüten entlassen zu werden, die auf ihre bescheidene Art einer anderen Welt als der Rest der Pflanze anzugehören scheinen, verfeinert und geläutert wirken.
Diese pflanzliche Geste der Eselsdistel entspricht im menschlichen Organismus dem nährenden und wärmenden Substanzstrom, der von unten aus der Leber und den Verdauungsorganen über die Hohlvene in das Herz einströmt, sich in den Lungen mit Sauerstoff anreichert und dem Herzmuskel für seine unermüdliche Tätigkeit – etwa drei Milliarden Kontraktionen im Laufe eines Lebens – zur Verfügung steht. In der spiraligen Wachstumstendenz dieser kraftstrotzenden, großzügigen Powerpflanze, die ihren Höhepunkt im Wirbel des Blütenkorbes erreicht, wirken verwandte Bildungskräfte wie in den Wirbelstrukturen des Herzmuskels. Die Blüte der Eselsdistel wird daher in der Anthroposophischen Medizin zusammen mit anderen Pflanzen eingesetzt, um in Herz-Kreislauf-Mitteln gezielt die Herzmuskelfunktion zu stärken.

Eselsdistel kultivieren

Aussaat und Anzucht: Die Aussaat erfolgt ab Mitte Februar im Gewächshaus, ab Ende April im Freiland. Da es sich um einen Dunkelkeimer handelt, müssen die Samen vollständig bedeckt werden. Die Keimdauer beträgt 12–18 Tage. Das Saatgut ist je nach Lagerung 4–5 Jahre keimfähig.
Beetanbau: Die Eselsdistel stellt keine hohen Ansprüche an den Boden, bevorzugt jedoch gut drainierte, also lockere Gartenböden ohne Staunässe, in sonniger Lage. Auf kargem, wasserarmem Standort zeigt sie verminderten Wuchs. Bei zu nassen Standorten können die Pflanzen gelegentlich auswintern (Frostschaden erleiden). Im Freiland Anbau ab April oder im Spätsommer, dann findet die Blüte im nächsten Jahr statt. Die Reihenabstände betragen mindestens 200 cm; wenn maschinelle Beikrautreduzierung stattfinden soll, sind 4 m angebracht, in der Reihe 150 cm.
Krankheiten und Schädlinge: Läusebefall an Blütenständen und Blättern ist möglich, eine Spritzung mit 2%iger Schmierseife, alternativ Neudosan, schafft Abhilfe. Selten findet man Befall durch Mehltau; eine Behandlung ist hier nicht sinnvoll, da die Blätter vor dem Befall geerntet werden können – und bei den Blüten spielt der Mehltau keine Rolle.
Wildsammlung: Sie spielt für die arzneiliche Nutzung praktisch keine Rolle, da die Pflanze leicht zu kultivieren ist und in der Regel frisch verarbeitet wird. Es gibt einen nordeuropäischen Typ, der grünlicher ist als der mediterrane Typ, welcher mehr silberfarbige Haare auf den Blättern besitzt. Da sich beide leicht miteinander kreuzen, existieren viele Übergänge. Ein jeweils regionaltypischer Anbau ist zu empfehlen, um die Ausprägungen zu erhalten.

ONOPORDUM ACANTHIUM

Die zweijährige, krautige Eselsdistel wird bis zu 2,50 m hoch. Im ersten Jahr bildet sie eine grundständige Blattrosette und eine starke Pfahlwurzel. Im zweiten Jahr wächst der hellgrün bis silbrig weiße, mit Stacheln besetzte Stängel heran. Die gleichfarbigen Blätter sind stachelig, gezähnt, wellig, fiederteilig und mit filzartigen Haaren besetzt, ihre breiten herablaufenden Ränder bilden am Stängel stachelige Flügel. Die Blütenknospen bilden sich an den Enden der weitverzweigten Haupt- und Nebentriebe. Der Blühzeitraum ist Juni bis August. Die kugelige Knospe öffnet sich, und es erscheinen wie in einem Korb eine Vielzahl an kleinen lilafarbenen Röhrenblüten, die von steifstacheligen Hüllblättchen umgeben sind. Während immer neue Knospen nachdrängen, verblühen die ersten Blüten und gehen in die Samenreifung über.

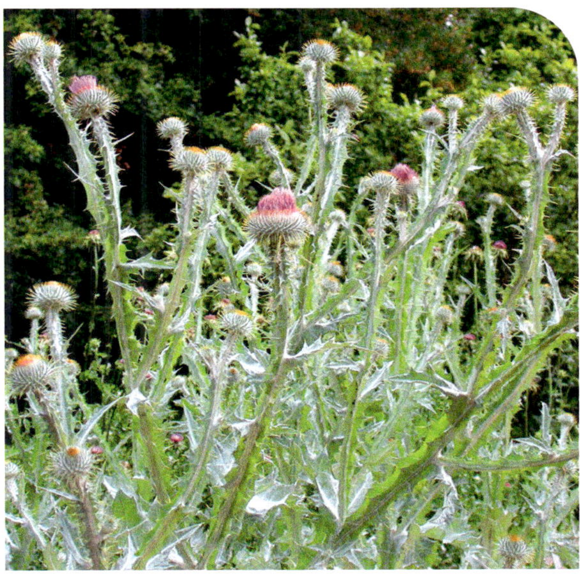

Kraftvoller Wuchs der Eselsdistel

INFO

BOTANISCHE SYSTEMATIK

Ordnung: Asternartige (Asterales)
Familie: Korbblütler (Asteraceae, Compositae)
Unterfamilie: Carduoidae
Gattung: Eselsdisteln (*Onopordum*)
Art: Eselsdistel (*Onopordum acanthium* L.)

Die Eselsdistel gehört zu der großen Familie der Korbblütler (Seite 59). In der Botanik kennt man die Distelgattungen Eselsdisteln (*Onopordum*), Mariendisteln (*Silybum*), Ringdisteln (*Carduus*), Kratzdisteln (*Cirsium*), Kugeldisteln (*Echinops*) und Gänsedisteln (*Sonchus*). Die Gestalt der Eselsdistel kommt dem Urbild der Distel sehr nahe.

Therapeutisch verwendete Arten: Eselsdistel, Mariendistel, Benediktinerdistel (*Carduus benedictus*); Artischocke (*Cynara*).
Volksnamen: Krampfdistel, Frauendistel, Krebsdistel, Eselsfurz.

Der botanische Name *Onopordum acanthium* bedeutet „dornige Eselsblähung" (griech. *onos* = Esel, *porde* = Blähung, *akantha* = Stachel, Dorn) – was vermutlich mit ihrer Wirkung auf Esel zu tun hat, welche nichtsdestotrotz mit Begeisterung Disteln fressen.

INHALTSSTOFFE

Bitterstoffe wie Onopordopircin, außerdem Flavonoide, Gerbstoffe, Cumarine.

ARZNEIMITTEL UND BESCHWERDEN

Als Heilpflanze spielte die Eselsdistel über lange Zeit keine allzu große Rolle: In der Antike setzte man Wurzel und Blätter bei Genickstarre ein, später als Mittel der Volksheilkunde und der Homöopathie bei so unterschiedlichen Zuständen wie Husten, Herzschwäche, Wassersucht, Gallebeschwerden, Rachitis, Krebsgeschwüren (daher auch der alte Name Krebsdistel), bei Gonorrhö (Tripper) und schlecht heilenden Wunden. Die Verwendung der Blüte der Eselsdistel zusammen mit anderen Wirkstoffen in modernen Herz- und Kreislaufmitteln ist eine Besonderheit der Anthroposophischen Medizin.

Hilfe für Herz und Kreislauf

Cardiodoron ist ein anthroposophisches Herz-Kreislauf-Mittel, das die herzstärkenden Wirkungen der Eselsdistel (*Onopordum acanthium*) mit den Heilkräften der Wiesenprimel oder Schlüsselblume (*Primula veris*) und des Schwarzen Bilsenkrauts (*Hyoscyamus niger*) kombiniert. Die Rezeptur dieser außergewöhnlichen Komposition (Seite 153 f.) geht auf Rudolf Steiner und dessen Zusammenarbeit mit einem der ersten anthroposophischen Ärzte, den Kasseler Hausarzt Dr. Ludwig Noll (1872–1930), zurück. Cardiodoron wird auch als „typisches Arzneimittel" oder Typenmittel für Herz und Kreislauf bezeichnet, weil es einen extrem breiten Anwendungsbereich abdeckt – von Krankheitsgefährdungen für Herz und Gefäße bis hin zur Begleitbehandlung voll ausgeprägter Herz- und Kreislauferkrankungen in allen Stadien. Hauptanwendungsgebiet sind jedoch funktionelle Herz-Kreislauf-Störungen, das heißt Beschwerden, denen noch keine organischen Veränderungen zugrunde liegen. Die Diagnose solcher funktionellen Störungen setzt meist voraus, dass durch gründliche ärztliche Diagnostik ausgeschlossen wurde, dass gefährliche und anders zu behandelnde Herzerkrankungen vorliegen.
Wichtig: Bei unklaren oder neu aufgetretenen Herz- und Kreislaufbeschwerden ist in jedem Fall eine Ärztin oder ein Kardiologe aufzusuchen!

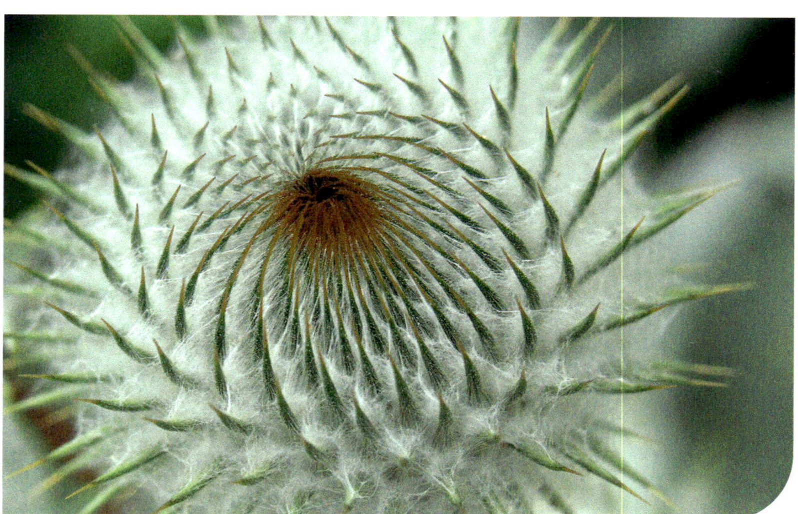

Die besondere Magie der Knospe liegt im spiralartigen Aufbau.

Als Basismittel des rhythmischen Systems unterstützen Cardiodoron und verwandte Präparate wie Primula comp. in unserem Organismus den rhythmischen Ausgleich von gegensätzlichen Impulsen aus dem Nerven-Sinnes-System (zum Beispiel Stress, Reizüberflutung) und dem Stoffwechsel-Gliedmaßen-System (zum Beispiel hormonelle Schwankungen, Blutverteilungsstörungen durch langes Stehen). Sie können uns helfen, Augenblick für Augenblick, Herzschlag für Herzschlag, Atemzug für Atemzug und Tag für Tag unterschiedlichsten Anforderungssituationen gerecht zu werden. Als regulierendes Mittel gleichen Cardiodoron und Primula comp. zwischen Extremen aus und können sowohl bei zu niedrigem (Hypotonie) als auch bei zu hohem Blutdruck (Hypertonie), sowohl bei zu niedriger (Bradykardie) als auch bei zu hoher Pulsfrequenz (Tachykardie) eingesetzt werden. Die regulativen und kreislaufstabilisierenden Wirkungen von Cardiodoron wurden durch zahlreiche wissenschaftliche Studien belegt.

Cardiodoron steht in unterschiedlichen, teils rezeptfreien, teils verschreibungspflichtigen Präparaten für verschiedene Anwendungsschwerpunkte zur Verfügung – als Tropfen, Tabletten und Ampullen, die sich im Wirkstoffgehalt und hinsichtlich zusätzlicher Inhaltsstoffe unterscheiden. Hier werden nur die rezeptfrei erhältlichen und zur Selbstbehandlung geeigneten Präparate besprochen.

Cardiodoron mite Tropfen (Weleda) – anthroposophisches Basismittel für Kreislauf und Herz aus Eselsdistelblüten sowie Blättern der Schlüsselblume (Wiesenprimel) und des Schwarzen Bilsenkrauts.

ANWENDUNGSGEBIETE:

- funktionelle (nicht organbedingte) Herzrhythmusstörungen
- nervöse Herzbeschwerden (Cor nervosum), zum Beispiel Herzklopfen unter Stress, beim Einschlafen
- Blutdruckregulationsstörungen (Altersherz, niedriger Blutdruck mit Schwindel und Kollapsneigung sowie leichte Formen von Bluthochdruck)
- Störungen der Mikrozirkulation (zum Beispiel kalte Hände)
- bei Kreislaufstörungen und als Herzschutz während Infektionskrankheiten (Covid-19, Virusgrippe, Borreliose und andere Infektionen, die mit einer Herzbeteiligung einhergehen können) sowie bei anderen Erkrankungen mit Gefahr von Herz- und Gefäßbeteiligung (zum Beispiel Diabetes mellitus, rheumatische Erkrankungen)
- bei Kreislaufstörungen und als Herzschutz während anderer Therapien, die das Herz belasten und schädigen können (zum Beispiel Chemotherapien, Bestrahlungen, Asthmamittel)
- auch bei Schlafstörungen

DOSIERUNG: 3- bis 4-mal täglich 15–20 Tropfen.

Primula comp. Globuli (WALA) stellen eine alkoholfreie Alternative zu Cardiodoron mite Tropfen dar und enthalten neben den klassischen „Cardiodoron-Pflanzen" noch Conchae (Austernschalen) zur Anregung des Lymphflusses.

ANWENDUNGSGEBIETE:

- wie Cardiodoron mite

SYMBOL DER WEHRHAFTIGKEIT

Die Eselsdistel gilt als Nationalsymbol Schottlands. Der Sage nach griffen Wikinger nachts schlafende schottische Soldaten an. Weil sie jedoch mit ihren nackten Füßen auf Disteln traten, entdeckte man sie wegen des Geschreis und konnte sie erfolgreich abwehren. So wurde die Eselsdistel zur Wappenpflanze Schottlands und des königlichen Geschlechts der Stuarts – als Symbol für den Kampf um Freiheit und Unabhängigkeit. Seit 1687 ist der schottische Distelorden („The Most Ancient and Most Noble Order of the Thistle") der zweithöchste Orden des britischen Empires. Die königlichen Prinzen sind geborene Ritter des Ordens („Royal Knights"), darüber hinaus werden mit dem Orden nur jeweils 16 Schotten und Engländern geadelt. Zu feierlichen Anlässen tragen sie eine prunkvolle goldene Ordenskette mit farbig emaillierten Distelblüten und -blättern, dazu einen Stern auf der Brust mit dem Motto: „Nemo me impune lacessit – Niemand greift mich ungestraft an."

In Frankreich gab es ab 1370 ebenfalls einen Distelorden. Im Wappen von Nancy findet sich unter anderem die Eselsdistel mit dem Motto: „Qui s'y frotte, s'y pique – Wer sich daran reibt, sticht sich daran."

INFO

DAS VERGESSENE ALTERSHERZ

Jenseits des 30. Lebensjahrs nimmt die Leistungsfähigkeit des Herzens um etwa ein Prozent pro Jahr ab. Ein Achtzigjähriger verfügt damit nur noch über 50 Prozent der Herzleistungsfähigkeit. Das „Altersherz" ist keine eigentliche Erkrankung, verdient aber dennoch besondere Beachtung.

Lange kann das Altersherz symptomfrei bleiben – vor allem, wenn größere körperliche und seelische Belastungen vermieden werden. Oft treten jedoch Symptome wie Kurzatmigkeit, Brustschmerzen, Schwindel, Müdigkeit und Konzentrationsstörungen auf. Dann braucht das Herz Unterstützung – auch wenn Kardiologen versichern, dass das Herz „altersentsprechend gesund" sei. Selbst die leichteren, beschwerdearmen Formen des Altersherzens bedürfen der sanften, unterstützenden Therapie. Denn bei fortschreitender Degeneration können sich schwere Krankheitsbilder wie Herzmuskelschwäche (Herzinsuffizienz) und gefährliche Herzrhythmusstörungen entwickeln.

Mit der Behandlung sollte man erst beginnen, nachdem sicher ist, dass keine Herzerkrankung vorliegt. In der Pflanzenheilkunde gibt man reine Weißdornpräparate, in der Anthroposophischen Medizin eine Kombination der Cardiodoron-Pflanzen mit Weißdorn und anderen herzwirksamen Substanzen.

DOSIERUNG: 2- bis 4-mal täglich 10–15 Globuli.

Primula/Convallaria comp. Globuli (WALA) enthalten neben den drei „Cardiodoron-Pflanzen" Conchae (Austernschalen) zur Anregung des Lymphflusses sowie Zubereitungen aus Meerzwiebel, Maiglöckchen und Herz (homöopathisches Organpräparat vom Rinderherz, das die Vitalität des Herzmuskels stärken soll).

ANWENDUNGSGEBIETE:

- wie Cardiodoron mite
- nachlassende Herzkraft im Alter („Altersherz", siehe Kasten)
- begleitend bei Herzmuskelschwäche (Herzinsuffizienz)
- Begleittherapie von Herzrhythmusstörungen und beschleunigtem Herzschlag bei Schilddrüsenüberfunktion (Schilddrüsenautonomie, Basedow)

DOSIERUNG: 2- bis 4-mal täglich 10–15 Globuli.

Crataegus comp. Dilution (Tropfen, Weleda): *Crataegus* (Weißdorn) wurde schon vor mehr als 2000 Jahren in China wegen seiner anregenden, vitalisierenden, wärmenden Eigenschaften geschätzt. In der europäischen Tradition galt Weißdorn als „Pflegemittel für das alternde Herz" (R. F. Weiss), das die nachlassenden Stoffwechselkräfte im alternden Herzen stärkt, die Herzkraft steigert, die Durchblutung verbessert und den Herzrhythmus anregt und stabilisiert. Crataegus comp. enthält neben den drei Cardiodoron-Pflanzen und Weißdorn außerdem das Herz- und Sonnenmetall Gold (Aurum metallicum praeparatum) sowie potenzierte Zubereitungen aus Rinderherz (Cor bovis) und der Kaktee Königin der Nacht (*Cactus grandiflorus*), wodurch die Wirkungen von Weißdorn verstärkt werden.

ANWENDUNGSGEBIETE:

- Altersherz, leichte Formen der Herzmuskelschwäche (Herzinsuffizienz)
- Unterstützung von Herz und Kreislauf bei älteren Menschen, vor allem in Belastungssituationen (Infektionskrankheiten, Operationen, Stress)
- alle Anwendungsbereiche von Cardiodoron mite (Seite 99), speziell bei älteren Menschen (ab etwa 65 Jahren)

DOSIERUNG: 3- bis 4-mal täglich 15–20 Tropfen

Cardiodoron/Aurum comp. Tropfen (Weleda) – eine Zubereitung aus den drei Cardiodoron-Pflanzen, dem Herz- und Sonnenmetall Gold (Aurum metallicum praeparatum), Arnika als kreislaufanregendem Mittel und „innerem Wundheilungsmittel" für Herz und Gefäße (Seite 66 ff.) sowie der Roten Waldameise (*Formica rufa*), die Verhärtungen und Ablagerungen in Herzmuskel und im Gefäßsystem entgegenwirkt.

ANWENDUNGSGEBIETE:

- Begleitbehandlung bei organischen Herzerkrankungen (zum Beispiel Hochdruckherz, Herzmuskelschwäche) zusätzlich zur konventionellen Therapie
- Kreislaufregulationsstörungen mit zu niedrigem Blutdruck und Kollapsneigung (wegen der kreislaufanregenden Arnikawirkung)
- Nachbehandlung von Herzmuskelentzündungen (Myokarditis)

DOSIERUNG: 3- bis 4-mal täglich 15–20 Tropfen.

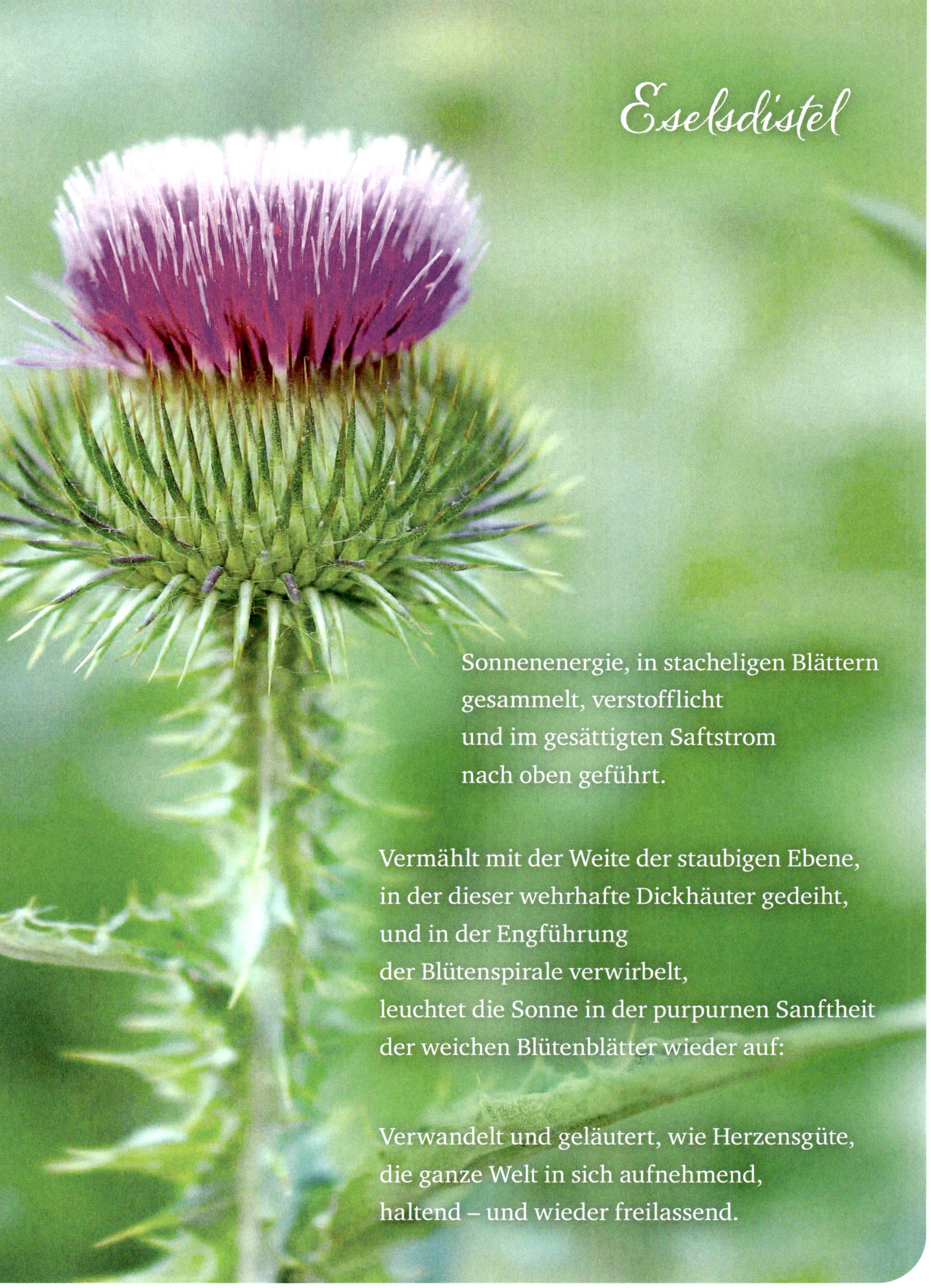

Eselsdistel

Sonnenenergie, in stacheligen Blättern
gesammelt, verstofflicht
und im gesättigten Saftstrom
nach oben geführt.

Vermählt mit der Weite der staubigen Ebene,
in der dieser wehrhafte Dickhäuter gedeiht,
und in der Engführung
der Blütenspirale verwirbelt,
leuchtet die Sonne in der purpurnen Sanftheit
der weichen Blütenblätter wieder auf:

Verwandelt und geläutert, wie Herzensgüte,
die ganze Welt in sich aufnehmend,
haltend – und wieder freilassend.

Stachelige VERWANDTE

Neben der „Powerpflanze" Eselsdistel werden noch weitere Distelarten arzneilich verwendet. Die größte medizinische Bedeutung bis in die Gegenwart haben die üppige Artischocke mit ihren fleischigen Blättern und die klar strukturierte Mariendistel erlangt.

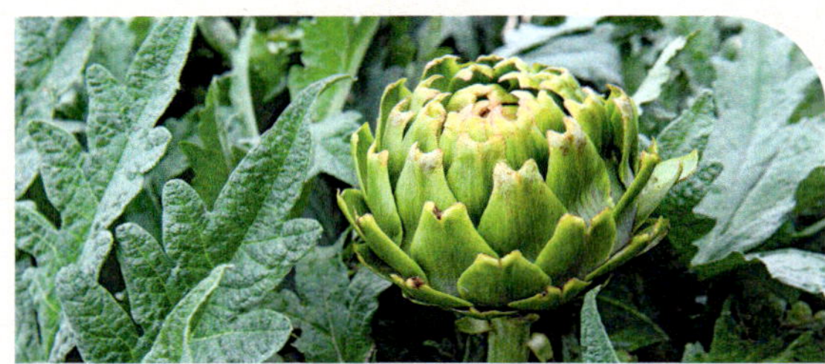

Artischocke – Tonikum für Lust und Leber

Trotz ihrer stattlichen Erscheinung ist die vermutlich aus Nordafrika stammende Artischocke (*Cynara cardunculus*, Syn. *Cynara scolymus*) mit maximal zwei Metern Höhe deutlich kleiner als die Eselsdistel. Die Artischocke schickt ihre starken Lebenskräfte nicht so sehr in die äußere Entfaltung. Sie staut sie mehr in ihren üppigen, graufilzigen, fleischigen Blättern. Heilkräftige Wirkstoffe, darunter viele Bitterstoffe, werden vor allem in den Drüsen an den Außenseiten der Blätter gebildet, die aromatisch duften – Blütenimpulse, die hier in die Blätter zurückgestaut sind. Diesen Besonderheiten verdankt die Artischocke ihre ganz außerordentliche Heilkraft und ihre Beliebtheit als Aphrodisiakum, als Lust und Laune steigerndes Edelgemüse, von der Antike bis in die Gegenwart. Sie hat zudem eine ganze Reihe sehr bedeutsamer medizinischer Wirkungen.

Zubereitungen aus Artischockenblättern regen unter anderem die Durchblutung der Leber an, fördern die Leberregeneration, stimulieren den Gallefluss, senken Blutfette und Cholesterin und wirken entkrampfend, appetitanregend, blähungswidrig.

ANWENDUNGSGEBIETE:

- Verdauungsstörungen mit Völlegefühl und Übelkeit
- Lebererkrankungen (zum Beispiel Fettleber)
- zur Vorbeugung von Arteriosklerose (wegen der Cholesterinsenkung)
- Nach einer Gallenblasenoperation schützt die Artischocke vor dem Wiederauftreten von Gallensteinen. Liegen jedoch Gallensteine vor, sollte sie wie alle den Gallefluss beeinflussenden Mittel nur nach ärztlicher Rücksprache genommen werden.

Phytotherapeutische Fertigpräparate stehen in reicher Auswahl zur Verfügung – als Saft, Kapseln und Tabletten. Sie werden sowohl frei gehandelt als auch in Apotheken angeboten (zum Beispiel Ardeycholan, Aristochol Gallekapseln, Cefacynar, Cynacur, Cynarix N, Hepar Sl forte, Hepar POS, Hewechol Artischocke, Schoenenberger Naturreiner Heilpflanzensaft Artischocke).

DOSIERUNG: gemäß Herstellerangaben.

Ceres Cynara scolymus Urtinktur (Alcea): Die homöopathische Urtinktur wird aus Blättern der Blattrosette hergestellt, die geerntet werden, bevor sich Blütenstiele gebildet haben.

ANWENDUNGSGEBIETE:

Anregung der Verdauung und Fettverbrennung

DOSIERUNG: 1- bis 3-mal täglich 2–5 Tropfen.

Mariendistel – starker Schutz für Leber & Galle

Die Mariendistel (*Silybum marianum*, Syn. *Carduus marianus*) bevorzugt trockene, steinige Standorte, vorwiegend im Mittelmeerraum. Ihre stark gezähnten, dornigen Blätter wirken sehr strukturiert, was durch die netzartige, an Rinnsale von Milch erinnernde Marmorierung betont wird. Dieser Zeichnung verdankt die Pflanze ihren Namen, denn einer Legende zufolge soll die Muttermilch der heiligen Maria auf die Blätter getropft sein.

Im Vergleich zur üppigen, reifen Erotik der Artischocke und zur kraftvollen, geharnischten Struktur der Eselsdistel fällt die strenge Zurückhaltung

der Lebenskräfte in Blatt und Stängel auf. Eine Pflanze, die sich auf das Wesentliche konzentriert: die Speicherung der Wirkstoffe in den kleinen, nussigen Früchten. Sie sind reich an dem leberschützenden Wirkstoffgemisch Silymarin, in dem Silibinin enthalten ist, ein starkes Gegengift bei Knollenblätterpilzvergiftung, die sonst zum Leberversagen führt. Die gut wissenschaftlich untersuchte Heilpflanze wirkt leberschützend, als Radikalfänger (sie unterstützt Abwehr- und Reparaturvorgänge), leberregenerierend, den Gallefluss anregend und leicht abführend.
Die Wirkstoffe sind schwer wasserlöslich, deshalb werden meist **alkoholische Extrakte und Fertigarzneien** verwendet (zum Beispiel Hepa-Loges, Legalon, Mariendistel-ratiopharm, Hepar-Pasc, Silymarin Kapseln).

ANWENDUNGSGEBIETE:

- Fettleber
- unterstützende Behandlung bei chronischer Leberentzündung (Hepatitis)
- unterstützend bei Leberzirrhose
- unterstützend bei toxischen (durch Gifte verursachten) Leberschäden, etwa durch Alkohol und Medikamente (Hormonpräparate, Antidepressiva, Kortison, Schmerzmittel)

DOSIERUNG: gemäß Herstellerangaben.

Carduus marianus e fructibus D3 Globuli (WALA)

ANWENDUNGSGEBIETE:

- Bei Leberstörungen wie bei den alkoholischen Extrakten und Fertigarzneien genannt
- Verstimmungszustände, „seelische Entgiftung“ (wenn „eine Laus über die Leber gelaufen“ ist)

DOSIERUNG: 1- bis 3-mal täglich 10–15 Globuli, bei 1-mal täglicher Einnahmen vorzugsweise abends.

Carduus marianus Kapseln (Weleda) ist ein anthroposophisches Präparat.

ANWENDUNGSGEBIETE:

- Leber-Galle-Leiden (Entzündungen, toxische Leberschäden, Fettleber)

DOSIERUNG: 3-mal täglich 2 Kapseln mit reichlich Flüssigkeit (1 Glas Wasser).

Ceres Carduus marianus Urtinktur (Alcea).

ANWENDUNGSGEBIETE:

- wie Carduus marianus e fructibus D3 Globuli
- Verstimmungszustände, „seelische Entgiftung“ (wenn „eine Laus über die Leber gelaufen ist“)

DOSIERUNG: 1- bis 3-mal täglich 5–10 Tropfen mit Wasser.

Carduus marianus/Oxalis Globuli (WALA)

ANWENDUNGSGEBIETE:

- wie Carduus marianus e fructibus D3 Globuli
- insbesondere auch bei leberbedingten Erschöpfungszuständen

DOSIERUNG: 1- bis 3-mal täglich 10–15 Globuli, bei 1-mal täglicher Einnahme vorzugsweise abends.

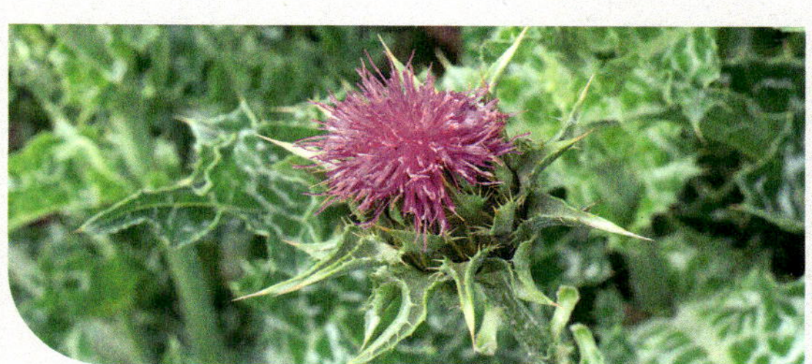

TIPP

ARTISCHOCKENBLÄTTERTEE

Zur Anregung der Verdauung sind, vor allem in Frankreich, artischockenhaltige Aperitifs recht verbreitet. Alkoholfreien Genuss ohne Reue verspricht ein verdauungsfördernder Artischockentee:

ZUBEREITUNG: 1 Teelöffel der fein geschnittenen Droge mit 1 Tasse heißem Wasser übergießen, 10 Minuten ziehen lassen und dann durch ein Teesieb abseihen. Täglich mehrere Tassen davon trinken.

MARIENDISTELFRÜCHTETEE

Wirkt verdauungsfördernd und wohltuend, sofern man sich mit dem bitteren Geschmack anfreunden kann. Er muss besonders lange ziehen, da die Wirkstoffe nur schwer wasserlöslich sind:

ZUBEREITUNG: 2 Teelöffel der gequetschten Samen mit 1 Tasse Wasser kurz aufkochen und mindestens 15 bis 20 Minuten ziehen lassen, dann durch ein Teesieb abseihen. 3-mal täglich mehrere Tassen trinken.

Es gibt Menschen, welche die Mariendistelsamen auch knabbern.

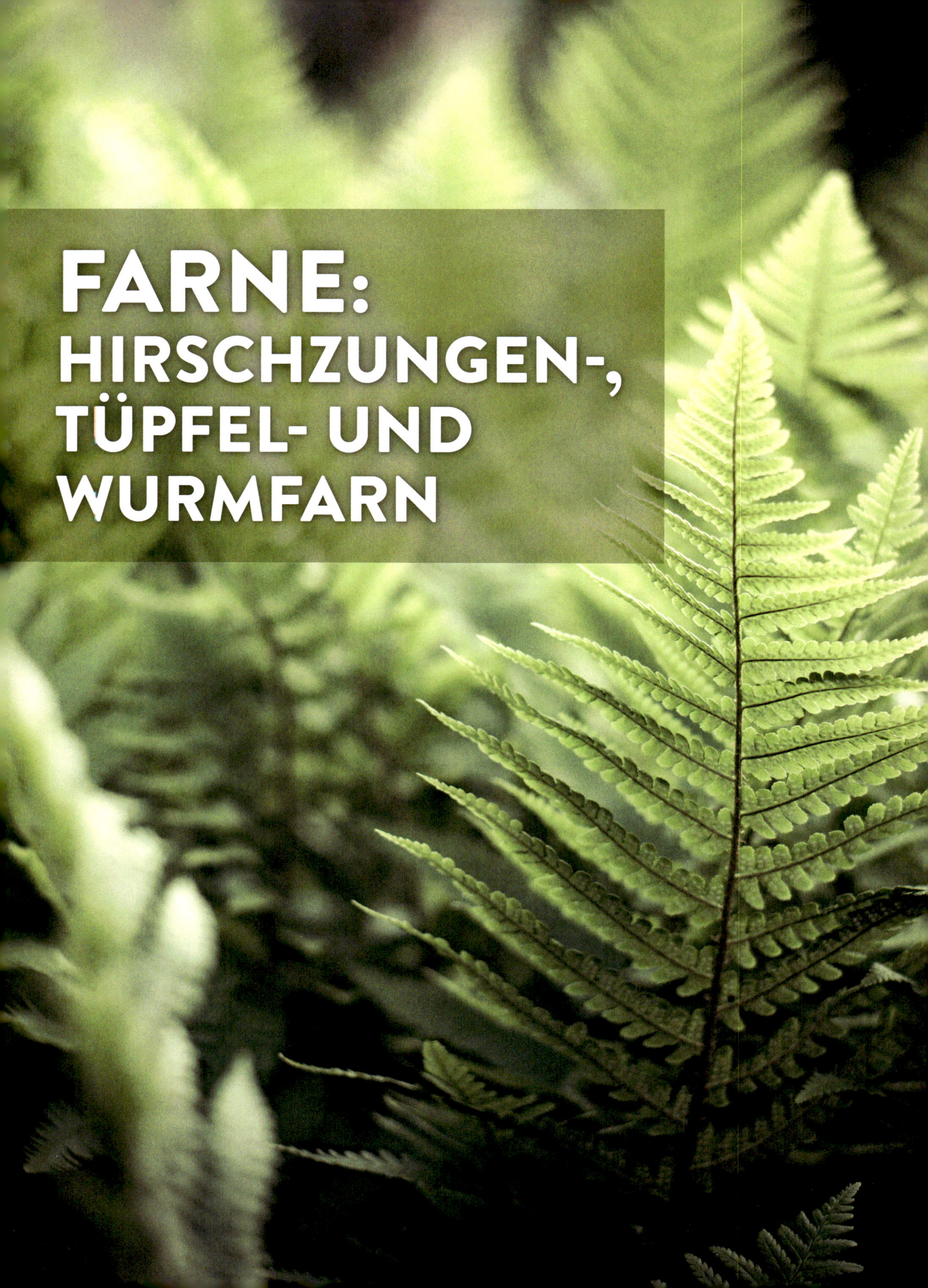

FARNE: HIRSCHZUNGEN-, TÜPFEL- UND WURMFARN

URZEITKRAFT für Darm und Ohr

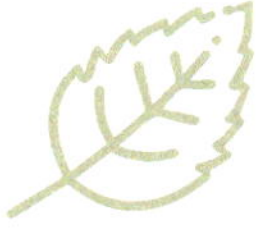

Vor mehr als 400 Millionen Jahren, im Zeitalter des Devon, breiteten sich langsam Landpflanzen auf der Erde aus. Es begann mit Moosen, Pilzen, Bärlapparten – und bald riesengroßen Farnen.

Farne gehören zu den ersten Pflanzen, die Blätter ausbildeten – und das gleich in großer Formenvielfalt, von länglich bis rundlich, einfach oder doppelt gefiedert, gebuchtet, gewellt. Über 200 Millionen Jahre waren die Farne in der Pflanzenwelt vorherrschend. Im Gegensatz zu den Moosen verfügen die Farne über erste „echte" Wurzeln, mit denen sie sich fest und tief mit dem Mineralischen verbinden, damit Nahrung aufnehmen und sich zudem stabilisieren.

Die Blätter sind mit Leitbahnen ausgestattet, Spaltöffnungen für die Verdunstung sind bereits vorhanden und vieles mehr, sodass die Farne sehr unterschiedliche Landstriche durch ihre Vielfalt erobern und dauerhaft besiedeln konnten.

Farne zählen zu den Gefäßsporenpflanzen: Sie haben noch keine Blüten zur Fortpflanzung zur Verfügung, sondern bilden zur Vermehrung Sporen aus – ähnlich den Bärlappgewächsen oder den Schachtelhalmen, die gegen Ende des Devon auftauchten. Fallen die Sporen im Reifezustand auf den Boden, beginnt dort eine Art Vorkeim zu wachsen, der beide Geschlechtszellen in sich vereint. Bei guten Bedingungen, also Feuchtigkeit und Wärme, reifen aus den männlichen Zellen die Samen heran, und mittels eines Wassertropfens werden die weiblichen Geschlechtszellen befruchtet.

Seit etwa 140 Millionen Jahren prägen vornehmlich die Blütenpflanzen oder Bedecktsamer das Bild der Erde – doch haben Farne immer noch ihren Platz und einige davon auch in der medizinischen Verwendung.

Farne kommen heute mit über 12 000 Arten weltweit vor, in Mitteleuropa gibt es etwa 200. In der Regel bevorzugen sie schattige und feuchte Waldstandorte, vor allem hohe Luftfeuchtigkeit ist häufig eine wichtige klimatische Komponente. Aufgrund dieser Vorlieben finden die Farne ihren Verbreitungsschwerpunkt in den feuchtwarmen Tropen, dort können sie auch heute noch als Baumfarne beeindruckende Größen erreichen.

VORLIEBE FÜR DAS DUNKLE UND FEUCHTE

Alle drei Farne, die wir hier beschreiben, sind Schatten- oder Halbschattenpflanzen, und die Vermehrung findet mittels Sporen in einem erdig-feuchten Milieu statt – wir befinden uns also in einem dunklen, feuchten und von einem hohen Maß an Verrottungs- oder Vermoderungsprozessen geprägten Umfeld.

Sie sind Zeugen einer längst vergangenen Zeit, denn vor Jahrmillionen hatten sie bereits ihren ganz großen Auftritt. Bei William Shakespeare nahm Heinrich IV. Farnsamen, um unsichtbar zu werden. Heute helfen Farne uns, das Verdauungssystem zu regulieren – am besten in einer Komposition aus drei Verwandten: Hirschzungenfarn (*Asplenium scolopendrium*), Tüpfelfarn (*Polypodium vulgare*) und Wurmfarn (*Dryopteris filix-mas*).

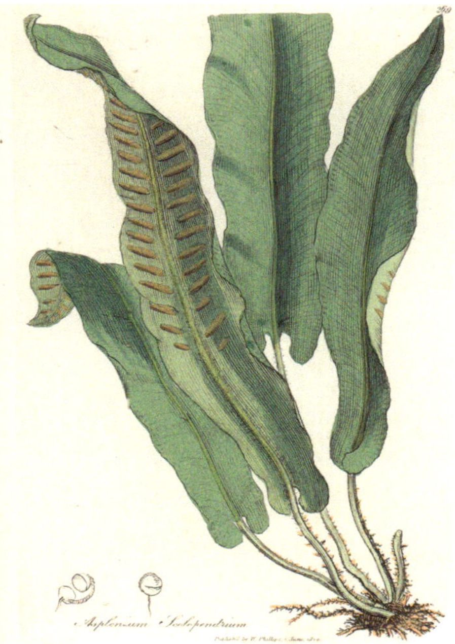

Asplenium scolopendrium

Ihre Blattstruktur ist unterschiedlich – sie reicht von glattrandig über einfach gefiedert bis hin zu doppelt gefiedert. Dieses Wesensmerkmal entspricht einer starken rhythmischen Gestaltung.

Hirschzungenfarn liebt schattige, feuchte Felsengebiete und steinige Wälder, wächst aber auch in Brunnen und schattigen Mauerritzen. Er ist in unseren Breiten etwas Besonderes – nicht nur, weil er eher selten ist, sondern wegen seiner glatten, glänzenden Blätter: Andere Farnblätter sind in der Regel gefiedert.

An Wintertagen, vor allem, wenn der Waldboden mit einer dünnen Schneedecke bedeckt ist, schauen die Vorjahresblätter noch recht kräftig dunkelgrün heraus, als könnten sie sich des natürlichen Zersetzungsrhythmus‘ erwehren. Mit der beginnenden Frühlingssonne und dem ersten zarten Grün rollen sich die neuen Blätter heraus: Ein kräftiger, hellgrüner Farnwedel streckt sich aus der Erde empor zu dem in dieser Zeit noch lichten, da nahezu unbelaubten Waldhimmel. Ein ums andere Blatt entrollt sich aus diesem Trichter und lässt die Hirschzunge zu einer prächtigen, saftigen und vitalen Pflanze heranreifen. Wenn dann schließlich einige Farnblätter ausgerollt sind, entwickeln sich auf den Blattunterseiten langsam die Sporenrippen, anfangs noch hell, im Laufe der Ausreifung werden sie dunkel und sind dann auch deutlich erkennbar. Die Pflanze fühlt sich bei etwa 20 Prozent vom normalen Tageslicht am wohlsten, was zum Beispiel in Buchenwäldern im Juni/Juli bei voller Belaubung die vorherrschende Lichtmenge ist.

Der Hirschzungenfarn kommt in den gemäßigten Zonen Europas, Nordamerikas und Asiens vor, steht aber beispielsweise in Deutschland auf der Roten Liste der besonders geschützten Arten und darf nicht mehr wild gesammelt werden. Für medizinische Zwecke wird er deshalb angebaut.

ASPLENIUM SCOLOPENDRIUM

Hirschzungenfarn ist ein wintergrüner, ausdauernder Farn. Auffallend sind die ungeteilten, ganzrandigen, länglichen, zungenförmigen, zugespitzten, glänzend grünen Blätter, die eine Länge von bis zu 40 cm erreichen können. Trichterförmig in einem Büschel, rollen sich stets neue Blätter aus der Mitte heraus, die älteren Blätter biegen sich zunehmend nach außen. An der Blattunterseite entstehen die typischen länglich-linealen, im ausgereiften Stadium rostbraunen Sporangien (Samensporen), die – schräg von der Mittelrippe weglaufend – parallel zu ihr angeordnet sind. In den Monaten Juli bis September reifen die Sporen.

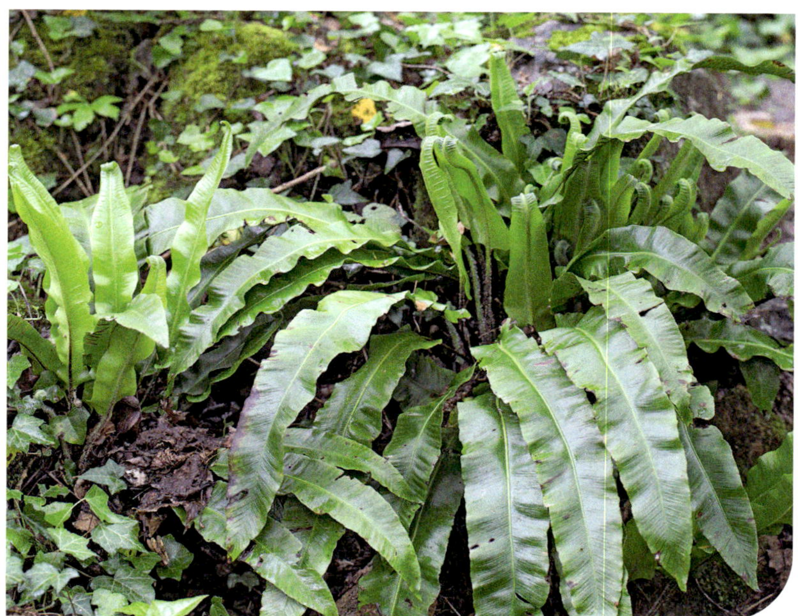

Hirschzungenfarm am Naturstandort

Wer einmal im Wald eine große Gruppe von **Tüpfelfarn** gesehen hat, wird sich bestimmt an diese besondere Szenerie erinnern – das spielerische, duftige Grün am Boden des Waldes fällt sofort ins Auge. Eine Vielzahl kleiner Gruppen im großen Zusammenhang – und doch steht auch jeder Wedel für sich. Diese besondere Erscheinungsform der Gruppe entsteht durch das teils oberirdische, teils unterirdisch verlaufende Rhizom, aus dem die Farnwedel einzeln herausstreben.

Im Gegensatz zu dem schattensuchenden Hirschzungenfarn begegnen wir dem Tüpfelfarn an halbschattigen, oft steinigen, aber auch humosen, jedoch immer durchwurzelten und mäßig trockenen Standorten. Er mag es etwas milder, daher ist bei diesem Farn auch die Ausbreitung in den nördlichen Regionen geringer. Im Süden finden wir ihn hingegen sogar in den gebirgigen Regionen Nordafrikas.

Der **Wurmfarn** (Abbildung Seite 108) ist unter den drei Farnen der größte, wirkt aber gleichzeitig wie der zarteste. Durch die doppelt gefiederten Blätter scheint trotz des schattigen Waldes noch Licht hindurch, zudem zeigt die saftig grüne, frische Farbe, dass ihm das spärliche Licht im Wald genügt. Durch die gefiederten Blätter kann ihm auch starker Wind trotz der großen Wedel wenig anhaben.

Im Frühjahr ist das vehemente Emporstreben der wurmähnlichen jungen Blätter sehr beeindruckend, je nach Standort erreichen sie eine Höhe von über einem Meter. Die großen Wedel behalten ihre grüne Farbe lange in den Herbst hinein, kommt aber der Schnee, dann werden sie zu Boden gedrückt und braun. Schaut man ganz genau ins Innere des Trichters, kann man bereits die angelegten, aufgerollten Farnwedel für das nächste Jahr sehen. Und wieder werden sich die Blätter auf diese faszinierende Weise entrollen. Einerseits zart, andererseits groß und widerstandsfähig, behaupten sich diese Zeugen einer alten Zeit.

Wildsammlung und Anbau

Der Anbau von Hirschzungenfarn ist notwendig geworden, da die Art vom Aussterben bedroht ist. Weil es sich um eine eindeutige Schattenpflanze handelt, die im vollen Sonnenlicht eingeht, ist es wichtig, die richtigen Lichtverhältnisse durch Schattenvliese oder überwachsene Schattentunnel herzustellen. Die vegetative Vermehrung von Hirschzungen- und Tüpfelfarn ist einfach (Seite 108), die Vermehrung über Sporen sehr langwierig und kompliziert. Der Anbau von Wurmfarn lohnt sich nicht, da die Art in unseren Breiten häufig ist und problemlos im Wald gesammelt werden kann. Wichtig ist, die botanischen Unterscheidungsmerkmale zu kennen, da er leicht zum Beispiel mit Frauenfarn verwechselt werden kann. Frauenfarn hat hellere und feiner gesägte Blätter – deshalb wurde er *Athyrium filix-femina* genannt und der Wurmfarn *Dryopteris filix-mas* („Männerfarn").

Von einer Selbstanwendung der Wurmfarnwurzel zu Wurmkuren, wie sie früher üblich waren, muss heute abgeraten werden. Grund dafür sind Vergiftungsfälle, zum Teil mit tödlichem Ausgang, die vor allem nach Überdosierung oder zu schnell wiederholten Wurmkuren aufge-

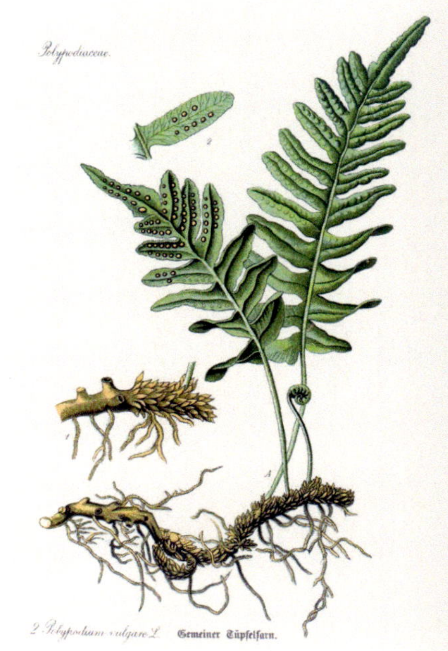

Polypodium vulgare

POLYPODIUM VULGARE

Beim Tüpfelfarn entspringen aus dem mit braunen, lanzettlichen Spreuhaaren besetzten Wurzelstock (Rhizom) die steifen und aufrechten Blätter, die eine Höhe von bis zu 50 cm erreichen können. Einzeln wachsen die Farnblätter aus den kriechenden Wurzelausläufern heraus. Die Blätter überwintern, sind einfach bis fast zur Mittelrippe wechselständig gefiedert und ganzrandig. Auf der etwas helleren Blattunterseite bilden sich in zwei Reihen die typischen, namensgebenden Sporenhäufchen oder Sporentüpfel. Die Sporen reifen je nach Standort im August und September. Die Wurzel hat einen herbsüßen Geschmack, daher kommt wahrscheinlich die volkstümliche Bezeichnung Engelsüß.

treten sind. Sammeln für den Eigenbedarf ist höchstens beim Tüpfelfarn (Engelsüß) sinnvoll (Seite 114).

Hirschzungen- & Tüpfelfarn kultivieren

Vegetative Vermehrung: Beim Hirschzungenfarn teilt man im Frühjahr die Stöcke und pflanzt dann in große Tontöpfe; mindestens drei Augen sollten zu sehen sein. Der Tüpfelfarn vermehrt sich selbst durch Ausläufer, die abgenommen und eingetopft werden; der Austrieb ist in der Regel verlässlich, aber die Vermehrung erfolgt sehr langsam. Als Substrat eignet sich Komposterde, mit Torf und Sand gemischt. Anfangs bei etwa 15 °C halten, nach dem Anwachsen auch kälter. Die Bewurzelungszeit beträgt etwa 4 Wochen.

Beetanbau: Hirschzungenfarn mag kalkhaltigen Boden, möglichst schattig, mit 20–30 % Sonnenlicht – ungefähr so wie in einem vollbelaubten Laubwald im Juli. Tüpfelfarn wächst auf steinigem Boden, halbschattig bis schattig, hat gerne hohe Luftfeuchtigkeit, verträgt deutlich mehr Licht als Hirschzungenfarn. Der Pflanzabstand sollte 50 × 50 cm betragen. Eine Ernte der Blätter ist ab dem 2. Standjahr möglich: bei Hirschzungenfarn von Juli–Oktober, bei Tüpfelfarn ab Ende Juni–September. Alle 2–3 Jahre im Herbst mäßig mit gut verrottetem Kompost düngen. Für eine bessere Bodenstruktur (Waldbodencharakter) kann man im Garten oder sauberen Parkanlagen gesammeltes Laub auslegen und in der Fläche verrotten lassen. Bei ausreichend dichtem liegendem Laub wird so auch das Aufkommen von Beikräutern verhindert. Bitte mit der Handhacke äußerst vorsichtig sein, da das Rhizom leicht verletzt werden kann. Beikräuter spielen aufgrund der geringen Lichtintensität keine große Rolle, die wenigen, die aufkommen, sollten mit der Hand entfernt werden.

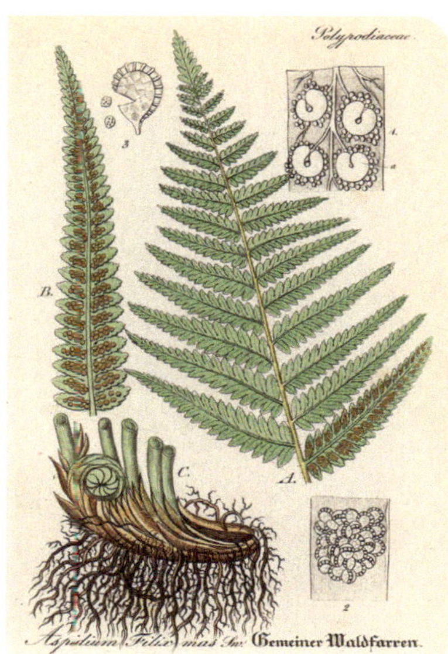

Dryopteris filix-mas

DRYOPTERIS FILIX-MAS

Der Wurmfarn ist wie seine beiden Verwandten eine mehrjährige Pflanze. Aus einem kräftigen, mit kurzen, braunen Schuppen besetzten Wurzelstock rollen sich „wurmartig' die neuen Farnwedel, die in einer Spirale bereits vorliegen, heraus. Sie sind trichterförmig angeordnet und können die Höhe von 1 m überschreiten. Sie haben einen kräftigen, mit braunen Schuppen besetzten Blattstiel. Das Blatt ist zweifach gefiedert und läuft spitz zu, die abgerundeten Fiederblättchen sind gesägt, die Blattoberseite ist dunkelgrün, die Unterseite hellgrün. Auf der Blattunterseite befinden sich zweireihig angeordnete, nierenförmige Sporenhäufchen, die mit einem sogenannten Schleier (dünnes Blatthäutchen) überzogen sind. Die Sporenreife ist je nach Standort und verfügbarem Licht zwischen Juli und September.

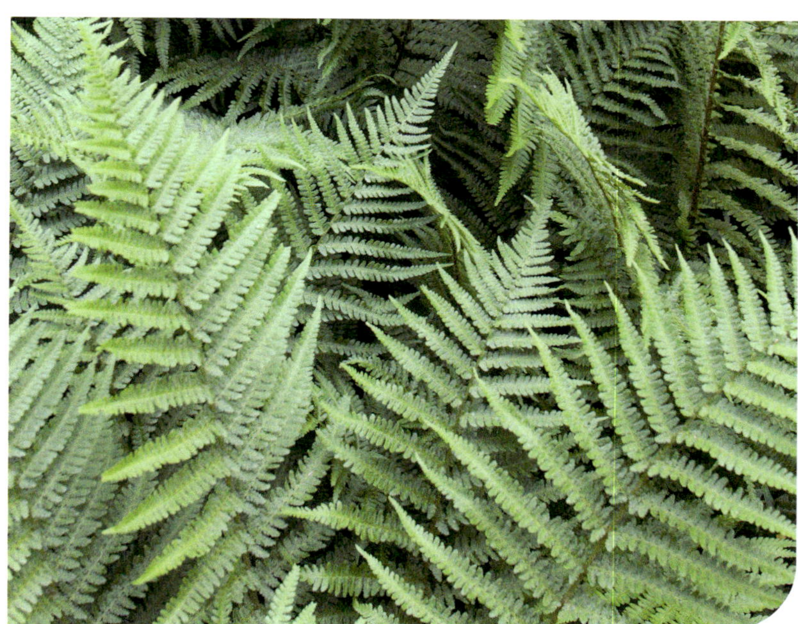

Wurmfarn

Krankheiten und Schädlinge: Sie treten in der Regel nicht auf, außer gelegentlich Feld- und Wühlmäuse, die über Schall vertrieben oder in Fallen gefangen werden können.

FARNE UND VERDAUUNG

Vor etwas mehr als 300 Millionen Jahren – rund 70 Millionen Jahre, bevor die ersten Dinosaurier auftauchten – befand sich unser Planet im Steinkohlenzeitalter, dem Karbon. Die heutigen Kontinente gab es noch nicht, sondern nur den Superkontinent Pangäa, eine Landmasse von unvorstellbarem Ausmaß, die von riesigen, undurchdringlichen, dicht bewaldeten Sümpfen und tiefen Mooren bedeckt war. Hier entstanden die ungeheuren Steinkohlevorräte, von denen heute noch jedes Jahr viele Milliarden Tonnen abgebaut werden. An der Entstehung dieser Steinkohlen-Sumpfwälder waren – neben Schachtelhalmen, Bärlappen sowie später auch Nadelbäumen – vor allem urtümliche, riesenhafte und baumbildende Farne beteiligt. Deshalb wird das Karbon auch „Zeitalter der Farne“ genannt.
Im menschlichen Organismus entsprechen diesen von gewaltigen Flüssen durchzogenen Urzeitsümpfen die den Nahrungsbrei verarbeitenden und von Verdauungssäften durchströmten Feuchtgebiete im Inneren des Magen-Darm-Kanals. Wenngleich in etwas anderen Dimensionen, so ist doch das Ausmaß dieser in den Tiefen des Bauchs verborgenen Landschaften in ähnlicher Weise unvorstellbar wie die Tiefe der Farnwälder: Durch Falten und kleine Ausstülpungen (Darmzotten) ist die Oberfläche des 8 Meter langen Darms bis zu 500 m^2 groß.

Die rhythmische Gestalt weist auf die Heilkraft

Die heutigen Farne müssen sich im Gegensatz zu ihren baumgroßen Vorfahren mit vergleichsweise bescheidenen ökologischen Nischen begnügen. Aber die Vorliebe für das dunkle, feuchte und erdige Milieu ist geblieben und zeigt bereits die besondere Beziehung der Farne zum Darm. Bekräftigt wird sie durch die rhythmische Gestaltung der formenreichen Farnwedel. Die medizinisch verwendeten Farnarten Hirschzunge, Tüpfelfarn und Wurmfarn sind in unterschiedlichen Graden gegliedert. Dadurch wirken ihre Blätter schwerpunktmäßig auf unterschiedliche Abschnitte des Magen-Darm-Traktes, denen sie entsprechen:

- Das glattrandige, leicht wellige Blatt der Hirschzunge (*Asplenium scolopendrium*) entspricht dem zottenfreien, glatten, leicht gewellten Dickdarm.
- Der mehrfach gefiederte Wedel des Wurmfarns (*Dryopteris filix-mas*) weist starke Gemeinsamkeiten mit den Zottenstrukturen im Dünndarm auf.
- Das einfach gefiederte Blatt des Tüpfelfarns (*Polypodium vulgare*) entspricht den Magenschleimhautfalten.

Im Verdauungssystem nehmen die Farne ähnliche Aufgaben wahr wie in der äußeren Natur. Sie helfen, das feuchte, humusreiche, erdige Milieu, in dem sie zu Hause sind, gesund zu erhalten. Das geschieht im Wald

INFO

BOTANISCHE SYSTEMATIK

Ordnung: Tüpfelfarnartige (Polypodiales)
Familie: Streifenfarngewächse (Aspleniaceae)
Art: **Hirschzungenfarn** (*Asplenium scolopendrium* L.)
Scolopendrium = Tausendfuß bezieht sich auf die vielzähligen Sporenrippen, „Hirschzunge“ wegen der Ähnlichkeit zu dieser.
Volksnamen: Ochsa-, Rinderzungä.
Inhaltsstoffe: Gerbstoffe, Flavonoide, Schleim.

Familie: Tüpfelfarngewächse (Polypodiaceae)
Art: **Gewöhnlicher Tüpfelfarn** (*Polypodium vulgare* L.)
Polypodium = viele Füße, wahrscheinlich aufgrund seiner gefiederten Wedel.
Volksnamen: Engelsüß, -wurz, Süßholz.
Inhaltsstoffe: Gerbstoffe, Flavonoide, Schleimstoffe, Steroidsaponine wie das süß schmeckende Osladin.

Familie: Wurmfarngewächse (Dryopteridaceae)
Art: **Echter Wurmfarn** (*Dryopteris filix-mas* L.)
Dryopteris (griech. *drys* = Eiche) weist vielleicht auf den Standort Wald hin.
Volksnamen: Bandwurmwurzel, Farnkraut, Faren, Waldfar, Schawel, Wanzen-, Flöhkraut.
Inhaltsstoffe: Filixsäure, Albaspidin, Gerbstoffe, etwas ätherisches Öl.

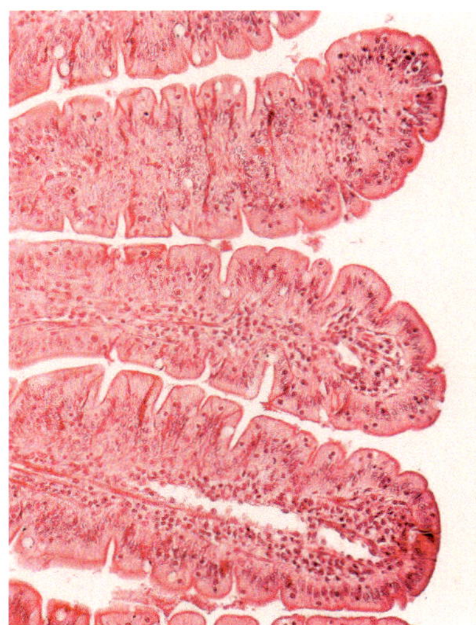

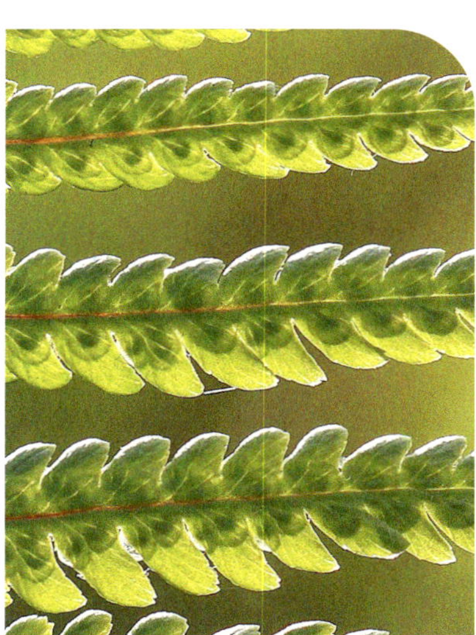

Zottenstrukturen im Dünndarm, die der Struktur des Wurmfarns ähnlich sind

unter anderem dadurch, dass sie organisches Material abbauen (zum Beispiel vermodernde Baumstämme), das ansonsten verfaulen oder von Pilzen besiedelt würde. Im Darm unterstützen Farne ebenfalls die abbauenden Verdauungsprozesse, schützen vor Fremdbesiedelungen und helfen, das Milieu im Verdauungstrakt zu stabilisieren.

Bewährtes Arzneimittel für den Darm

Schon im Altertum wurden Farne bei Erkrankungen des Stoffwechsels, bei Darmerkrankungen und Durchfall angewendet, wie aus den Werken von Dioscurides und anderen antiken Autoren hervorgeht. Die mehrfach erwähnte Verwendung bei Milzkrankheiten deutet ebenfalls darauf hin, dass man die verdauungsregulierenden Wirkungen der Farne schon in der Antike kannte und zu nutzen wusste – wie übrigens auch im alten China. Viele Jahrhunderte später setzte man verschiedene Farnarten bei Wurmerkrankungen des Darms ein (daher der Name „Wurmfarn" für Dryopteris). Farne enthalten zum Teil Giftstoffe, die direkt lähmend auf verschiedene Wurmarten (und andere Parasiten) wirken.

Dass Farnblätter Krankheitserreger abtöten und fäulniswidrig wirken, wusste man früher auch zu nutzen, indem man sie als Verpackungsmaterial für leicht verderbliche Lebensmittel wie Fisch, Fleisch, Butter und Obst verwendete.

Heute werden Farne vor allem als anthroposophisches Naturheilmittel eingesetzt, zusammen mit Weidenblättern (Seite 169), im Sinne eines umfassenden Arzneimittels zur Regulierung der Verdauungsfunktionen mit einem sehr breiten Anwendungsbereich. In dieser Kombination sollen die Weidenblätter die Eindickung des Nahrungsbreis und die Aufnahme der aufgelösten Nährstoffe durch die Darmschleimhaut unterstützen. Die Farne hingegen wirken abbaufördernd und regulieren das innere Milieu von Magen und Darm. Außerdem unterstützen sie die einzelnen Abschnitte von Magen und Darm dabei, ihre Tätigkeiten gemäß bestimmten Verdauungsrhythmen aufeinander abzustimmen.

ÜBER DEN OHRWURMFARN

Der Wurmfarn (*Dryopteris filix-mas*) entfaltet seine Wirkung noch an einem anderen Organ, das auf den ersten Blick nicht viel mit dem Darm zu tun hat: dem Innenohr. Bei näherer und ganzheitlicher Betrachtung jedoch sind Darm und Cochlea (Schnecke), das Innenohr-Hörorgan, ähnlich spiralig gewunden und haben viele Gemeinsamkeiten: In Magen und Darm werden die Nährstoffe abgebaut und in ihre Bausteine zerlegt, um anschließend in speziellen Darmabschnitten in den Organismus überzugehen und wieder zu körpereigenen Substanzen aufgebaut zu werden. Im Innenohr passiert auf einer höheren Ebene dasselbe: Die in das Ohr als Schallwellen eindringenden Geräusche, Klänge und Worte werden im Innenohr in unterschiedliche Frequenzen (Tonhöhen) aufgespalten, wobei die Töne spezielle Sinneszellen (Haarzellen) erregen – hohe Töne am Eingang des spiralförmigen Schneckengangs, tiefe Töne an der Spitze der Spirale. Die derart zerlegten und „abgebauten" Klänge werden anschließend durch das Zusammenwirken verschiedener Gehirnzentren wieder zusammengesetzt, sodass das Gehörte innerlich ertönt. Das Hören ist quasi ein Verdauungsvorgang im Kopf, der genauso wie die Bauchverdauung gestört sein kann.

Volkskrankheit Tinnitus

Eine gestörte „Hörverdauung" liegt zum Beispiel beim Tinnitus vor, worunter man störende Ohrgeräusche wie Brummen, Pfeifen, Zischen oder Rauschen versteht. Ohrgeräusche sind quasi die „funktionellen Verdauungsstörungen des Innenohrs", denen mit herkömmlichen Mitteln meist ebenso schwer beizukommen ist wie beispielsweise Darmblähungen und anderen Reizdarmbeschwerden.

Die Innenohrschnecke ähnelt dem sich ausrollenden Wurmfarn.

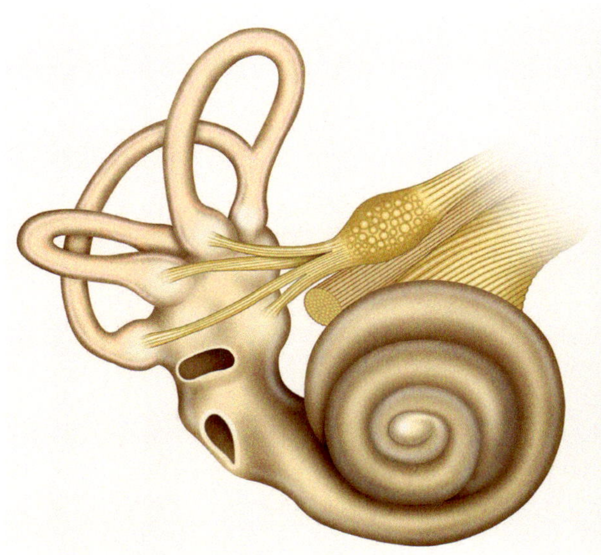

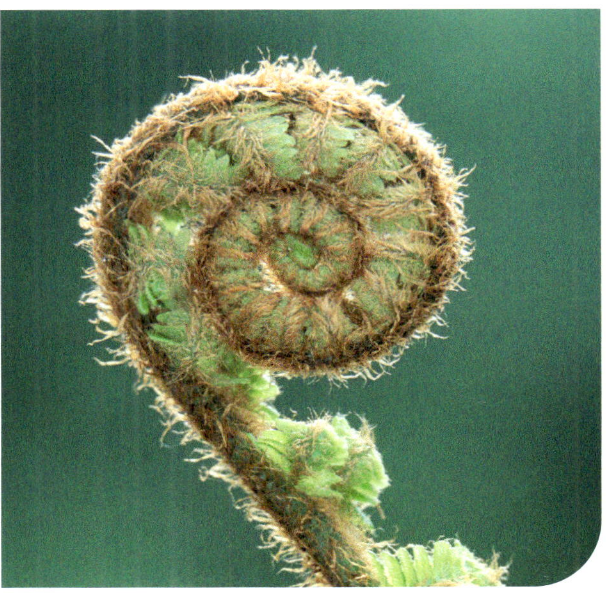

Tüpfelfarn

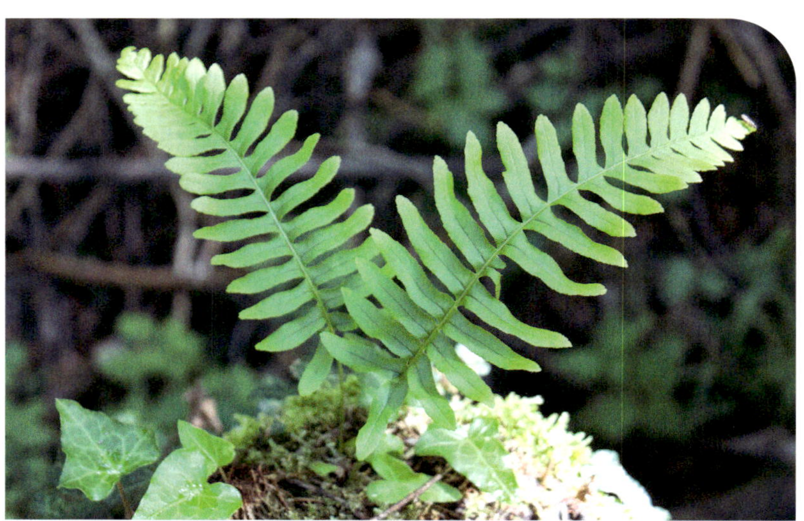

Im Darm unterstützt der Wurmfarn den Abbau der Nahrung, wirkt Fremdbesiedelungen – etwa mit Pilzen – entgegen und wurde früher verwendet, um Würmer abzutöten. Im Ohr fördert er den „Abbau“ der Klänge und Geräusche und hilft, mit quälenden „Ohrwürmern“ fertigzuwerden. Unter „Ohrwürmern“ versteht man zwar im engeren Sinne Melodien, die so eingängig sind, dass sie einem nicht mehr aus dem Sinn gehen. Der Begriff eignet sich aber auch hervorragend zur Beschreibung dessen, was beim Tinnitus passiert. Daher wird er auch nicht selten von Tinnituspatienten benutzt, um bildhaft auszudrücken, wie das Störgeräusch in ihren Gehörgang hineingekrochen ist und sich im spiraligen Labyrinth des Innenohres eingerichtet hat. „Manchmal habe ich das Gefühl“, äußerte sich ein Betroffener, „als würden sie sich in meinem Ohr physisch bewegen. Längst vergessene Geräusche, deren Echos die Korridore meines Innenohrs auf und ab rollen, eingesperrt in der Spirale meiner Cochlea.“ Ein klarer Fall für *Dryopteris*, den Ohrwurmfarn! Denn erstaunlicherweise entfaltet auch hier eine Farnzubereitung ihre zuverlässige Wirkung – und zwar als homöopathische Potenz in Kombination mit der Urtinktur von Ginkgoblättern. Der Ginkgobaum ist wie der Farn eine urzeitliche Pflanze, gilt ebenfalls als „lebendes Fossil“ und bietet vielfältige entwicklungsgeschichtliche Bezüge zum Menschen. Seine Blätter wirken unter anderem durchblutungsfördernd sowie aktivierend auf das Gehirn und die Sinnesorgane.

SCHUTZ VOR BÖSEN GEISTERN?

Farne lieben feuchte, schattige Standorte. Im Mittelalter galt der Farn mit seiner Affinität zum Dunklen, Verborgenen als Schutz vor dem Bösen. Hildegard von Bingen meinte: „Der Teufel flieht die Pflanze. Sie vertreibt Trugbilder, fantasias, und deswegen lieben sie die bösen Geister nicht. An dem Platze, an dem sie wächst, übt der Teufel sein Gaukelspiel selten aus. Blitz, Donner und Hagel fallen dort selten ein. Wer den Farn bei sich trägt, ist sicher vor den Nachstellungen des Teufels und vor bösen Anschlägen auf Leib und Leben.“

ARZNEIMITTEL UND BESCHWERDEN

Digestodoron Tropfen und **Tabletten** (Weleda) – anthroposophisches Basismittel aus allen drei Farnblättern sowie aus Weidenblättern zur Behandlung von Verdauungsstörungen und Darmerkrankungen.

ANWENDUNGSGEBIETE:

- Durchfall, Verstopfung, Blähungen, Sodbrennen, Appetitlosigkeit, Völlegefühl und Übelkeit
- Reizdarmsyndrom

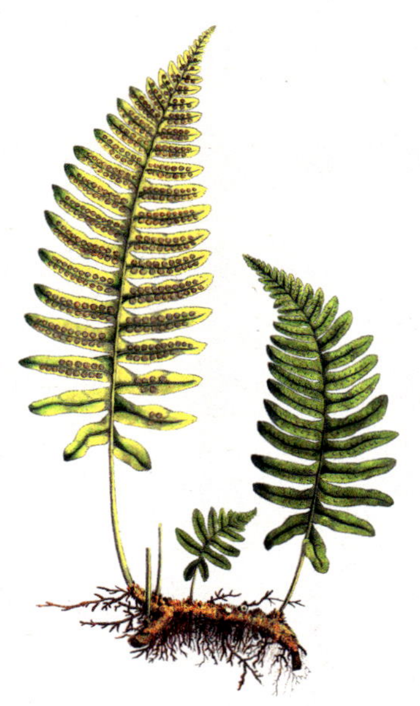

Mythos und Magie der FARNE

In der Naturheilkunde und Anthroposophischen Medizin nutzt man die sich ergänzenden Wirkungen von Farnen und Weiden erfolgreich. Faszinierend ist, dass beide auch in alten Überlieferungen Pendants darstellen: Die legendären, angeblich von Farnen stammenden „Wünschelsamen“ mit ihren zauberkräftigen Wirkungen waren das Gegenstück zu den von den Weiden stammenden „Wünschelruten“.

Wünschelsamen wiesen verborgene Schätze aus, ließen Wünsche in Erfüllung gehen und verfügten über vielfältige magische Kräfte. Dabei hatte kein Mensch jemals diese „Farnsamen“ zu Gesicht bekommen, denn Farne blühen nicht und bilden gar keine Samen.

Geheimnisvoller „Staub“

Farne pflanzen sich mithilfe einer Art Staub fort, der aus winzigen, einzelligen Sporen besteht. Dieser Staub befindet sich in Sporenträgern (Sporangien), kleinen Gefäßen, die in rhythmisch angeordneten Gruppen (Sori, Sporenträgerhäufchen) meist an den Blattunterseiten sitzen. Wenn die reifen Sporenträger platzen und die Sporen auf nassen Boden gelangen, entwickelt sich aus ihnen ein ungestalter Vorkeim (Prothallium) mit Keimzellen. Für deren Befruchtung ist ein feuchtes Milieu nötig. Erst aus der befruchteten Eizelle des Vorkeims entsteht die Farnpflanze. Diese Tatsachen waren lange Zeit völlig unbekannt.

Sporen statt Samen

Erst 1794 lüftete John Lindsay, ein britischer Arzt und Hobbybotaniker in Jamaika, das Geheimnis der „Farnsamen“ und beschrieb die Fortpflanzung über Sporen und Vorkeime in einer bahnbrechenden Publikation. Zwar hielt bereits im 16. Jahrhundert der Botaniker Hieronymus Bock (1498–1554) die deutlich sichtbaren Sporenträgerhäufchen (Sori) für Samen, doch diese Ansicht konnte sich nicht durchsetzen. Denn niemals hatte jemand Farnpflanzen aus Sori entstehen sehen. Selbst Botaniker ließen sich eher zu dem Irrglauben hinreißen, Farnblüten und Farnsamen seien unsichtbar. Sogar der große Botaniker Carl von Linné (1707–1778) zweifelte nicht an deren Existenz.

Pflanzliche Tarnkappe

Fantasie und Aberglauben hatten also freie Bahn. Weit verbreitet war die Überzeugung, dass die Farne nur um Mitternacht in der Johannisnacht (23./24. Juni, gleich nach der Sommersonnenwende) für kurze Zeit erblühen und im Zeitraffertempo die begehrten Samen erzeugen würden. Die Farnsamen standen angeblich unter dem magischen Schutz dunkler Mächte und konnten daher nur bei äußerster Gefahr für Leib und Seelenheil gesammelt werden. Der Finder würde reichlich belohnt. Denn das populäre, aus „Farnsamen“ gewonnene Pulver sollte Unsichtbarkeit verleihen und alle Schlösser öffnen. Besonders bei Dieben und Einbrechern war es daher sehr begehrt. „Wir gehen unsichtbar, denn wir haben Farnsamen“ („We have the receipt of fern-seed, we walk invisible“), heißt es in einer Szene des „Heinrich IV.“ (1597) von William Shakespeare. Noch im 17. Jahrhundert waren die Farnsamen als „pflanzliche Tarnkappen“ vermeintlicher Einbrecher und Diebe so gefürchtet, dass Kirche und Landesherren das Sammeln der (nicht-existierenden) Samen zu Johanni unter strenges Verbot stellten.

- entzündliche Darmerkrankung (Colitis ulcerosa, Morbus Crohn, Divertikulitis)
- Pilzbefall des Darms (Candida)
- Störungen der Darmflora (Dysbiosen)
- Nahrungsmittelunverträglichkeiten
- Darmbeteiligung bei anderen Erkrankungen, etwa Autoimmunerkrankungen
- Nebenwirkungen anderer Therapien auf den Darm (zum Beispiel durch Antibiotika, Schmerz- und Rheumamittel, Strahlen- und Chemotherapie, Sondenernährung) – zur Vorbeugung und Behandlung

DOSIERUNG: 3- bis 4-mal täglich 2–4 Tabletten, gut zerkaut mit Wasser oder in Wasser/Tee aufgelöst (oder 20 Tropfen in Wasser) 15 Minuten vor den Mahlzeiten.

Aquilinum comp. Globuli (WALA) – enthält im Vergleich zu Digestodoron anstelle des Tüpfelfarns den bis zu 4 Meter großen Adlerfarn (*Pteridium aquilinum*), der hier vor allem die Vitalität der Darmschleimhaut anregen soll. Enthält weitere verdauungs- und stoffwechselanregende Pflanzen: Löwenzahn (*Taraxacum officinale*), Schöllkraut (*Chelidonium majus*) und Goldrute (*Solidago virgaurea*), jedoch keine Weidenblätter.

ANWENDUNGSGEBIETE:

- Entgiftung, zum Beispiel im Rahmen von Fastenkuren, ausleitenden Diäten oder nach Chemotherapien und sonstigen Belastungen
- Anregung des gesamten Magen-Darm-Stoffwechsels und der Verdauung

DOSIERUNG: 2- bis 4-mal täglich 10–15 Globuli.

Salix/Rhus comp. Globuli (WALA) – enthält ebenfalls Adler- statt Tüpfelfarn sowie Weidenblätter und andere Wirkstoffe, die auch insgesamt kräftigend wirken.

ANWENDUNGSGEBIETE:

- wie oben, außerdem Appetitlosigkeit
- Erschöpfungszustände nach länger anhaltenden Durchfallerkrankungen, Darmoperationen und aufgrund von Mangelernährung

DOSIERUNG: 2- bis 4-mal täglich 10–15 Globuli.

Ceres Ginkgo-Dryopteris comp. (Alcea) – enthält Ginkgo als homöopathische Urtinktur und das potenzierte Kraut des Wurmfarns (*Dryopteris*).

ANWENDUNGSGEBIETE:

- Tinnitus (Ohrgeräusche)
- auch bei anderen Innenohrstörungen lohnt sich ein Behandlungsversuch (etwa nach Knalltrauma, Hörsturz), vor allem, wenn dabei Ohrgeräusche vorliegen

DOSIERUNG: 2-mal täglich 5–10 Tropfen einnehmen.

„Hirschzungenfarn nützt der Leber, reinigt die Lunge, heilt die schmerzenden Eingeweide und nimmt die innere Fäulnis und den Schleim weg.“

TIPP

TÜPFELFARNTEE

Die Wurzel des Tüpfelfarns (der wegen des süßlichen Geschmacks dieser Wurzel auch Engelsüß heißt) findet sich noch in mancher traditionellen Teemischung, etwa in Hustentees – unter anderem wegen der schleim- und hustenlösenden Wirkung. Bei chronischen Lungenerkrankungen (Bronchialasthma, chronische Bronchitis) wird der Tee über längere Zeit getrunken. Außerdem regt ein Tüpfelfarntee Gallefluss und Appetit an und wirkt leicht abführend. Als weitere Anwendungsgebiete sind Fieber, Gicht und Rheuma überliefert.

Wenn man die Wurzel selbst ernten will, gräbt man sie im Herbst aus (September bis November) und setzt die Wurzelspitze wieder ein, damit der Farn nachwachsen kann. Anschließend die Wurzel trocknen lassen und zerkleinern.

ZUBEREITUNG: 2 gehäufte Teelöffel von der zerkleinerten Wurzel mit 1 Tasse kaltem Wasser übergießen, erhitzen und 5 Minuten kochen lassen. 2 bis 3 Tassen täglich trinken.

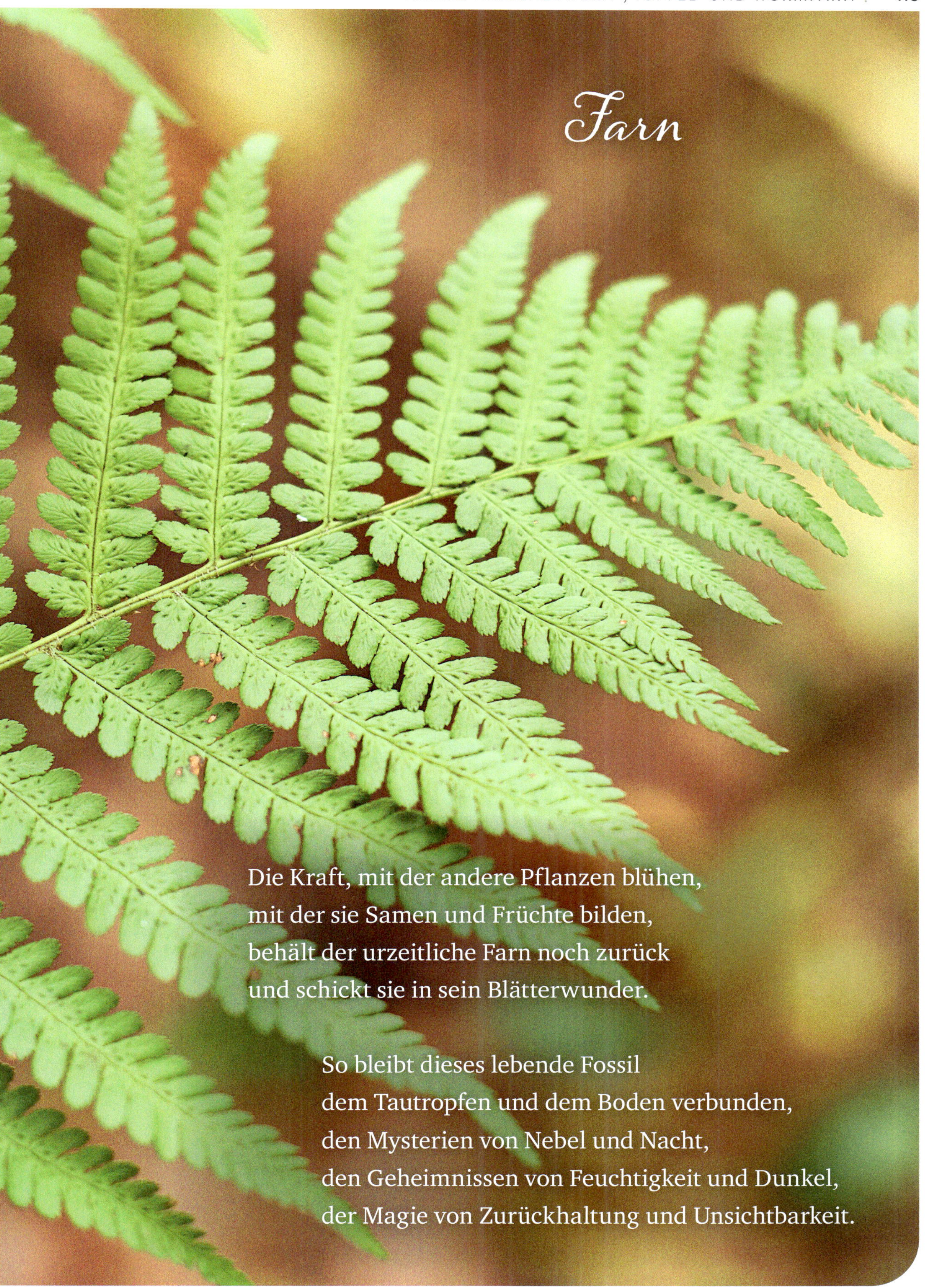

Farn

Die Kraft, mit der andere Pflanzen blühen,
mit der sie Samen und Früchte bilden,
behält der urzeitliche Farn noch zurück
und schickt sie in sein Blätterwunder.

So bleibt dieses lebende Fossil
dem Tautropfen und dem Boden verbunden,
den Mysterien von Nebel und Nacht,
den Geheimnissen von Feuchtigkeit und Dunkel,
der Magie von Zurückhaltung und Unsichtbarkeit.

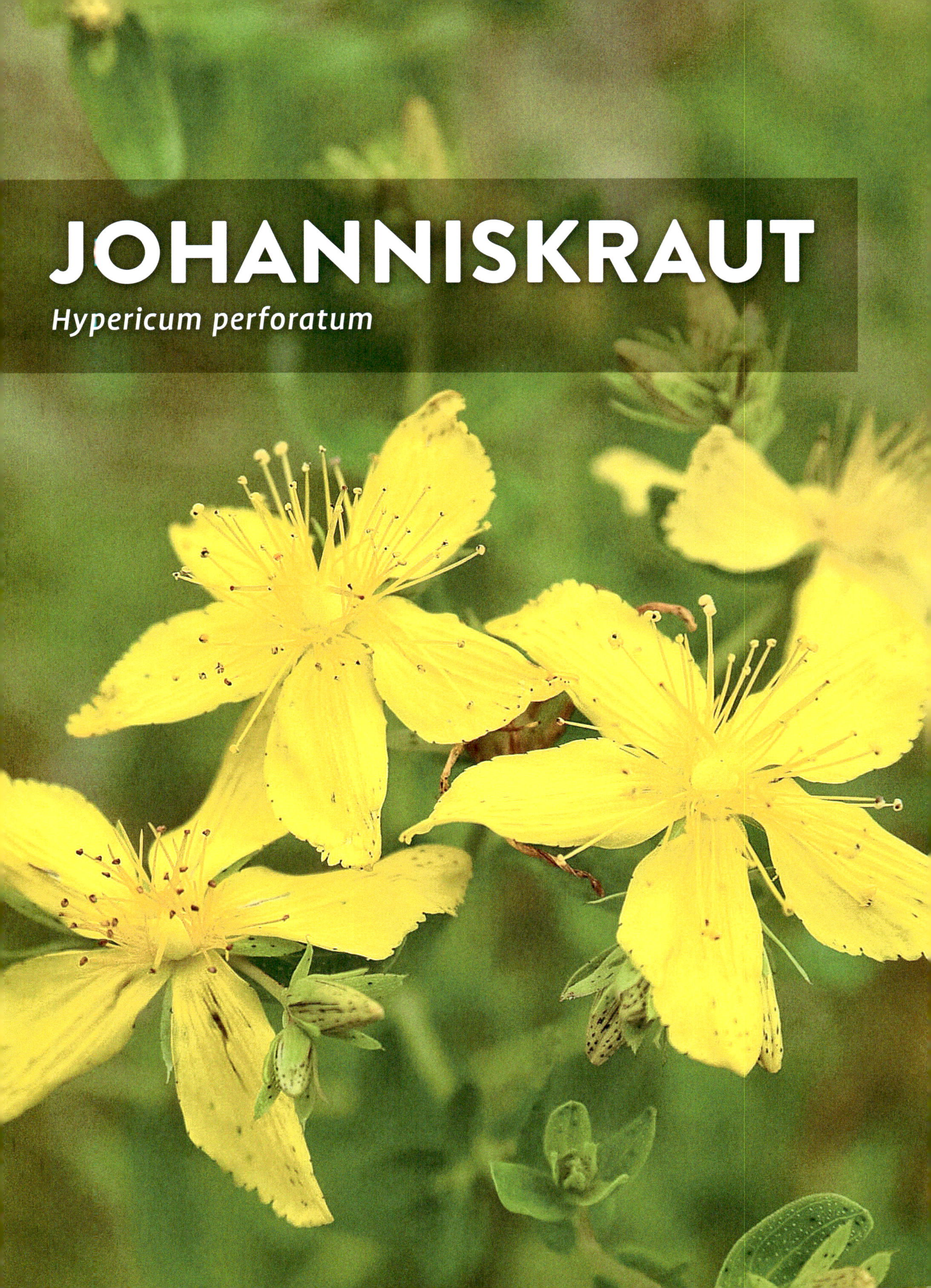

JOHANNISKRAUT

Hypericum perforatum

Lichteinschalter FÜR DIE SEELE

Die sonnengelben Blütenblätter, die Staubblätter wie Strahlen – so leuchtet das Johanniskraut an Sommertagen mit der Sonne um die Wette. Kein Wunder, dass diese zauberhafte Pflanze unter anderem speziell bei Winterdepressionen hilft.

Johanniskraut findet man fast auf der ganzen Erde, von der Ebene auf Meeresniveau bis in den subalpinen Bereich von etwa 1300 Metern – an Gebüschsäumen und Waldrändern, in Brachen und Lichtungen, in Magerwiesen, auf Ginster- und Heidekrautheiden, an Wegen und Böschungen, auf Bahnschotter und an Mauerrändern als Pionierpflanze. Seine Heimat ist Nordafrika, Westasien und das gemäßigte Europa, in anderen Erdteilen wurde es eingebürgert.

In Mitteleuropa leben 13 Arten, in ganz Europa 61 und weltweit etwa 200, wobei verschiedene Autoren unterschiedliche Angaben machen, da die Artgrenzen unterschiedlich gezogen werden. Relativ gut bekannte Arten sind Geflecktes Johanniskraut (*Hypericum maculatum*), Geflügeltes Johanniskraut (*H. tetrapterum*), Niederliegendes Johanniskraut (*H. humifusum*) und Behaartes Johanniskraut (*H. hirsutum*). *Hypericum perforatum* ist als Arzneipflanze am bekanntesten.

ALLES WEIST AUF DAS SONNENHAFTE

Die starke Sonnensignatur der Pflanze hat bereits Paracelsus erkannt. Der moderne, rational geprägte Mensch, der sich heutzutage in einer weitgehend entzauberten Denkweise bewegt, muss seine Beobachtungsgabe wieder neu schulen, um die Zusammenhänge Licht-Wärme-Farbe bis hin zum Gefühl der Liebe in der Begegnung mit dieser Pflanze wieder intuitiv erfassen zu können.

Bei genauer Betrachtung gibt es viele Hinweise: Zunächst ist da der Blühzeitpunkt. Die Hauptblütezeit fällt in den Zeitraum um Johanni, also dann, wenn am meisten Licht auf die Nordhalbkugel scheint und die Tage am längsten sind. Wir finden das Johanniskraut häufig an sehr lichten Standorten, Schattenplätze mag es nicht. Die Blüte mit ihrer sonnengelben Farbe sowie die blutrote Färbung, die auftritt, wenn man die Blüten und Knospen zerdrückt, sind weitere Hinweise; ebenso der würzig-aromatische Geschmack der Blätter, der stoffwechselanregend und erwärmend wirkt. Die Samen brauchen eine Zeit lang Lichtkontakt, um zu keimen. Ohne Lichtkontakt können sie jahrelang im Dunklen, Feuchten verbleiben; erst wenn sie einige Sonnenstrahlen getroffen haben, wird die Keimruhe gebrochen, und sie keimen dann auch im Dunkeln. Das Aufblühen zeigt ebenfalls den Sonnenbezug: Eine Stunde vor Sonnenaufgang öffnen sich die duftenden Blüten – und zwar so schnell, dass man es mit etwas Geduld gut verfolgen kann. Die Pflanze ist jedoch

Diese Pflanze fängt das Licht ein. Mit ihrer ganzen Gestalt richtet sie sich zur Sonne aus, wandelt die Lichtenergie in ätherische und harzige Substanz. Ein Symbol für Wärme, für Liebe, für Licht – und vor allem für das menschliche Nervensystem ein Geschenk. In das Dunkel der seelischen Depression bringt sie das Licht und die Kraft der Sonne.

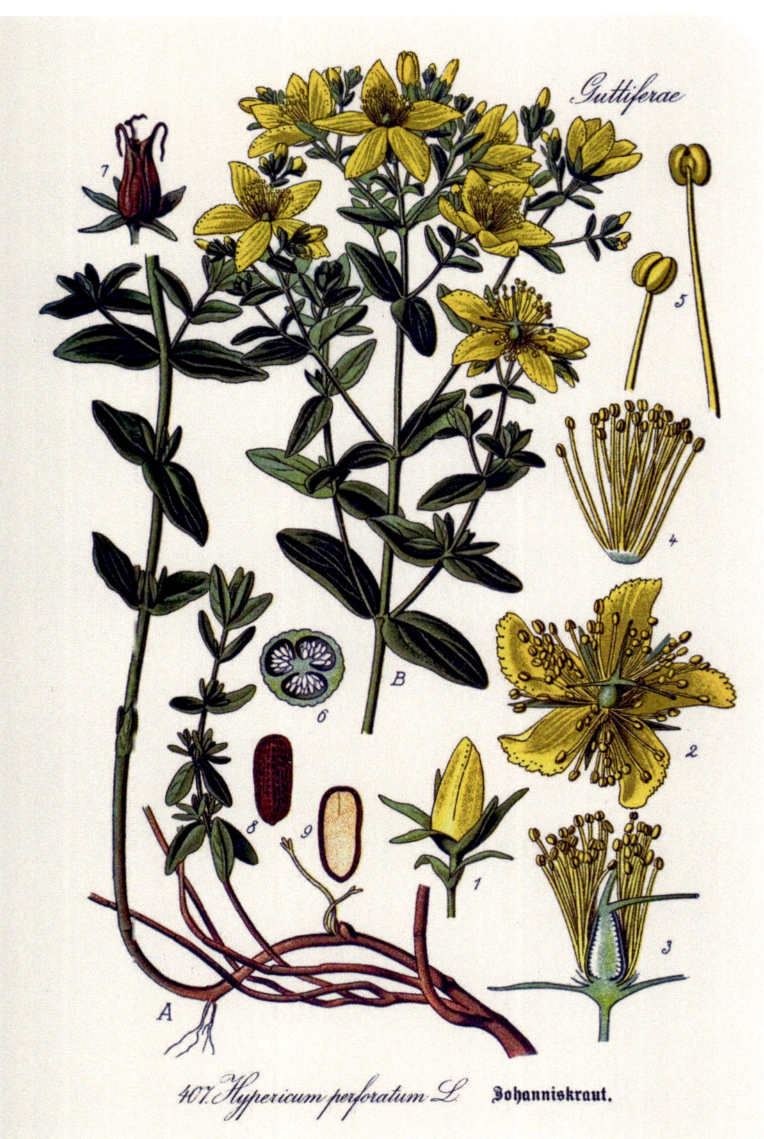

Hypericum perforatum

durch ihr verästeltes Wurzelwerk und ihre Ausläufer dem Flüssigen und Festen in der Erde gut verbunden – als Lichtpflanze braucht sie das, damit die Wärme und das Licht nicht ungebremst verlodern.
Die Anwendung des Johanniskrauts auf der Haut erhöht deren Sensibilität für Licht. In der Therapie hat die Sonnenpflanze die Fähigkeit, das Licht dorthin zu bringen, wo der kranke Mensch im seelischen Dunkel (der Depression) lebt, und ihn innerlich wieder zu „durchleuchten". Das Licht wirkt als essenzielle Energiequelle für die Nerven – die Schnittstelle zwischen Körper und Seele –, wenn die Tage kürzer werden und vermehrt Depressionen auftreten. Die geringe Blattgröße weist entsprechend auf eine gespeicherte, zurückgehaltene Vitalität hin. Die starre Blattmetamorphose und die ausdrucksarmen Blätter versinnbildlichen die Depression, in der die Patienten nicht mehr in der Lage sind, sich auf die Umgebung einzustimmen und mit den Sinnen und der Seele mitzuschwingen.

Wildsammlung und Anbau

Seit Johanniskraut in den 1990er-Jahren vermehrt angebaut wurde – weltweit sind es mehrere Tausend Hektar –, haben sich die Wildbestände merklich erholt. Erntezeitpunkt ist ab Beginn der Blüte etwa Ende Juni, geerntet werden Blüten und blühendes Kraut sowie die ganze Pflanze von Juni bis August. Im Anbau können größere Mengen an Blüten mit einem Blütenkamm geerntet werden.
Der Kontakt mit Blüten und Blättern kann zu einer erhöhten Lichtempfindlichkeit der Haut und bei längerer Sonnenexposition zu Verbrennungen führen!
Für den Eigenbedarf kann Johanniskraut frisch verarbeitet oder in einem kühlen, trockenen Raum – mit den Blüten nach unten – zum Trocknen aufgehängt werden.
Saatgut muss man nicht unbedingt kaufen, sondern es kann aus dem Garten oder aus Wildsammlung stammen. Dazu werden im September/Oktober die braunen Samenkapseln geerntet, nachgetrocknet und ausgerieben oder ausgesiebt. Die Samen sollten kühl und trocken gelagert werden.

Johanniskraut kultivieren

Aussaat und Anzucht: Diese ist im Gewächshaus oder auf dem Fensterbrett einer Direktsaat vorzuziehen. Ein wichtiger Hinweis zum Saatgut: Der Anbau von Johanniskraut ist seit den 1990er-Jahren von einer Pilzkrankheit, der Johanniskrautwelke, bedroht. Deshalb ist es wichtig, nur gesundes Saatgut zu verwenden; die Samen sollten auf Befall mit *Colletotrichum* geprüft sein. Alternativ kann man das Saatgut vom Profi mit einer Heißwasserbehandlung desinfizieren lassen. Standardsorten sind derzeit 'Taubertal' und 'Topaz' sowie eine bulgarische Herkunft namens 'Poliana', die noch als *Colletotrichum*-frei gilt.

Im Hinblick auf die mögliche Züchtung einer im Bio-Anbau toleranten Sorte hat HORTUS seit 2016 zwei Projekte zur Sichtung verschiedener Saatgut-Herkünfte begonnen. Von besonderem Interesse dabei ist – neben agronomischen Gesichtspunkten – die Widerstandsfähigkeit gegen den Befall mit dem Pilz *Colletotrichum gloeosporioides*.

Eine Direktsaat ins Freiland erfolgt im Oktober/November, etwa 5–10 mm tief. Erste Aussaaten im Gewächshaus sind Ende April/Anfang Mai möglich. Die ideale Keimtemperatur liegt bei etwa 20 °C. Als Substrat eignet sich Komposterde mit etwas Torf (oder anderem Strukturhelfer) und Sand. Die Samen lose ausstreuen und nur ganz leicht mit Substrat abdecken. Die Keimzeit beträgt etwa 6–9 Tage. Die Jungpflanzen werden 2–3 Wochen nach der Aussaat in kleine Gefäße aus Ton oder Plastik pikiert. Eine Woche vor der Pflanzung ins Freie sollten die Pflanzen abgehärtet werden.

Beetanbau: Ein Pflanztermin ist ab Anfang Juli möglich. Der Reihenabstand beträgt 50–75 cm bei einem Pflanzenabstand von 40 cm. *Hypericum* liebt kalkhaltige, lockere Böden sowie offene, sonnige Standorte mit viel Licht, bei längerer Trockenheit ist Bewässerung nötig. Die Kultur kann bis zu 3 Jahre genutzt werden.

Schädlinge und Krankheiten: Bei ungünstiger Witterung kann Befall durch Blattläuse, Trauermückenlarven, Schattenwickler, Blattwespenlarven und Pilzkrankheiten (*Colletotrichum gloeosporioides*) auftreten. *Colletotrichum* tritt oft im 3. Standjahr vermehrt auf und wird über Saatgut verbreitet (siehe oben).

EINE PFLANZE SCHLÄGT DEN TEUFEL IN DIE FLUCHT

In vormodernen Zeiten, vor Entstehung der naturwissenschaftlichen Medizin und insbesondere vor Begründung der Psychiatrie im 19. Jahrhundert, war das Bild von Störungen, die man heute als „psychisch" bezeichnen würde, in Europa noch stark religiös überlagert. Ist es daher verwunderlich, dass man das wichtigste Psycho-Phytopharmakon, das pflanzliche Arzneimittel für Nerven und Gemüt schlechthin, nicht als Antidepressivum (als das es heute gilt), sondern als Apotropaikum – als zentrales Mittel zur Dämonen- und Teufelsvertreibung – angesehen hat? Es gab eine ganze Reihe von Pflanzen, die man im Volk benutzte, um böse Geister abzuwehren, von wilden Rosen bis hin zum Knoblauch

HYPERICUM PERFORATUM

Johanniskraut ist eine ausdauernde, Ausläufer treibende, 20–90 cm hohe, aufrechte Pflanze. Die stark verästelten Wurzeln reichen bis zu 150 cm tief. Der Stängel mit leichter Spiralwindung ist zweikantig und markig ausgefüllt. Oben verzweigt er sich reichlich. Die Seitenäste sind kreuzweise gegenständig angeordnet. Die oval-eiförmigen bis linealischen, 1–3 cm langen, ganzrandigen Blätter sind gegenständig angeordnet, hell- bis dunkelgrün und duften aromatisch. Im Gegenlicht wirken sie wie durchlöchert (Seite 121). Der Blütenstand ist eine Trugdolde. Die fünfzähligen Kelchblätter sind lanzettlich fein zugespitzt, die goldgelben Kronblätter elliptisch und einseitig gekerbt. Zahlreiche Staubblätter stehen in drei Büscheln zusammen. Die bis zu 10 mm langen, eiförmigen Fruchtkapseln haben strichpunktförmige Drüsen und harzführende Riefen.

(gut bekannt aus Vampirgeschichten). Kein Mittel jedoch stand zur Teufelsabwehr fast europaweit in so hohem Ansehen, um keine andere dämonenwidrige Pflanze ranken sich so viele Mythen und Legenden wie um *Hypericum*, das Sankt-Johannes-Kraut.

Es war nicht nur eine heilige Pflanze, sondern zugleich auch Heilpflanze, Wundarznei und eine Art Allheilmittel für fast alle Lebenslagen – schließlich hatte der Teufel überall seine Finger im Spiel. „*Fuga demonum*", Teufelsflucht, wurde es daher genannt, denn „wo solichs kraut behalten würt / da kommt der teüffel nicht hyn / möge auch kein gespenst bleiben", schrieb der Gelehrte Otto Brunfels (1488–1534), frommer Theologe, Mediziner und Botaniker in einer Person, in seinem „Contrafayt Kreuterbuch" (1532) und berichtete von der Anwendung als Räucherdroge. Auch Paracelsus schrieb (in seinem „Buch von den natürlichen Dingen", etwa 1525) über das Johanniskraut nicht nur als bedeutende Wundarznei (die es in der Homöopathie bis heute ist), sondern auch als Mittel gegen „Geister und dolle fantaseien, die den menschen in verzweiflung bringen" – allerdings „nicht durch den teufel, sondern von natur". Er empfahl, Johanniskraut am Körper oder unter der Mütze zu tragen, möglichst oft daran zu riechen und es sich nachts unter das Kopfkissen zu tun.

Heute noch ist es üblich, sich bei nervösen Schlafstörungen ein Kräutersäckchen als Kopfkissen zu nehmen, das neben den üblichen schlaffördernden Kräutern wie Hopfen, Melisse und Lavendel auch Johanniskraut enthält – obwohl Johanniskraut eigentlich kein Schlafmittel ist, sondern im Gegenteil die Nerven anregt, die Stimmung aufhellt, leicht euphorisiert, aber dennoch ausgleichend wirkt. Johanniskraut macht das Licht in der Seele an.

Die Kraft, Teufel, Hexen, Gespenster und sonstige Geschöpfe der Finsternis beziehungsweise Wahngebilde (die „dollen fantaseien" des Paracelsus zu vertreiben, sah man dem Johanniskraut bereits an seiner hellen, strahlenden Erscheinung, seiner Sonnenhaftigkeit an. Ein deutlicher Hinweis ist auch das auf dem Kopf stehende Dreieck, das die Äste bilden – eine Form, die an eine umgekehrte Pyramide erinnert: Mit den sich nach oben öffnenden Schenkeln nimmt es die Sonnenkräfte auf und leitet sie hinunter bis in die harten, mineralischen Kräfte des Stängels, durchlichtet und durchwärmt die Physis mit ihren starren Strukturen.

Bewährtes Antidepressivum – nicht nur bei Liebeskummer

Wie erklärte man sich früher die punktförmigen „Löcher", die kleinen durchscheinenden Öldrüsen in den Blättern von *Hypericum perforatum*? Ein junges Mädchen, so die Sage, soll eine Verbindung mit dem Teufel eingegangen und schon fast der teuflischen Verführungskunst erlegen sein. Sie habe ihre Tugend jedoch im letzten Moment dadurch gerettet, dass sie sich auf eine Johanniskrautpflanze setzte. Der Teufel sei darüber so erbost gewesen, dass er stattdessen die Blätter des Johanniskrauts mit Nadelstichen durchlöcherte (perforierte).

INFO

BOTANISCHE SYSTEMATIK

Ordnung: Malpighienartige (Malpighiales)
Familie: Clusiaceae/Hypericaceae
Gattung: Johanniskräuter (*Hypericum*)
Art: Echtes Johanniskraut (*Hypericum perforatum* L.)

Der deutsche Name gibt die Hauptblütezeit um den Johannistag an (24. Juni). *Hypericum* ist aus *hyper* = griech. über und *icon* = Bild zusammengesetzt – was unter anderem so gedeutet wird: „schöner als ein Bild", „über dem Bild" (die alten Griechen hängten die Pflanze über Götterbilder zur Abwehr böser Geister) lat. *perforatus* = durchstochen

Volksnamen: Hartheu, Hexakraut, Mannskraft, Tausendlöcherkraut, Färberkraut, Blutkraut, Jageteufel, Teufelsflucht, Johannisblut, Herrgottwunderkraut, Christi Wundkraut

INHALTSSTOFFE

Hypericin (ein Dianthron) und Hyperforin (ein Phloroglucinderivat), verantwortlich für die beruhigende und antidepressive Wirkung reich an phenolischen Verbindungen und Terpenen, ferner Flavonoide und Biflavone. In Anwendungsstudien zeigt sich immer wieder, dass die Extrakte als Ganzes wirksam sind und dass die Wirkung (vor allem die antidepressive) nicht auf einzelne Inhaltsstoffe zurückzuführen ist.

Die sexuelle Symbolik dieser Sage ist unübersehbar. Nicht umsonst stand Johanniskraut im Ruf, Liebeszauber auflösen zu können. Noch heute wird auf der ganzen Welt Johanniskraut bei leichten und mittelschweren (zum Beispiel durch Liebeskummer ausgelösten) Depressionen eingenommen – auf streng wissenschaftlicher Grundlage: Die antidepressive Wirkung des Johanniskrauts wurde durch die Auswertung Tausender Krankengeschichten untermauert. Johanniskrautextrakt beeinflusst die antidepressiv wirkenden Botenstoffe im Gehirn ähnlich wie chemische Antidepressiva, jedoch viel komplexer und nachhaltiger. Im Gegensatz zu synthetischen Mitteln verursacht Johanniskraut zudem kaum Nebenwirkungen; man wird nicht dicker, und auch die Suizidneigung nimmt nicht zu.

Schnelle Hilfe bei Stichverletzungen

Den Einsatz von Johanniskraut als Wundmittel – insbesondere bei Stichverletzungen – leitete man nicht nur aus dem (bei Luftkontakt) blutroten Saft der Blütenblätter und -knospen ab, sondern ebenfalls aus den „Perforationen", die aussehen wie kleine Stiche. Vor allem bei Stichwunden mit Schmerzen, die in das verletzte Nervengebiet körperwärts strahlen, sei Hypericum angezeigt – so der bedeutende amerikanische Homöopath Willis Alonzo Dewey (1858–1938), der sich besonders intensiv mit der homöopathischen Behandlung von Wunden beschäftigt hat. Dewey empfahl in seinem berühmten „Essentials of homoeopathic materia medica and homoeopathic pharmacy" (1899) in solchen Fällen die äußerliche Anwendung mit Wasser verdünnter Johanniskrauttinktur, was heute unüblich geworden ist.

Bei frischen Stichverletzungen hat sich die sofortige Gabe von Hypericum D6 Globuli sehr bewährt (Seite 124): Es lindert schnell die Schmerzen, sorgt mittelfristig für eine gute Wundheilung und langfristig für das Ausbleiben von Folgeschäden wie Funktionseinschränkungen oder Schmerzen. Johanniskraut sei „the Arnica of the nerves", die Arnika der Nerven, so der große amerikanische Homöopath, und wie Arnika (Seite 54 ff.) ganz allgemein bei Erschütterungen und anderen Verletzungen anzuwenden – soweit sie das Nervensystem betreffen.

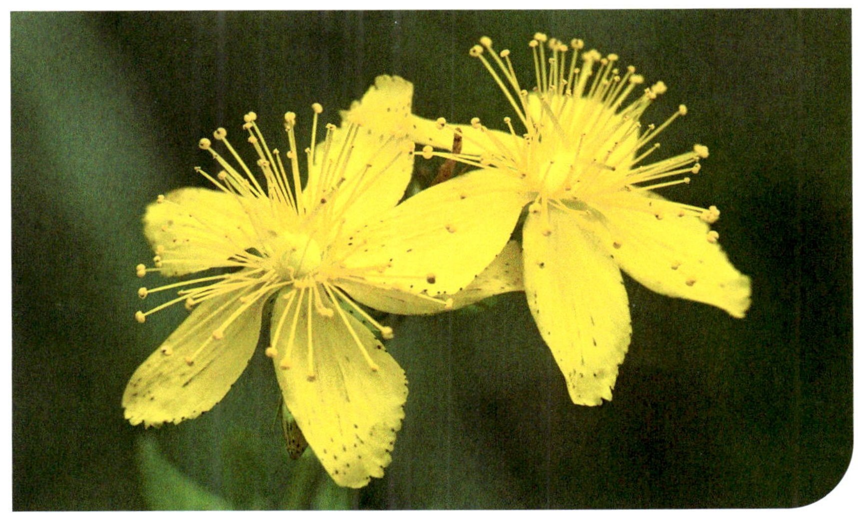
Johanniskraut mit den typischen Öldrüsen

WIE FEINE „NADELSTICHE"

Die Blätter des Johanniskrauts wirken, wenn man sie gegen das Licht hält, wie perforiert. Bei genauerem Hinschauen entdeckt man Punkte, die durch ätherische Öle hell und durch Harze dunkel gefärbt sind, wobei sich die dunkleren Harzdrüsen am Blattrand häufen. Die Kelch- und Blütenblätter besitzen schon im Knospenzustand schwarze Punkte und strichförmige Drüsen, die Hypericin (Seite 122) enthalten. Wenn man Blüten oder Knospen zwischen den Fingern zerreibt, verfärbt sich die Substanz durch den Luftkontakt blutrot.

INFO

LICHTEMPFINDLICHKEIT

Man kann oft den Tipp lesen, Johanniskraut 14 Tage vor geplanten Urlaubsreisen mit erhöhter Sonnenlichteinwirkung abzusetzen. Wie hoch ist die Gefahr von erhöhter Lichtempfindlichkeit und Photodermatose unter Einnahme von Johanniskraut tatsächlich? Bevor man seine antidepressive Therapie unterbricht oder im Urlaub ganz auf das Sonnenbaden verzichtet, sollte man bedenken, dass derartige Hautreaktionen bislang fast nur an der unbehaarten Haut von Weidetieren, die Johanniskraut in großen Mengen gefressen hatten, beobachtet wurden sowie bei Menschen, die 30- bis 50-mal höhere Dosen eingenommen hatten als empfohlen. Besser ist es, ein Sonnenschutzmittel zu verwenden, wie es sowieso zur Hautkrebsvorbeugung empfohlen wird. Das gilt auch für die äußere Anwendung von Johanniskraut, zum Beispiel als Rotöl, das die Lichtempfindlichkeit erhöhen und auf ungeschützter Haut Sonnenbrand fördern kann.

Hautreaktionen und Wechselwirkungen

Auf einen Aspekt der Lichtpflanze Johanniskraut sei noch hingewiesen, der zunächst weniger heilsam als gefährlich klingt: Es gibt immer wieder Warnhinweise, wer Johanniskraut einnehme, müsse sich vor Sonnenlicht schützen, ansonsten könne es zu erhöhter Lichtempfindlichkeit und Photodermatose (Lichtdermatose), zu allergischen Hautreaktionen, kommen. Johanniskrautpräparate der Homöopathie und Anthroposophie können solche Nebenwirkungen nicht haben, weil deren Wirkdosen noch weit unter jenen der phytotherapeutischen Präparate liegen, die bei richtiger Einnahme ebenfalls völlig unproblematisch sind. Wegen möglicher Wechselwirkungen mit anderen Arzneimitteln sollte man eine Johanniskrauttherapie jedoch unbedingt mit (Haus-)Ärztin oder Arzt besprechen, falls man regelmäßig Medikamente einnimmt (dazu gehört blutgerinnungshemmende Arzneimittel und auch die „Pille").

In einer homöopathischen Potenz, üblicherweise D6, hilft *Hypericum* sogar vorbeugend und lindernd bei der Photodermatose, die bei hellhäutigen Menschen häufig als „Sonnenallergie" im Urlaub auftritt. Auch die Abheilung von Sonnenbrand lässt sich durch die Einnahme von Johanniskrautglobuli fördern, ebenso ganz allgemein die Heilung von Brandwunden.

Johanniskraut macht den Astralleib stark

Als seelisch stärkendes Mittel wird Johanniskraut in der Anthroposophischen Medizin nicht nur bei Depressionen gegeben, sondern immer, wenn es darauf ankommt, die leibliche Grundlage für das Eingreifen des Seelischen, den Astral- oder Empfindungsleib (Seite 22 f.), zu stärken – beispielsweise bei Blasenschwäche, Bettnässen und vorzeitigem Samenerguss, aber auch bei Organerkrankungen wie chronischen entzündlichen Lungenerkrankungen, für die Johanniskrauttee (Seite 22) und zum Teil Einreibungen mit Johanniskrautöl in Betracht kommen.

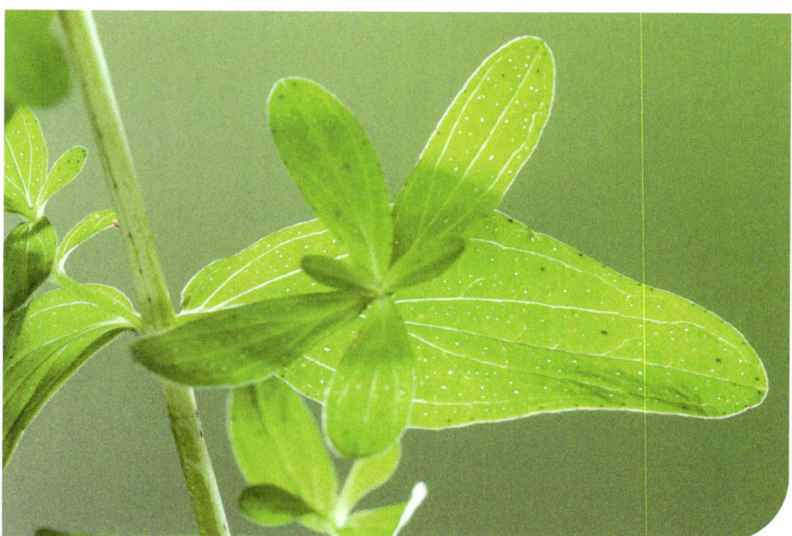

Die ölhaltigen Blätter erscheinen wie perforiert.

Johanniskraut

Feuer und Flamme für das Licht ist diese Pflanze.
Noch ist die Sonne nicht aufgegangen,
und schon öffnet sie ihre Blüten begierig,
will die ersten Tropfen der Sonnenglut schmecken.

Dann lässt sie sich von dem Feuerrad überrollen,
gibt sich vollständig hin an des Tageslichts Fülle.
Das ganze Leben – ein einziges Johannifeuer,
ein einziger lustvoller Mittsommertagstraum.

Bereitwillig öffnet sie ihre schlanken Zweige nach oben,
um sich von Licht und Wärme ganz erfüllen zu lassen.
Ihre gelben Blüten ein Feuerwerk von Staubgefäßen,
die vor Ekstase förmlich explodieren.

Tief nimmt sie die Nachmittagssonne in sich auf –
für sie die reinste Freude, der reinste Genuss.
Dann schwelgt sie in der Weichheit des Abendlichts,
kostet das Nachglühen der Sonne bis zum letzten Strahl.

Zufrieden schläft sie ein und wird selbst zu Licht.

JOHANNISKRAUT-PRÄPARATE

Hypericum Globuli (Streukügelchen) stehen in unterschiedlichen Potenzen zur Verfügung. Üblich sind die Potenzen D6, D12 und D30, wobei sich D6 in den allermeisten Fällen von körperlichen und seelischen Störungen bewährt hat.

Hypericum Urtinktur (Ceres/Alcea, Weleda): Die homöopatische Urtinktur mit der konzentrierten Kraft der frischen blühenden Pflanze muss bei leichteren depressiven Störungen oft nur in der geringen Dosis von 2-mal täglich 5 Tropfen eingenommen werden, um die aufhellende Heilkraft des Johanniskrauts zu entfalten.

Hypericum, Flos 25 % (Weleda): Das Johanniskrautblütenöl wird als Einreibung oder Auflage bei Rückenschmerzen, Nervenwurzel-Reizsyndromen (zum Beispiel nach Bandscheibenvorfällen), Muskelrheumatismus und Bettnässen angewendet.

Hypericum ex herba 5 % (WALA): ölige Einreibung aus Johanniskrautblättern zur Anwendung bei Muskelverspannungen, Rückenschmerzen und Nervenwurzel-Reizsyndromen.

Johanniskrautampullen für Injektionen durch anthroposophische oder naturheilkundliche Ärztinnen und Ärzte haben sich in der gezielten und punktgenauen Schmerztherapie bewährt.

ARZNEIMITTEL UND BESCHWERDEN

Phytotherapeutische Johanniskrautpräparate – hochkonzentrierte Fertigarzneimittel mit standardisierten Extrakten – stehen unter zahlreichen Markennamen wie Laif, Neuroplant, Jarsin, Aristoforat, Esbericum, Felis, Hyperforat als Kapseln, Tabletten und Dragees zur Verfügung. Üblich sind Tagesdosen von 450–1050 mg Johanniskrautextrakt. Viele dieser Präparate sind rezeptpflichtig – nicht etwa, weil ihre Einnahme mit besonderen Nebenwirkungen oder Risiken verbunden wäre, sondern weil die Diagnose einer Depression meist einer ärztlichen Untersuchung und Beratung bedarf. Ähnlich wie bei synthetischen Antidepressiva dauert es oft einige Wochen, bis die stimmungsaufhellende, antidepressive Wirkung dieser Johanniskrautpräparate eintritt.

Hypericum Globuli oder Tropfen (WALA, Weleda, DHU) werden bei den unterschiedlichsten Krankheitsbildern angewendet. Anthroposophische Johanniskrauttropfen gibt es auch als alkoholfreie Zubereitung **Hypericum Rh D3** (Weleda).

ANWENDUNGSGEBIETE UND DOSIERUNG:

- Depressionen und depressive Verstimmungen bei Lichtmangel im Winter:
  Hypericum D6, 2- bis 3-mal täglich 10 Globuli oder Tropfen, sowie Hypericum Rh D3, 2- bis 3-mal täglich 10 Tropfen.
- Blasenschwäche, Bettnässen, vorzeitiger Samenerguss: äußerlich Johanniskrautöl (Hypericum, Flos 25 % Öl) auf Blasengegend und Oberschenkelinnenseiten auftragen, innerlich Hypericum D6, 2-mal täglich 15 Globuli, abends und vor dem Zubettgehen.
- Punktförmig umschriebene Schmerzen, zum Beispiel nach Nervenverletzungen oder im Rahmen von Erkrankungen des Muskel- und Skelettsystems: äußerlich Einreibungen oder Auflagen mit Johanniskrautöl, innerlich Hypericum D6, 2- bis 3-mal täglich 10–15 Globuli.
- Nervenschädigungen mit Taubheitsgefühl und neuropathische Schmerzen (Nervenschmerzen), etwa bei Verletzungen und Erkrankungen der Nervenwurzeln, Wirbelsäulenerkrankungen, Engpasssyndromen (wie Karpaltunnelsyndrom): innerlich Hypericum D6, 2- bis 3-mal täglich 10–15 Globuli, sowie gegebenenfalls äußerlich in der betreffenden Region Johanniskrautöl anwenden.
- Photodermatose („Sonnenallergie"): vorbeugend Hypericum D6, 3-mal täglich 5 Globuli – am besten 6 Wochen vor dem Zeitpunkt der vermehrten Sonneneinwirkung und weiter bis Ende der Saison nehmen. Bei akuten Beschwerden (Jucken, Brennen, Quaddelbildung) im Wechsel mit Urtica comp. (Seite 90).
- Akuter Sonnenbrand, Verbrennungen und Stichverletzungen: innerlich Hypericum D6, anfangs stündlich bis zu 15 Globuli, anschließend 3-mal täglich 5 Globuli.

Hypericum Auro cultum (Weleda) – wie Urtica dioica Ferro culta und Bryophyllum Argento cultum ein „vegetabilisiertes Metall" (Seite 135), eine Spezialität der Anthroposophischen Medizin. Johanniskraut wird über 3 Jahre mit dem wesensverwandten Gold bzw. mit Kompost von damit gedüngtem Johanniskraut auf spezielle Weise gedüngt. Das erzeugt eine gegenseitige Wirkungsverstärkung der Pflanze und des Metalls, wobei das Gold die Kräfte des Johanniskrauts vor allem auf das Herz richtet. Das Präparat ist aufgrund des Anwendungsgebietes „mittelgradige depressive Episode" leider rezeptpflichtig.

ANWENDUNGSBEREICHE:

- Behandlung von Depressionen und Angstzuständen mit funktionellen, nicht organbedingten Herzbeschwerden
- Herzerkrankungen mit depressiven Verstimmungen als Begleitsymptomen

DOSIERUNG: nach Angabe des behandelnden Arztes.

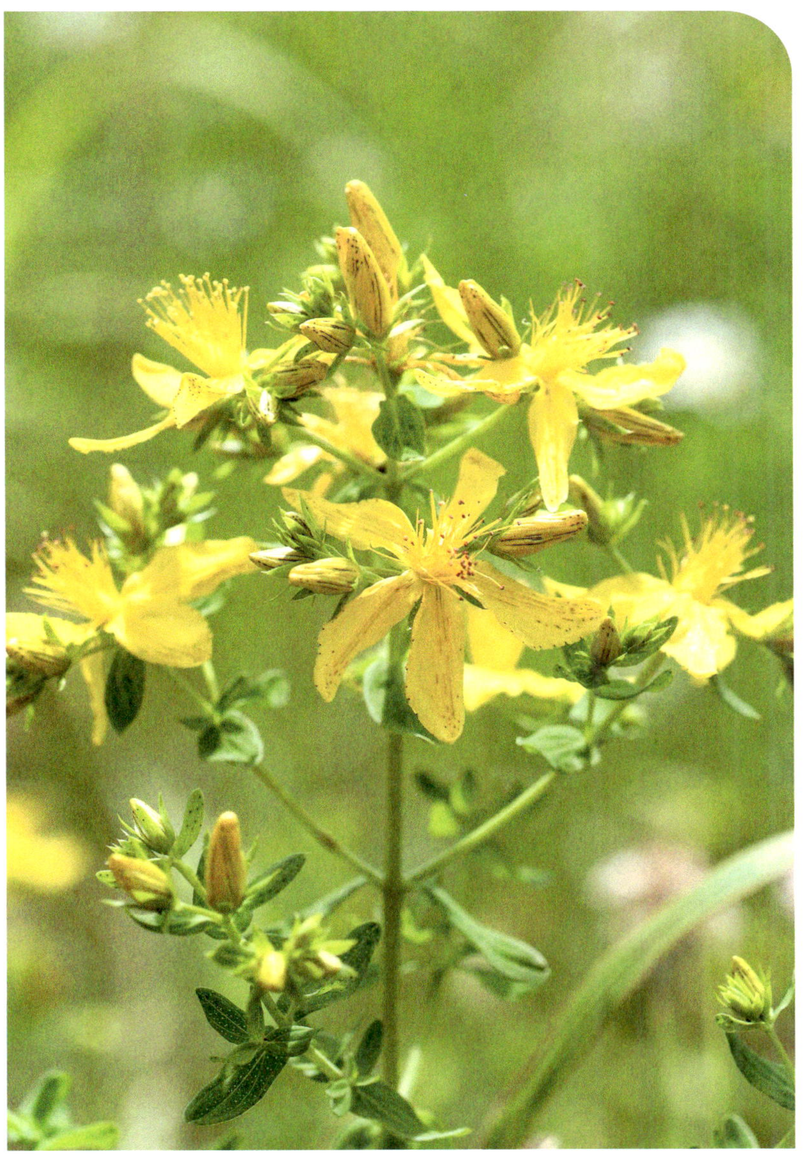

Das Sonnenhafte des Johanniskrauts zeigt sich in Blüte und Knospe.

TIPP

JOHANNISKRAUTÖL (ROTÖL)

Ein Mazerat (Ölauszug) – selbst gemacht: Im Juni/Juli Blüten und Blätter pflücken. Mit ein wenig gutem nativem Olivenöl zerquetschen. In einem Weck- oder Schraubglas mit der 3- bis 4-fachen Menge Öl übergießen. 2–6 Wochen in der Sonne stehen lassen, mehrmals täglich schütteln. Dann das rote Öl abgießen und dabei filtern (Teefilter). Von jetzt an lichtgeschützt lagern.

- Gegen Schmerzen: Öleinreibung oder mit Öl getränkte Kompressen.
- Zur Stimmungsaufhellung und bei funktionellen Bauchbeschwerden (Reizmagen, Reizdarm): 2- bis 3-mal täglich 1–3 Teelöffel vor den Mahlzeiten einnehmen.

JOHANNISKRAUTTEE

- Bei nervöser Unruhe, Angst und leichten depressiven Verstimmungen, zum Beispiel in den Wechseljahren:
  1 Teelöffel fein geschnittene Droge mit 1 Tasse kochendem Wasser aufgießen, abgedeckt 10 Minuten ziehen lassen, anschließend abseihen. Morgens und abends regelmäßig 1–2 Tassen trinken.

LUNGEN-TEEMISCHUNG

Stärkender Tee nach R. Steiner bei Lungenerkrankungen (inkl. Asthma, Bronchitis) aus Johanniskraut, Schlüsselblume und Hornklee (zu gleichen Teilen). Jeden Abend 1 Tasse davon trinken.

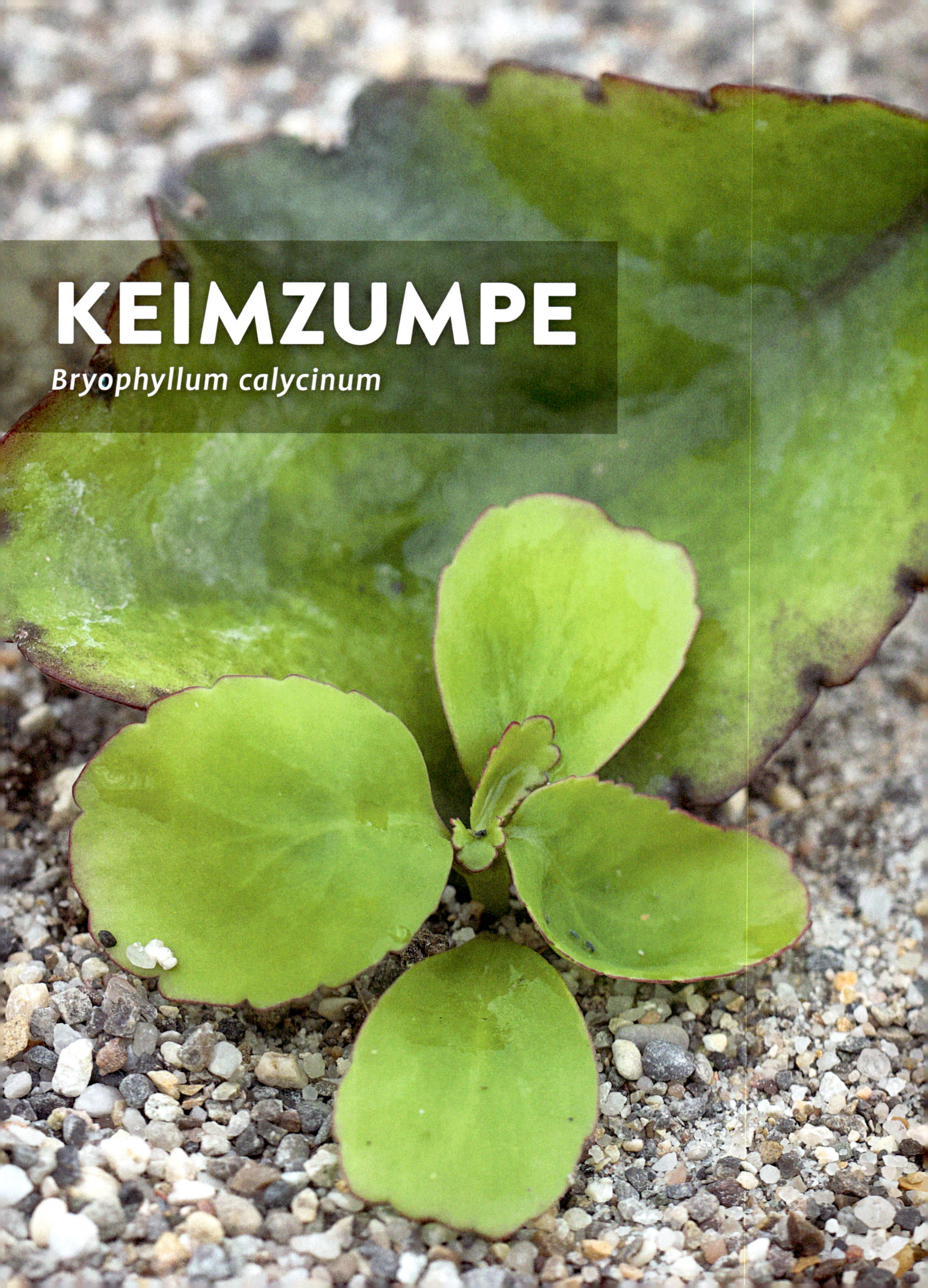

KEIMZUMPE

Bryophyllum calycinum

EINHEIT *durch Ganzheit*

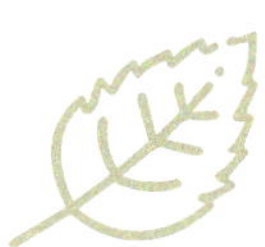

„Alles in Einem und aus Einem“, notierte Johann Wolfgang von Goethe in seinen Schriften zu *Bryophyllum* – denn jedes Blatt trägt die Fähigkeit zur Vermehrung in sich, aus jedem einzelnen kann eine Vielzahl identischer neuer Pflänzchen entstehen.

Um 1800 in England eingeführt, kam *Bryophyllum* erst 1814 nach Deutschland. 1817 erhielt der Botanische Garten in Weimar ein Exemplar – und so entdeckte Johann Wolfgang von Goethe die Pflanze, die er in langen begeisterten Studien als „Urpflanze“ bezeichnete. Nicht umsonst heißt sie heute auch Goethepflanze.

Ursprünglich aus den trockenen Gebieten vor allem im Südwesten Madagaskars stammend, findet man *Bryophyllum calycinum* (auch *B. pinnatum*) inzwischen in vielen tropischen und subtropischen Gebieten als eingewanderte oder eingebürgerte Pflanze, wild vorkommend ebenso wie in Kultur. *Bryophyllum* gehört in die Pflanzenfamilie der Dickblattgewächse, zu denen auch die Fetthennen (*Sedum*) und Hauswurzen (*Sempervivum*) zählen. Bei *Bryophyllum* lösen sich die Blätter sehr leicht vom Stängel und bilden, wenn sie auf dem Boden liegen, in den Blattkerben kleine Pflanzensprösslinge. So können aus einem Blatt genauso viele Pflänzchen neu entstehen, wie es Blattkerben gibt – es sei denn, man zerschneidet die Blätter, dann sind auch mehr möglich.

EIGENWILLIG UND SEHR VITAL

Wenn man dieser Pflanze das erste Mal in ihrer ausgewachsenen Gestalt gegenübersteht, verrät sie nicht viel von ihrem Geheimnis. Auf den ersten Blick eine unspektakuläre, in einem spitzen Dreick aufrecht wachsende, ein wenig stolz und zugleich einfach wirkende grüne Pflanze, die Blatt um Blatt bildet und damit am Wildstandort eine Höhe von bis zu 1,50 Metern erreicht. Die Blätter sind fleischig bis wässrig und in der typischen Art der Sukkulenten in der Lage, Wasser lange zu speichern und damit Dürrezeiten, wie sie in den Wüstengebieten Madagaskars vorkommen, unbeschadet zu überstehen.

Die Blätter lassen sich leicht, fast wie Glas, vom Stängel brechen und zeigen noch lange nach der Trennung von der Mutterpflanze keine Alterungsanzeichen. Diese saftigen, enorm vitalen Blätter liegen nun auf dem Boden, und bei jeder anderen Pflanze würde die große Zersetzung und Rückführung der Inhaltsstoffe und des strukturgebenden Kohlenstoffgerüstes in den natürlichen Stoffkreislauf beginnen. Nicht so beim *Bryophyllum*: Dort beginnt eine spektakuläre, fast magische Prozedur. Statt sich zu zersetzen, wachsen aus den Blattkerben ganz langsam neue kleine Pflanzen – kleine Blättchen und Wurzeln. Nach einiger Zeit

Dieses exotische Allheilmittel kam erst im 19. Jahrhundert von Madagaskar nach Europa. *Bryophyllum* ist eine extrem vitale, emanzipierte Pflanze: unübertroffen in ihrer originellen Art, sich selbsttätig zu vermehren, und unabhängig durch ihr Vermögen, Wasser lange zu speichern. So zeigt sie dem Menschen, wie man Abspaltung und Verselbstständigung beherrschen und sinnvoll einsetzen kann.

beginnen die neuen Pflänzchen, sich fest mit dem Boden zu verbinden, und sind bereit, sich vom Blatt zu emanzipieren, ihre eigenen Bildekräfte auszuleben, sich letzlich vollständig zu lösen und ihr autonomes Leben zu beginnen.

Da von Anfang an Blattgrün vorhanden ist, kann das kleine Pflänzchen sofort mit der Fotosynthese beginnen. Die Pflanze schafft es, trotz Abspaltung innerlich den Bezug zum Ganzen zu halten und auch in der nächsten Generation wieder ein Ganzes hervorzubringen, das sich nicht vom Ursprünglichen unterscheidet. Hier geschieht wahrlich etwas Magisches: Ein Blatt übernimmt nahezu die gesamten Aufgaben der Fortpflanzung – und bringt durch diese vegetative Vermehrung ewig Gleiches hervor. Eine Veränderung ist nur über den generativen Weg möglich, also per geschlechtlicher Fortpflanzung über Blüten und Samen.

Betrachten wir die Blätter aus der Nähe, ist eine rötlich violette Verfärbung erkennbar. Diese entsteht durch Anthocyane (sekundäre Pflanzenstoffe), die üblicherweise schwerpunktmäßig für die Färbung der Blüten und Früchte zuständig sind. Sie dienen dort der Anlockung von Blütenbestäubern und der Abwehr von Fraßfeinden. In jedem einzelnen Blatt der Keimzumpe ist somit das Gestaltungsprinzip, das Urbild der ganzen Pflanze vertreten. Diese Fähigkeit faszinierte Goethe besonders, weil er in dieser Pflanze seine Idee der Urpflanze bestätigt und sinnlich wahrnehmbar fand. Das Ganze ist demnach als überräumliches und überzeitliches geistiges Prinzip in jedem Teil der Pflanze, also in ihrer räumlich-zeitlichen Manifestation immer anwesend. Die Durchdringung von Generativem und Vegetativem ist eine weitere Besonderheit dieser Pflanzenart, die ihre Heilkräfte dort entfalten kann, wo diese Prinzipien zur Heilung des Menschen gefragt sind.

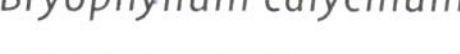

Bryophyllum calycinum

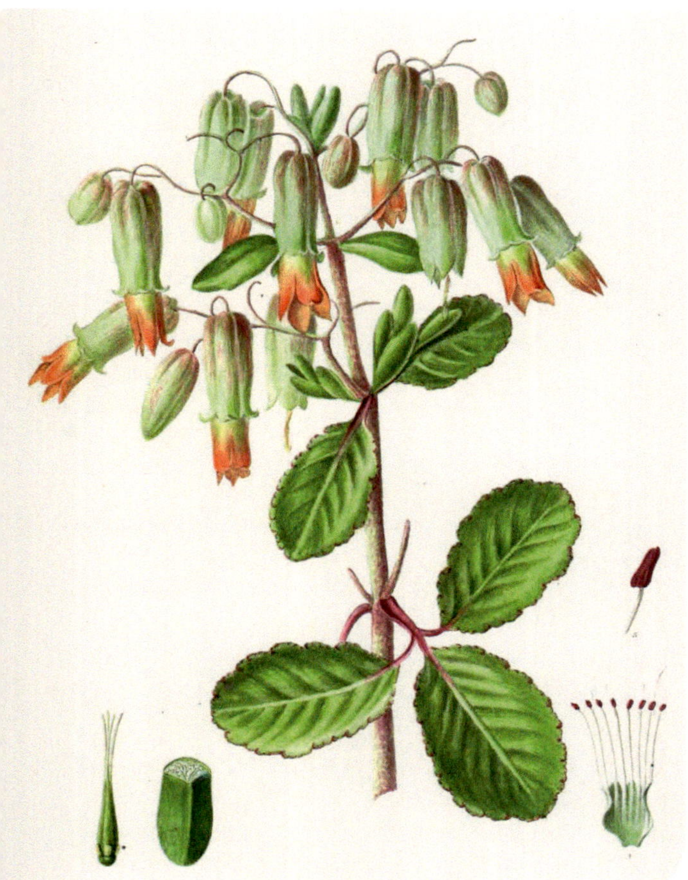

Wildsammlung und Anbau

Bryophyllum kommt in Mitteleuropa nicht wild wachsend vor, hier werden ausschließlich Pflanzen aus Anbau verwendet. In den Ursprungsländern sind die Arten aufgrund ihrer Vitalität und vegetativer Vermehrung nicht gefährdet.

Keimzumpe kultivieren

Anbau: Dieser gelingt in den gemäßigten Klimazonen nur im Gewächshaus (erfriert bereits bei etwa 4 °C)! *Bryophyllum* hält Mittagstemperaturen von 30–40 °C gut aus. Wird es zu heiß, können diese Pflanzen richtig „dichtmachen“, indem die Spaltöffnungen auf der Blattunterseite tagsüber geschlossen bleiben. Kohlendioxid für die Fotosynthese am nächsten Tag wird dann nur nachts auf-

genommen und zunächst in Form von Apfelsäuren gebunden, weshalb die Blätter morgens sauer schmecken.
Für die Überwinterung der Mutterpflanzen sind ein 12-Stunden-Tag (mit Vegetationsleuchten) und etwa 15 °C Durchschnittstemperatur ideal. Wassergaben erfolgen, der sukkulenten Pflanze angemessen, in geringem Maße; eine Luftfeuchtigkeit von 60 % ist ideal. Überflutungsbewässerung hat sich gut bewährt, wenn größere Abstände zwischen den Flutungen eingehalten werden.
Vegetative Vermehrung: Dazu die Blätter der Mutterpflanze ab Februar abnehmen und in mit Kompostsubstrat gefüllte Saatschalen auslegen, gut angießen und mit Folie abdecken für ein feuchtwarmes „tropisches" Kleinklima, bei mindestens 20 °C. Nach 8–12 Tagen sind kleine Brutblätter sichtbar. Bei 7–10 cm Länge werden diese vereinzelt in kleine Töpfe gesetzt. Im unbeheizten Gewächshaus können sie ab Mitte Mai, nach den Eisheilgen, ausgepflanzt werden. Der Reihenabstand beträgt 40 cm, der Pflanzenabstand 30 cm. Der Boden sollte sandig-humos, mit Kompost gedüngt und frei von anderen Pflanzen sein.
Ernte: Eine Ernte der Blätter ist ab Mitte August möglich: Zuerst die großen, sauberen Blätter abnehmen; eventuell ist eine Nachreinigung der unteren Blätter wegen Verunreinigung durch Spritzwasser notwendig.
Generative Vermehrung: Der Einschub einer Vermehrung über Samen ist alle 5–6 Jahre sinnvoll, damit die Pflanze ihre volle Vitalität behält. Für den Blühimpuls muss die Tageslänge einige Zeit deutlich unter 12 Stunden liegen.
Krankheiten und Schädlinge: Ein Befall mit Blattläusen ist möglich (mit 2%iger Schmierseifenlösung oder Neudosan 2%ig und Nützlingen gut regulierbar).

EINE VIELSEITIGE „HEXE"

Heilpflanzen zeichnen sich oft nicht nur dadurch aus, dass sie bestimmte heilsame (oder je nach Dosis giftige) Wirkstoffe bilden. Sie machen auch durch besondere botanische Eigenheiten auf sich aufmerksam: beispielsweise durch eine außergewöhnliche äußere Form oder dadurch, dass sie sich auffällig „benehmen" und „aus der Reihe tanzen". *Bryophyllum*, die Keimzumpe, tut das durch ihre spezielle Fortpflanzungsweise. Diese Eigenart lässt auf ganz besondere Heilwirkungen schließen, ohne dass man dazu einen einzigen der vielfältigen, höchst interessanten Inhaltsstoffe kennen müsste.
Und tatsächlich wird *Bryophyllum* in den tropischen und subtropischen Verbreitungsgebieten traditionell in der Volksmedizin benutzt. Auch in einfachen Stammeskulturen waren die Menschen in der Lage, den Heilwert von *Bryophyllum* zu erkennen – ganz ohne Kenntnisse der Chemie, ohne Laboranalysen, ohne Instrumente, einfach mithilfe ihrer Sinne, mit gesundem Menschenverstand und Intuition. Insbesondere in der Stammesmedizin Südamerikas hat der Einsatz von *Bryophyllum* eine lange Tradition, aber auch in Südafrika oder in der ayurvedischen Medizin Indiens, wo es unter dem Namen Parnphuti bekannt ist.

BRYOPHYLLUM CALYCINUM, SYN. *KALANCHOE PINNATA*

Die Keimzumpe ist eine aufrechte, bis zu 150 cm hohe Pflanze. Ihre gegenständig gekreuzten, unbehaarten Laubblätter sind eiförmig, ledrig und sukkulent (lat. *succus* = Saft, sie können also Wasser speichern). In der unteren Region sind die Blätter einfach, kaum gefiedert, bis zu 20 cm lang und etwa 12 cm breit, in der oberen Region sind sie gefiedert und gekerbt mit einer Länge von bis zu 13 cm. Alle Blätter weisen ein rötlich violettes Muster auf. Kommt es zur Blüte, entwickelt sich ein langer Blütenstiel im oberen Bereich der Pflanze, an dem sich eine Rispe mit mehreren glockenförmigen Blüten bildet, die in einer bauchigen Trugdolde eine vierblättrige grünviolette Blüte in sich tragen. Dieser generative Teil der Pflanze, welcher Blüte, Frucht und Samen ausbildet, ist deutlich vom vegetativen Teil abgesetzt.

Vor allem die entzündungs- und schmerzlindernden sowie antibiotischen Eigenschaften der Pflanze wurden genutzt – durch Auflegen der zerdrückten dickhäutigen, saftigen Blätter, durch Einreiben und Aufträufeln des frischen Presssaftes sowie innerlich in Form von Tee. Die äußere Anwendung der zerdrückten Blätter ist teilweise auch in Osteuropa üblich, zum Beispiel bei Gelenkentzündungen. Liebhaber der Keimzumpe bedienen sich dort meist an selbst gezogenen Exemplaren der verschiedenen *Bryophyllum*-Arten, die zugleich beliebte, weil anspruchslose und äußerst vermehrungsfreudige Zimmerpflanzen sind.

INFO

BOTANISCHE SYSTEMATIK

Ordnung: Steinbrechartige (Saxifragales)
Familie: Dickblattgewächse (Crassulaceae)
Gattung: *Kalanchoe*
Sektion: Brutblätter (*Bryophyllum*)
Art: Gefiedertes Brutblatt (*Kalanchoe pinnata*, Syn. *Bryophyllum calycinum*, *Bryophyllum pinnatum*)
Therapeutisch verwendete Arten: *Kalanchoe pinnata*, *Kalanchoe daigremontiana* (Daigremont = Botanikername) und *Kalanchoe tubiflora* (Röhrenblütiges Brutblatt) haben ähnliche Indikationen.
Als Zierpflanze wird die aus dem Tsaratanana-Gebirge Nordmadagaskars stammende *Kalanchoe bloßfeldiana* unter dem Namen „Flammendes Käthchen“ verkauft.
Volksnamen: Keimzumpe, Goethepflanze, Sprossblatt, Lebenszweig, Kindlipflanze, Luftpflanze; Hexe (spanisch: *bruja*), Hexengras, Hexenblatt.
Bryophyllum heißt übersetzt Brutblatt – wegen der kleinen Blätter mit Wurzeln am Blattrand, die zu einer vollständigen Pflanze heranwachsen können.

INHALTSSTOFFE

Herzwirksame Bufadienolide sowie Gerbstoffe, zum Beispiel Anthocyane.

Exotisches Allheilmittel

In der alten europäischen Heilpflanzenliteratur ist nichts über ihre Heilkraft und Magie überliefert, da die Keimzumpe ja erst Anfang des 19. Jahrhunderts nach Europa kam. Die alten Griechen und Römer, aber auch Paracelsus und seine mittelalterlichen Kollegen mussten ohne sie auskommen. Ethnobotaniker hingegen berichten von vielfältigen volksmedizinischen Anwendungsgebieten der Keimzumpe rund um den Globus in warmen Ländern. Hier eine kleine Auswahl: Abszesse und Ekzeme (Brasilien), Prellungen und Knochenbrüche (Ecuador), Schmerzen (Guatemala), Augenentzündungen (Mexiko), Menstruationsbeschwerden (Indien), Windpocken (Nordamerika); rund um die Welt: Asthma, Bauchbeschwerden, Diabetes, Hautgeschwüre, Insektenstiche, Krebs, Nierensteine, Rheuma, Verbrennungen, Wundheilungsstörungen, alle möglichen Arten von Entzündungen und Infektionen… Die Aufzählung ließe sich noch lange fortsetzen. Viele traditionelle Anwendungsgebiete lassen sich durch moderne Inhaltsstoff- und Wirkungsanalysen belegen: So wurden unter anderem die antibiotischen, krebshemmenden, schmerzlindernden, antiallergischen und antidiabetischen Wirkungen eindrucksvoll bestätigt und entsprechende Wirkstoffe analysiert.
In der Anthroposophischen Medizin wird die Keimzumpe gezielt eingesetzt – in entsprechenden Zubereitungsformen als Tropfen, Pulver, Streukügelchen und Ampullen. Vor allem auf zwei medizinischen Gebieten hat sie sich als sanfte pflanzliche Alternative und Ergänzung zur Schulmedizin bewährt und durchgesetzt: bei der Behandlung und Selbstbehandlung seelischer und psychosomatischer Beschwerden sowie in der Gynäkologie. Hier wird sie zum Beispiel in Form von intravenösen Injektionen als Dauertropfinfusion bei vorzeitiger Wehentätigkeit gegeben, aber auch bei einer ganzen Reihe anderer Störungen erfolgreich eingesetzt.

Pflanzliches Valium

Als Beruhigungsmittel wirkt *Bryophyllum* angstlösend, sedierend (dämpfend), muskelentspannend und krampflösend. Diese und weitere Effekte wie antiepileptische (krampfanfallswidrige) und schmerzlindernde Wirkungen wurden bei Tieren nachgewiesen. Sie sind dem Wirkspektrum des bekannten Schlaf- und Beruhigungsmittels Valium (Diazepam) und verwandter Arzneistoffe aus der Gruppe der Benzodiazepine sehr

*„Was erst still gekeimt in Sachsen, / soll am Maine freudig wachsen. /
Flach auf guten Grund gelegt, / merke, wie es Wurzeln schlägt! /
Dann der Pflanzen frische Menge / steigt in luftigem Gedränge. /
Mäßig warm und mäßig feucht / ist, was ihnen heilsam däucht. /
Wenn du's gut mit Liebchen meinst, / blühen sie dir wohl dereinst."*

1826 schrieb Goethe dieses kleine Gedicht in einem Brief an die in Frankfurt lebende Marianne von Willemer und legte ein Blatt *Bryophyllum* bei.

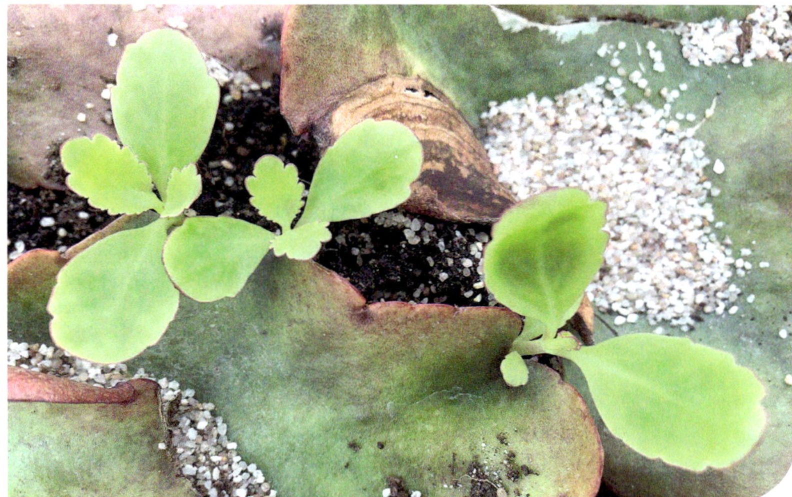

Vermehrung über das Brutblatt

ähnlich – daher wird *Bryophyllum* häufig auch „pflanzliches Valium" genannt. Allerdings macht es im Gegensatz zu Diazepam nicht abhängig. Die genannten Wirkungen beruhen – ähnlich wie beim Diazepam – wohl vor allem auf der Aktivierung von GABA (Abkürzung für gamma-aminobutyric acid = γ-Amino-buttersäure), einem Neurotransmitter. GABA ist der wichtigste hemmende Botenstoff im Gehirn und wirkt beruhigend sowie angst- und stressauflösend. GABA ist körpereigener Balsam gegen Stress.

Wie oben, so unten

Aus ganzheitlich-psychosomatischer Sicht ergibt sich der folgende Einsatzbereich für die Keimzumpe: Unruhezustände mit seelischen und körperlichen Begleiterscheinungen wie Schlafstörungen und Muskelkrämpfen, aber auch hormonelle Entgleisungen, zu denen es in sensiblen Abschnitten der biologischen Zyklen besonders leicht kommen kann (vor der Menstruation, in den Wechseljahren).

Psychosomatischen Ausnahmezuständen liegen häufig abgespaltene und verselbstständigte seelische Inhalte zugrunde – diese führen eine Art Eigenleben. Dabei kann es sich zum Beispiel um unangenehme, traumatische Erinnerungen handeln oder um angstbesetzte Vorstellungen, etwa Ängste vor Krankheiten, Verlust des Partners, des Arbeitsplatzes oder des Vermögens. Diese kreisenden Gedanken- und Gefühlsinhalte, die sich

EINE HEXE?

In der Stammesmedizin der Amazonasvölker war die Keimzumpe so etwas wie ein Allheilmittel. Der Respekt vor dieser vielseitigen Heilpflanze drückt sich heute noch darin aus, dass die Keimzumpe bei den spanisch sprechenden Völkern Süd-/Mittelamerikas und der Karibik auch als *„yerba bruja"* (Hexengras) oder noch treffender *„hoja bruja"* (Hexenblatt) bekannt ist. In manchen Gegenden wurde sie auch einfach nur *„bruja"* (Hexe) genannt. Wenn eine Pflanze so viel Heilkraft besitzt, dann konnte das wohl einfach nicht mit rechten Dingen zugehen …

nicht mehr „abschalten“ lassen, führen eine Art Doppelgängerexistenz, die den ganzen Organismus schwächt. Die emotionalen „Doppelgänger“ beschäftigen und binden den Empfindungs- oder Seelenleib (Seite 22), sodass die Verbindung nach unten, zum Lebensleib, „gelockert“ wird. Infolge dieses ungenügenden Eingreifens des „oberen“ Menschen in den „unteren“, der Seele in den Leib, können sich – gemäß dem alten magischen Grundsatz „Wie oben so unten“ – nun hormonelle Vorgänge und Stoffwechselprozesse verselbstständigen. Diese äußern ihr „Eigenleben“ als Schwitzen, Flush (Blutandrang/Erröten), Hitzewallungen, Blutdruckentgleisungen, Herzklopfen, Verdauungsstörungen, Schmerzen ohne körperlich fassbare Ursache sowie weitere Beschwerden des klimakterischen und prämenstruellen Syndroms (PMS).

Bei den genannten Krankheitsbildern und verwandten Störungen mit seelischen und organischen Verselbstständigungstendenzen (auch bei Männern) wird *Bryophyllum* gegeben, weil diese Pflanze in virtuoser Weise Prozesse der Abspaltung und Verselbstständigung beherrscht und jedem Teil gegenüber die integrierende Kraft der Ganzheit geltend macht. Ziel der Behandlung ist es, die Beziehung der abgespaltenen Seeleninhalte und entgleisten Lebensvorgänge zum Ganzen des Organismus wiederherzustellen. *Bryophyllum* hilft, die abgespaltenen „Doppelgänger“ milde zu stimmen, im Zaum zu halten und wo möglich wieder neu einzugliedern. Laut Rudolf Steiner, auf dessen Anregungen der Einsatz dieser Pflanze bei psychosomatischen Krankheitsbildern seit Anfang der 1920er-Jahre zurückgeht, hält *Bryophyllum* die entgleisten Lebensvorgänge im unteren Menschen fest. Es führt sie wieder zurück, ordnet die entgleisten Emotionen, wirkt allgemein körperlich wie seelisch entspannend und in einem umfassenden Sinne angstlösend.

Blütenglocken von *Bryophyllum calycinum*

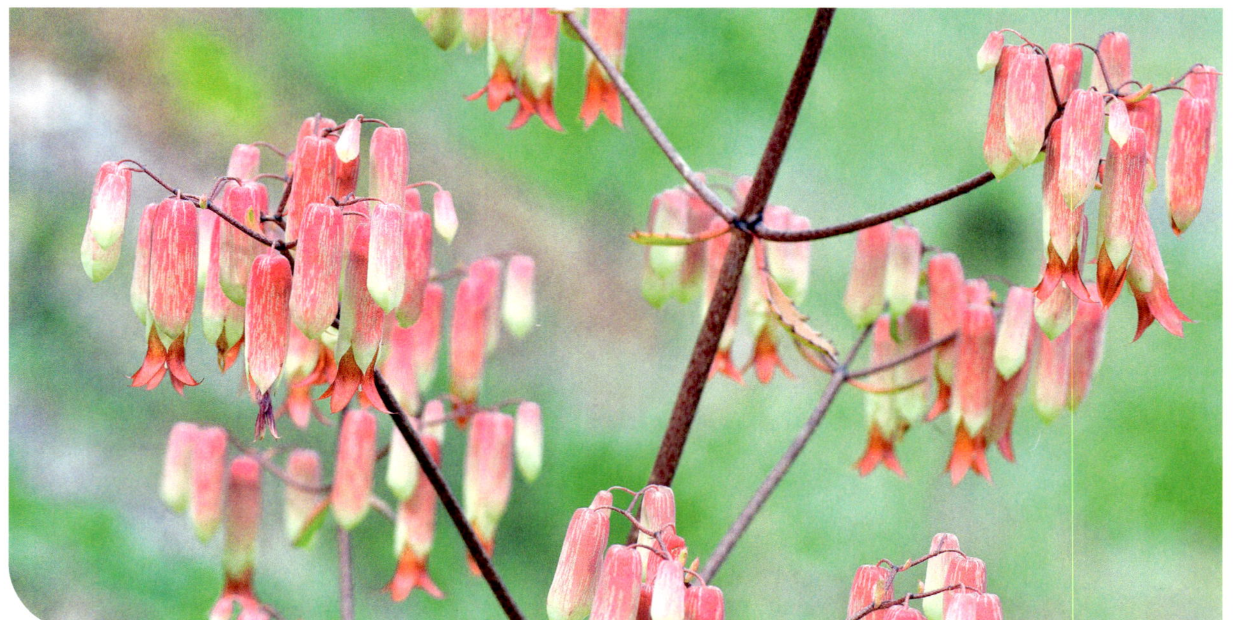

Keimzumpe

Bruja, Hexe, eine weise Alte,
die in das Mysterium der Selbstähnlichkeit einweiht:
des Ganzen, das mehr ist als die Summe der Teile,
und des Teils, der mehr als das Ganze ist,
weil er das Ganze unendliche Male in sich trägt.

Unbestechlich hält sie uns den Spiegel der Selbsterkenntnis vor.

So wie die Pflanze sich Blatt für Blatt
in jedem ihrer Teile wiederholt
und noch in der kleinsten Abschnürung am Rande,
am Abgrund präsent ist als Ganzheit,
können wir uns selbst nicht entkommen,
mögen wir auch noch so hoch hinauswachsen
oder meinen, bereits alles hinter uns gelassen zu haben.

Auch das Abgespaltene, Verdrängte, Fallengelassene,
das Andere, Böse, Nichterwünschte,
das, was im Dunkeln auf uns wartet,
sind immer nur wir selbst.
Oben wie unten, aus allen Richtungen, überall
blickt uns das eigene Antlitz entgegen.

KALANCHOE DAIGREMONTIANA

...wird oft mit *K. pinnata* (*Bryophyllum calycinum*), dem hier behandelten Brutblatt, verwechselt. Auch ihre therapeutischen Wirkungen sind sehr ähnlich. So ist sie zum Beispiel als Wirkpartnerin von *K. pinnata* in Bryophyllum comp. Globuli enthalten, einem Mittel, das ausgleichend bei Wechseljahrsbeschwerden und prämenstruellem Syndrom (PMS) wirkt.

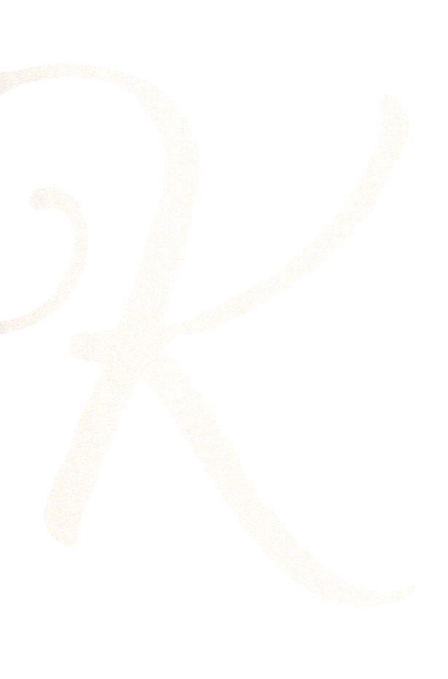

Sanft gegen vorzeitige Wehen

Bryophyllum wurde 1970 zur Therapie vorzeitiger Wehen von Dr. med. Werner Hassauer eingeführt (damals Chefarzt für Gynäkologie und Geburtshilfe am anthroposophischen Gemeinschaftskrankenhaus Herdecke). 30 Jahre später gelang es Forschern am Paracelsus-Spital Richterswil, in Zusammenarbeit mit der Klinik für Geburtshilfe der Universität Zürich, sowohl im Labor als auch im klinischen Alltag die seit Langem bekannte Wirksamkeit der Keimzumpe bei vorzeitiger Wehentätigkeit eindrucksvoll zu bestätigen. Die Tropfinfusion mit *Bryophyllum* war der Behandlung mit den üblichen synthetischen, wehenhemmenden Substanzen (β2-Sympathomimetika, die im Körper Stressreaktionen auslösen) vergleichbar, allerdings mit deutlich weniger Nebenwirkungen verbunden. Während die Behandlung mit intravenösen Spritzen und Infusionen in die Hand des anthroposophisch oder naturheilkundlich arbeitenden Arztes gehört, ist eine Selbstbehandlung mit *Bryophyllum*-Pulver, -tropfen oder -globuli bei leichteren Beschwerden (und nach ärztlichem Ausschluss ernsthafter Störungen) in der Schwangerschaft möglich, zum Beispiel bei Muskelverspannungen, Kreuzschmerzen oder dem Gefühl, der Bauch sei zu hart. Weitere frauenheilkundliche Einsatzmöglichkeiten sind unten bei den entsprechenden Präparaten aufgeführt.

ARZNEIMITTEL UND BESCHWERDEN

Bryophyllum wirkt auf die Seele und den Unterleib.

Bryophyllum Urtinktur und **Bryophyllum Pulver 50 %** (Weleda): beruhigendes, entkrampfendes und schlafförderndes „pflanzliches Valium".

ANWENDUNGSGEBIETE:

- Unruhezustände
- Ängste
- Schlafstörungen
- schmerzhafte Verspannungen und Krämpfe, auch in der Schwangerschaft (das alkoholfreie Pulver ist besonders für Schwangere geeignet)

DOSIERUNG: 1- bis 4-mal täglich 10 Tropfen oder 1- bis 4-mal 2 Messerspitzen Pulver, bei Bedarf auch mehr.

Bryophyllum Argento cultum D2 und **D3 Tropfen**, auch als alkoholfreie Zubereitung **Bryophyllum Argento cultum Rh D3 Tropfen** (Weleda): „vegetabilisiertes Metall", mit Silber gedüngtes *Bryophyllum*. Das Silber lenkt die Pflanzenkräfte auf die Prozesse der Reproduktion (gynäkologische Anwendung) sowie der bewussten Wahrnehmung und Reflexion im Seelischen.

ANWENDUNGSGEBIETE:

- Erregungs- und Erschöpfungszustände durch Aufregungen
- Ängste
- Schockfolgen, posttraumatische Störungen
- Schlafstörungen
- psychosomatische Störungen im Zusammenhang mit dem Zyklus, zum Beispiel prämenstruelles Syndrom (PMS)

DOSIERUNG: 1- bis 4-mal täglich 10–15 Tropfen

Bryophyllum Mercurio cultum D2 und **D3 Tropfen**, auch als alkoholfreie Zubereitung **Bryophyllum Mercurio cultum Rh D3** (Weleda): „vegetabilisiertes Metall", mit Quecksilber gedüngtes Bryophyllum. Durch die Quecksilberdüngung werden der Keimzumpe entzündungshemmende Heilkräfte mitgegeben. Quecksilber setzt man in Anthroposophischer Medizin und Homöopathie bei Entzündungen der Schleimhäute ein. Durch Potenzierung und Vegetabilisierung wird das giftige Metall so weit verdünnt, dass keinerlei Giftwirkung mehr zu befürchten ist.

ANWENDUNGSGEBIETE:

- wiederkehrende und geschwürige Entzündungen der Unterleibsorgane und der Harnwege, zum Beispiel Blasenentzündungen, Prostataentzündung und Herpesinfektionen (gegebenenfalls ergänzend zur Schulmedizin)

DOSIERUNG: 2- bis 4-mal täglich 10–15 Tropfen über einige Wochen bis Monate.

Bryophyllum comp. Globuli (WALA) enthalten neben zwei *Bryophyllum*-Arten (Kalanchoe pinnata und K. daigremontiana D3) potenziertes Silber (Argentum metallicum D5) und eine Zubereitung von Rinderuterus (Uterus bovis D5). Diese Kombination richtet die ausgleichende Wirkung der Keimzumpe auf die Unterleibsorgane und mit ihnen zusammenhängende psychosomatische Störungen.

ANWENDUNGSGEBIETE:

- Unruhe- und Erregungszustände im Klimakterium
- Unruhe- und Erregungszustände vor der Menstruation (PMS)

DOSIERUNG: 2- bis 4-mal 10–15 Globuli täglich.

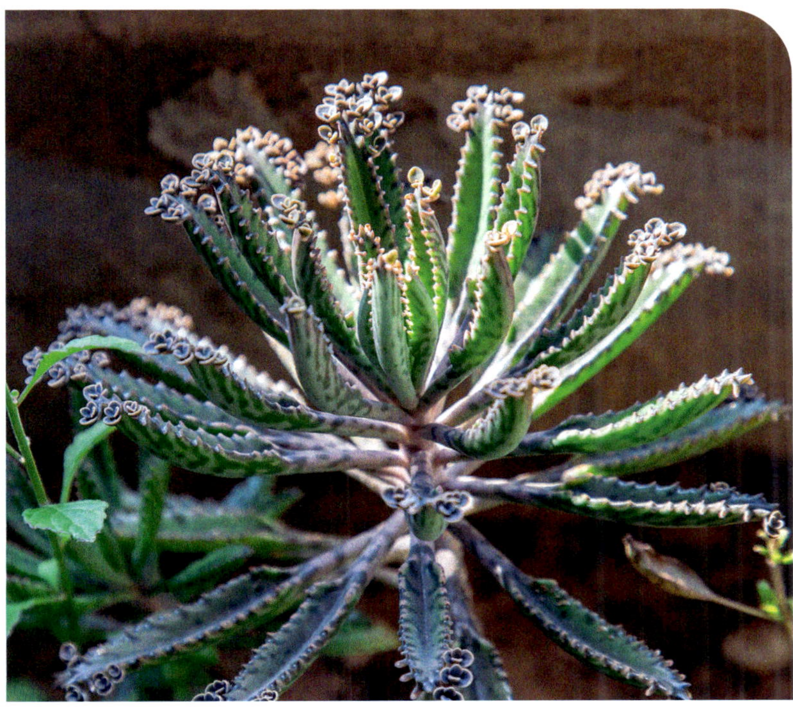

Kalanchoe daigremontana mit Brutblättern

INFO

VEGETABILISIERTES METALL

Jede Pflanze hat eine Verwandtschaft mit bestimmten Metallen und deren Wirkungen. Diese kann durch Düngung unterstützt werden, sodass sich die pflanzlichen und mineralischen Heilkräfte gegenseitig verstärken. Bei der Düngung wird der pharmazeutische Prozess ins Pflanzenbeet verlagert. Voraussetzung ist, dass das Metall über einen mehrstufigen Laborprozess aufgeschlossen und so für die Pflanze verfügbar gemacht wurde.

Die Jungpflanzen werden mit Dünger behandelt, der auf einer Metallzubereitung basiert. Sie gedeihen in diesem speziellen Milieu und nehmen das Metall in sich auf. Nach der Ernte wird das Pflanzenmaterial in Tongefäßen kompostiert und dadurch selbst wieder zu Dünger für die zweite Pflanzengeneration – und diese wiederum zu „Metallkompost" für die dritte Generation. Durch die dreimalige Düngung und zweimalige Kompostierung durch Mikroorganismen wird über drei Jahre eine Verstärkung der Pflanzenwirkung durch das wesensverwandte Metall sowie eine Verlebendigung des Metalls bewirkt. Das Metall wird auf die Stufe des Pflanzlichen, Lebendigen gehoben – im Fall von *Bryophyllum* und Silber kommt das Metall mit seiner organisch stärkenden, regenerationsfördernden Wirkung der seelisch strukturierenden, stabilisierenden Wirkung der Pflanze entgegen.

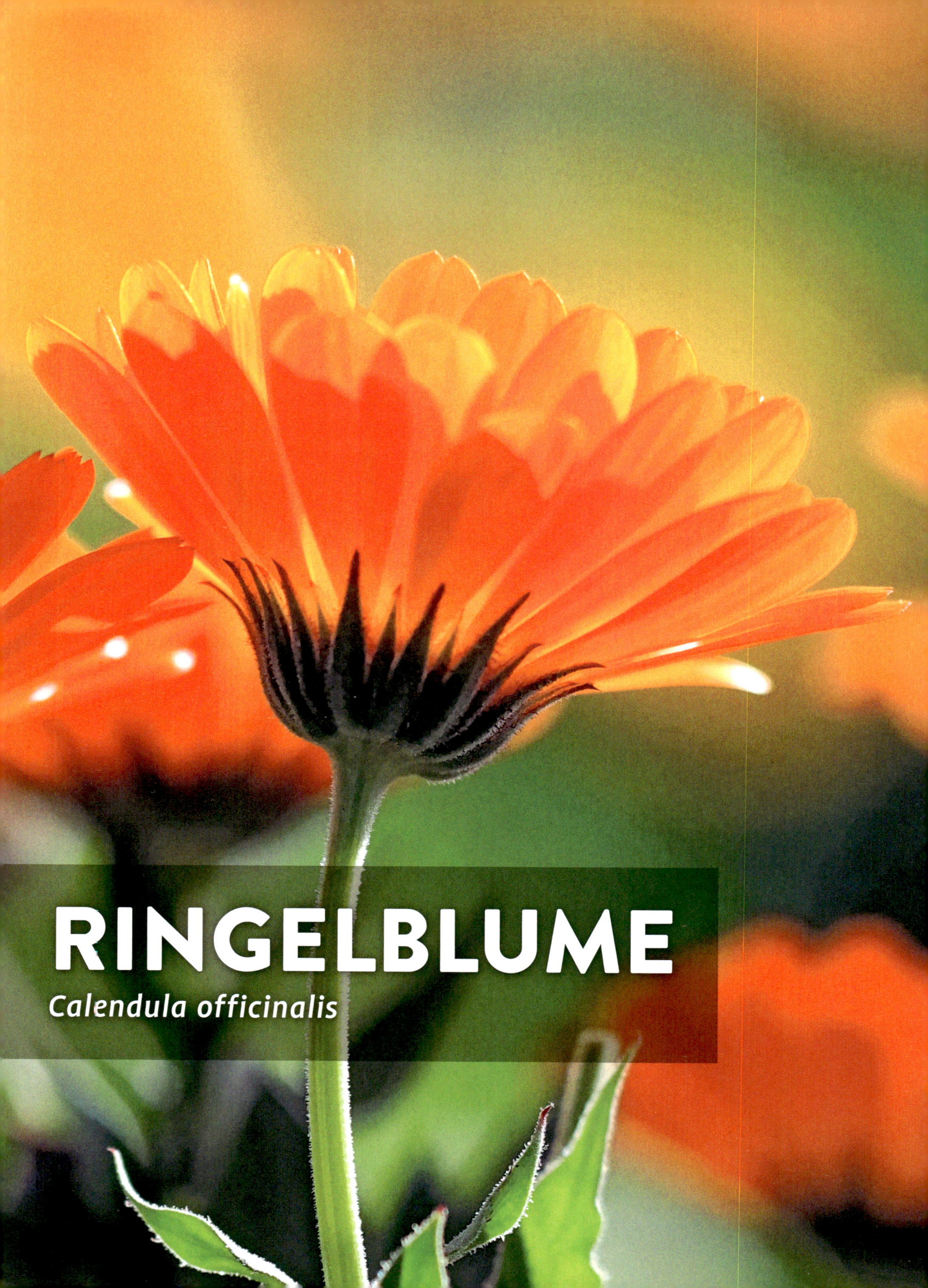

RINGELBLUME

Calendula officinalis

DUFTENDES GOLD *der Sommersonne*

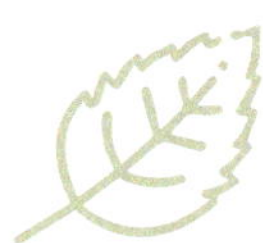

Die Ringelblume gehört wie die Arnika zu den Korbblütlern und steht dieser in Beliebtheit und Bekanntheit in nichts nach. Wie die Arnika erfreut sie uns mit leuchtenden Blüten, von Gelb wie bei der Arnika bis ins Orangefarbene und Rötliche gehend – je mehr Farbe, desto mehr Anthocyane (= Rotfarbstoffe). Sie sind nicht nur schön anzuschauen, sondern besitzen auch großen arzneilichen Wert.

Dennoch macht *Calendula* vieles anders als ihre Schwester, und so lohnt sich ein Vergleich der beiden, um die Besonderheiten herauszuarbeiten. Anders als die Arnika ist die Ringelblume in den gemäßigten Zonen eine einjährige Pflanze und bildet auch kein unterirdisches Rhizom mit vielfältigen Verzweigungen wie die Arnika und viele andere mehrjährige Pflanzen aus. Vielmehr besitzt die 30–50 cm hohe *Calendula* eine stattliche, 20–40 cm lange Pfahlwurzel mit zahlreichen dünnen Nebenwurzeln. In Gegensatz zur Arnika mit ihrer Affinität zu eisen- und kieselhaltigem Untergrund bevorzugt die Ringelblume gut gedüngte, lehm- und kalkreiche Böden, wie sie zum Beispiel auf vielen Feldern in Süddeutschland und teilweise in Weinbergen zu finden sind. Dort gibt es meist auch ausreichend Sonne für die wärme- und lichtsuchende Pflanze. Während die königinnenhafte Arnika, bildhaft gesprochen, ihr Reich in oft unnahbarer Höhe im Gebirge hat, ganz so, als sei sie „zu Höherem berufen", und sich in der alpinen Kälte unberührter Gletscherwelten wohlfühlt, sucht die wärmeliebende Ringelblume die Nähe der Menschen und hat eine ausgeprägte Affinität zu fruchtbaren Kulturflächen.

EINE WAHRE SONNENBRAUT

Ihre Verbundenheit mit Licht und Wärme bringt *Calendula* aus ihrer geografisch/botanischen Heimat mit, dem Mittelmeerraum. Vermutlich vom Nordrand des Atlasgebirges in Nordafrika brachten Kreuzfahrer sie gegen Ende des 11. Jahrhunderts nach Europa, wo sie sich über Klostergärten als Kulturpflanze verbreitete und vielerorts verwilderte. Ihre heutigen Anbaugebiete sind Deutschland, die Mittelmeerländer, der Balkan, Osteuropa sowie Gebiete der ehemaligen Sowjetunion, Südskandinavien, die Niederlande und Nordamerika.

Die Kulturform der Ringelblume ist eine recht anspruchsvolle Pflanze. Sie mag insbesondere sonnige Felder und Gärten mit nährstoffreichen, etwas feuchten und vorzugsweise lockeren Böden wie Löß-, Schwarz- oder Braunerden, sie gedeiht aber auch auf schwereren Böden, deren pH-Wert idealerweise im Bereich zwischen 6,5 und 7,5 liegt.

Der mittelalterliche Universalgelehrte Albertus Magnus bezeichnete die Ringelblume als „*sponsa solis*", als Sonnenbraut, da sie sich stark nach der Sonne ausrichtet. Bereits in vorgeschichtlicher Zeit war die Sonne heiliges Symbol des Lebens und der Erlösung. So zelebrierten in der Jungsteinzeit Priesterinnen – die Sonnenbräute – an den heiligen Orten die Sonnenfesttage. Alle großen christlichen Feste wie Ostern, Pfingsten, Michaeli und Weihnachten waren ursprünglich Sonnenfeste. In der Ringelblume lebt etwas von dieser ursprünglichen licht- und wärmeverbundenen, menschenfreundlichen, himmelsnahen und bodenständigen Religiosität.

Korbblütler ist die offizielle deutsche Bezeichnung für diese hochentwickelte, ausdifferenzierte Pflanzengruppe, welche mit über 20 000 Arten alle Standorte der Erde erobert hat, die für Blütenpflanzen besiedelbar sind.

Die balsamisch Duftende

Die kantigen, aufrechten Stängel der Ringelblume sind flaumig behaart. Die wechselständig in einer Spirale angeordneten, 3–4 cm breiten und etwa 10–15 cm langen Laubblätter ohne Blattstiel haben eine lanzettliche Form und sind filzig behaart mit leicht klebrigen Drüsenhaaren, die den charakteristischen harzig-balsamischen Geruch freisetzen. Dieser ist bereits wahrnehmbar, wenn man sich einem *Calendula*-Feld nähert, und bei warmem Wetter besonders stark ausgeprägt. An der Basis ist der Stängel wenig verzweigt, in der oberen Pflanzenhälfte nimmt die Verzweigung zu. Jeweils am Ende der Stängel bildet sich an der Spitze

CALENDULA OFFICINALIS

Die bekannte Ringelblume ist die wichtigste Vertreterin ihrer Gattung. Ihre Heimat ist Südeuropa, von den Kanaren bis zum Iran. In den gemäßigten Zonen in der Regel einjährig, kann sie aber auch milde Winter überdauern. Typisch sind ihre körbchenförmigen Blütenstände, die durch einen mit duftenden Härchen besetzten Stängel angehoben werden. Darunter befinden sich eiförmige bis lanzettliche Blätter. In der Ringelblume erkennen wir eine außerordentliche Vitalität, die erst im doppelten Kranz der Zungenblüten eine wirkliche Strukturierung erfährt. In deren Mitte befinden sich die Röhrenblüten. Die Blütenfarbe reicht von leuchtend gelb bis dunkelorange. Die ersten Blüten sind rasch verblüht und machen vielen Knospen Platz, so erstreckt sich die Blütezeit nahezu über den ganzen Sommer. Die Früchte sind heterokarp (vielgestaltig) und erlauben ihr vielfältige Möglichkeiten der Verbreitung.

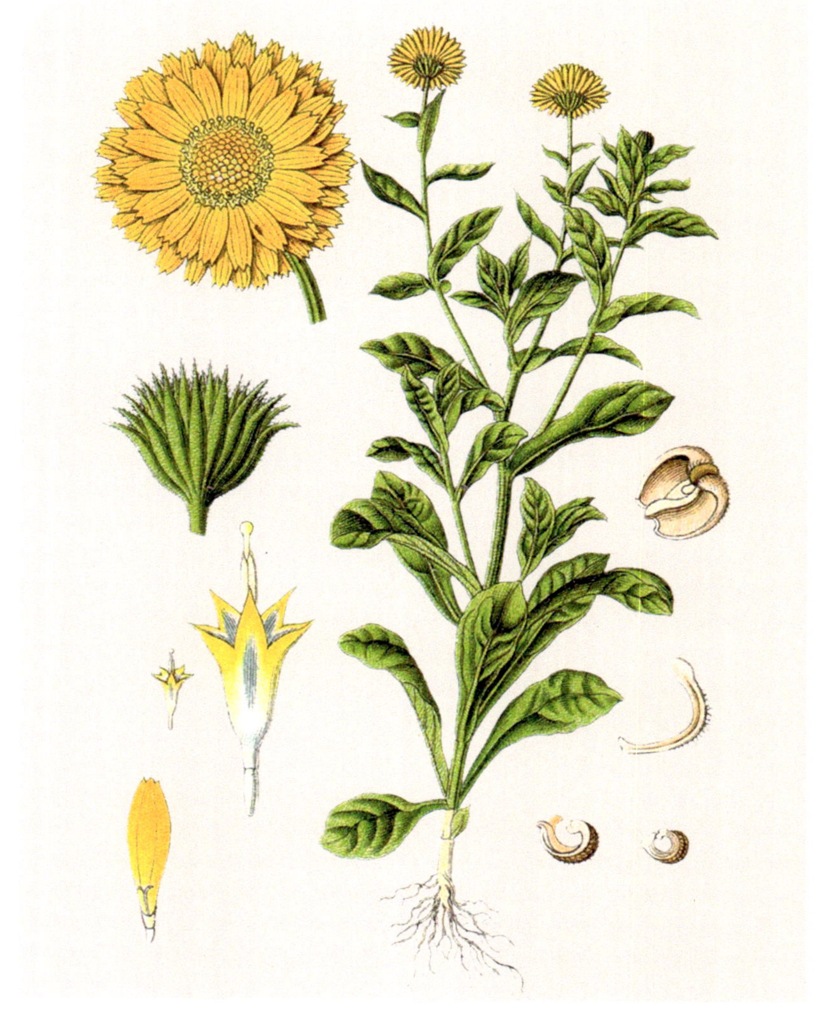

Calendula officinalis

Der Same birgt im schützenden Dunkel der Frucht das Geheimnis von Zeit, Materie und Geist. Ein Pflanzensamen besteht ja nicht nur aus Eiweißmolekülen, gespeicherten Fetten und Mineralien, sondern trägt die gesamte geistige Information des zukünftigen Pflanzenwesens in sich.

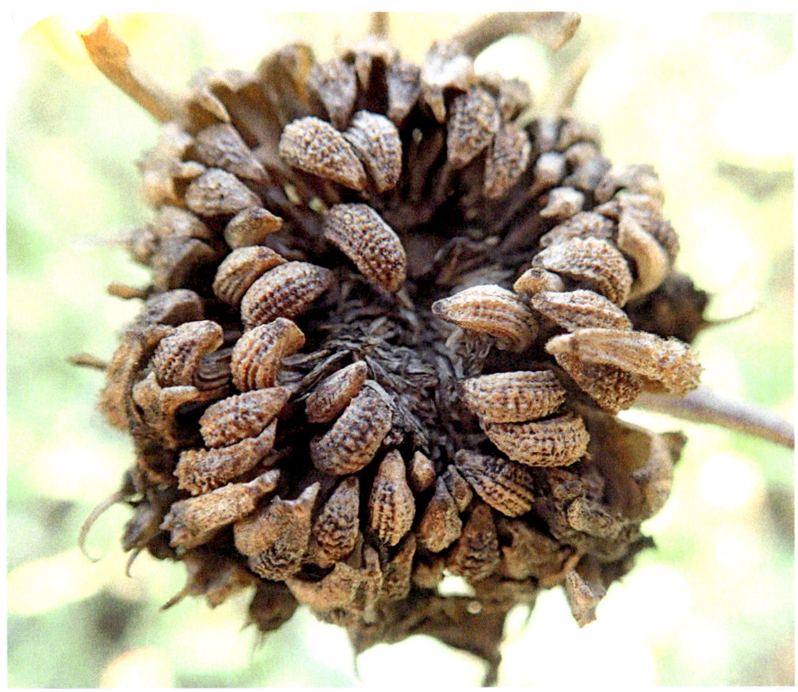

Mit verschiedenen Samenformen schafft sich die *Calendula* vielfältige Verbreitungsmöglichkeiten.

ein Blütenköpfchen aus, das bis zu 7 cm als Blütendurchmesser erreichen kann. Die Blüte besteht aus einem schüsselförmigen Hüllkelch. Der Hüllkelch wird von sehr vielen grünen, schmalen Blättchen gebildet. Darin eingebettet sind die circa 1,5–2 cm langen gelb-orangefarbenen Strahlblüten (Zungenblüten). In der Mitte des Blütenköpfchens sind die gelb-orange gefärbten trichterförmigen Scheibenblüten (Röhrenblüten) angeordnet.

Calendula blüht in der Regel zwischen Ende Juni und Oktober, bei warmen Herbsttemperaturen auch länger, wobei jeder einzelne Blütenkorb je nach Witterung maximal 7–10 Tage blüht. Alles in einem Jahr – der Prozess des unermüdlichen Wachsens, Verzweigens und Blühens hält oft an, bis der Frost ihrer Vitalität Einhalt gebietet.

Trickreiche Verbreitung

Aus den Blütenköpfchen bilden sich zur Fruchtreife verschieden gestaltete Früchte innerhalb eines Fruchtbechers, es gibt Larven-, Flug- und Hakenfrüchte, aber auch Zwischenformen. Dieses Phänomen, Heterokarpie genannt, ist eine Kuriosität, die bei den Korbblütlern (Kompositen) immer wieder in Erscheinung tritt. Diese verschiedenen Formen

ANBAU VON *CALENDULA*

Calendula nimmt im Weleda-Heilpflanzengarten den größten Raum ein, da sie sowohl als Arzneimittel als auch in Naturkosmetik ihre wundheilende und reizmildernde Wirkung entfalten kann. Mit ihren großen Blüten ist sie Augenweide und zugleich Nahrung für blütenbesuchende Insekten – dadurch bereichert sie das Biotop auf mehrfache Weise.

In ganz Mitteleuropa vom Mittelmeer bis zu den gemäßigten Regionen Skandinaviens wird die wundreinigende, wundheilungsfördernde und die Gewebeneubildung anregende Ringelblume angebaut. In Süddeutschland kann sie ab April direkt ins Feld gesät werden. Nach etwa 14 Tagen sind die ersten Blattspitzen zu sehen und bei günstiger Witterung Anfang Juni die ersten Blüten. Mit ihrer leuchtend orangegelben Farbe dominieren sie den ganzen Sommer über das Bild der Landschaft in den Anbaugebieten.

erlauben unterschiedlichste Verbreitungsmöglichkeiten wie z.B. Wind oder zoologische Schleusersysteme zur erdnahen Ausbreitung durch Tiere, in deren Fell sich die Früchte verhaken. Den von Widerhaken strotzenden Krummsäbeln fällt es leicht, sich an das Gefieder eines Vogels anzuheften oder auf dem Rücken eines Marders zu reisen. Bei Verwendung einer Sämaschine wie im großflächigen Heilpflanzenanbau kann es zu Verstopfungen in der Maschine kommen, wenn sich die Samen verhaken.

Wildsammlung und Anbau

Wildsammlung spielt bei der Ringelblume keine Rolle, da die Pflanze leicht zu kultivieren ist und zudem als einjährige Pflanze schnellen Ertrag verspricht. Sie wurde daher schon von den Römern in großem Stil angebaut. Einzelne verwilderte Populationen werden ab und zu von Sammlern für den privaten Gebrauch genutzt. Darüberhinaus ist den Autoren keine kommerzielle Wildsammlung bekannt.

Ringelblume kultivieren

Aussaat und Anzucht: Ab Anfang April, sobald der Boden offen ist, kann mit der Aussaat begonnen werden. In manchen Jahren ist es sinnvoll, in zwei Sätzen mit einem Abstand von 1–3 Wochen zu säen, um den Blühzeitpunkt zu verlängern. Als Aussaatmenge sollten circa 18 kg/ha ausreichen, am besten gemischte Formen (Larven-, Flug- und Hakenfrüchte sowie deren Zwischenformen) verwenden. Die Keimzeit des Dunkelkeimers beträgt je nach Witterungsverlauf nur etwa 2 Wochen. Üblicherweise kann mit einer einfachen Getreidedrillmaschine, Handsämaschine oder auch von Hand, 1–2 cm tief, gesät werden. Walzen nach der Saat sorgt für schnelleres Auflaufen und für ein ebenes, gut zu hackendes Feld. Aufgrund der Hakenfrüchte kann die Drillmaschine allerdings leicht verstopfen, eine regelmäßige Prüfung auf gleichmäßige Aussaat ist während des Sävorgangs deshalb dringend erforderlich.

Beetanbau: Als Standort dienen nahezu alle Kulturböden, vorzugsweise gut strukturierte Böden mit hoher Wasserhaltekapazität. Die Ringelblume mag als Sonnenbraut keinen Schattenwurf oder Wurzelkonkurrenz, deshalb sollte jeweils ein angemessener Abstand zu Nachbarkulturen eingehalten werden. Idealerweise steht die Ringelblume in der Fruchtfolge nach Gründüngung (vorzugsweise Gründüngung mit Leguminosenanteil), da sie nährstoffreiche und lockere Böden liebt. Zur Bodenvorbereitung auf dem Feld kann das Pflügen bei schweren Böden sinnvoll sein; danach sollte die Egge zum Einsatz kommen, damit ein feinkrümeliges Saatbeet entsteht, was die beste Voraussetzung für eine hohe Keimrate darstellt. Im Kleingarten sind der Spaten, die Handhacke sowie der Rechen hilfreich. Bei Drillsaat sollte der Abstand 60–75 cm zwischen den Reihen betragen, damit die Pflanzen genügend Licht haben und ihr volles Wachstumspotenzial ausschöpfen können. Im Garten können auch kleine Gruppen gesät werden. Bewässerung ist nur in sehr trockenen Jahren notwendig.

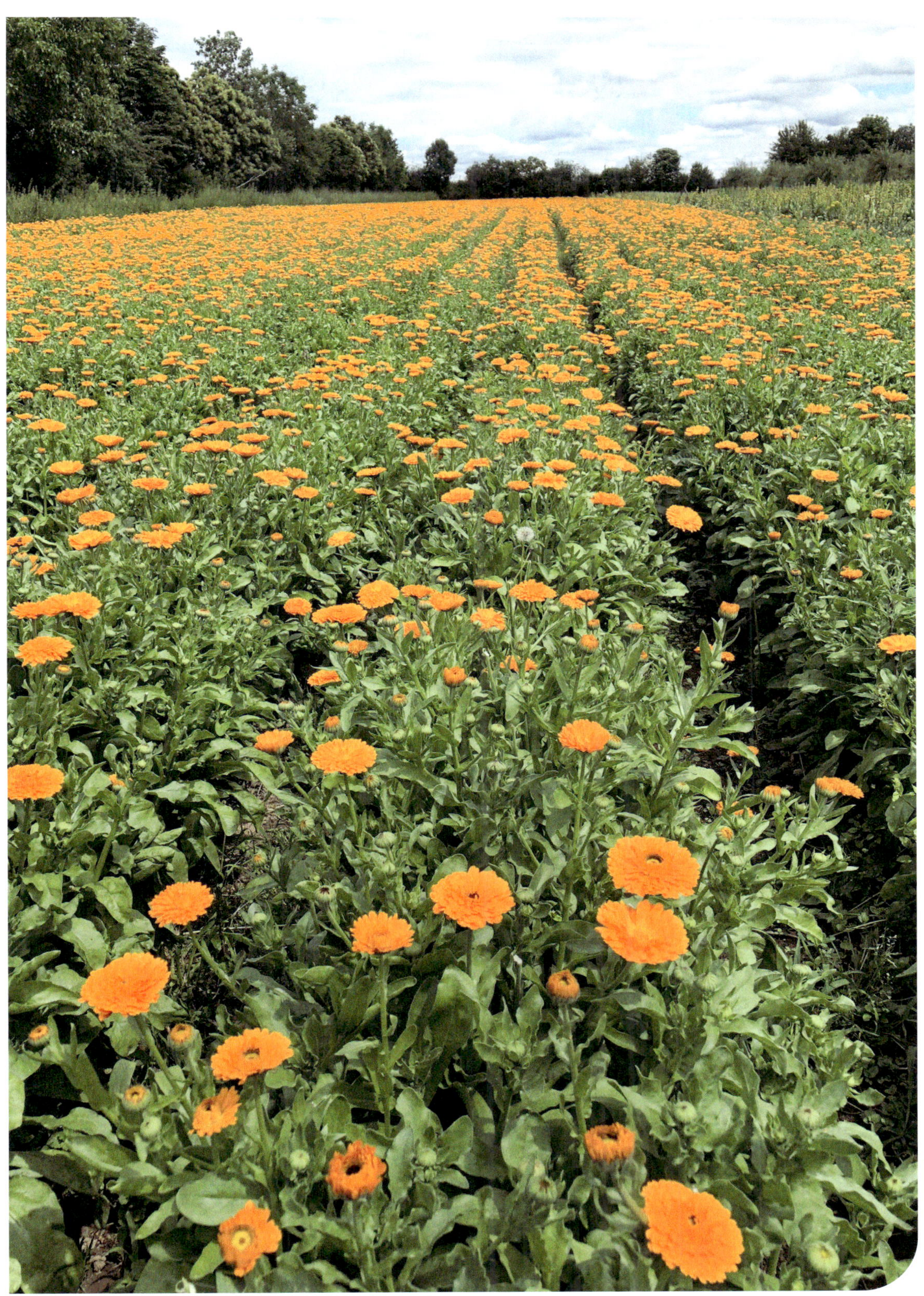

Calendula im Feldanbau
verzaubert die Landschaft.

INFO

BOTANISCHE SYSTEMATIK

Ordnung: Asternartige
Familie: Korbblütler
Unterfamilie: Asteroidae
Tribus: Calenduleae
Gattung: Ringelblumen (*Calendula*)
Art: *Calendula officinalis* L.
Volksnamen: Ringelblume, Goldblume, Sonnenkraut, Sonnenwirbel, Ringelrose. Der lateinische Name „*Calendula*" und auch der deutsche Name weisen auf die gekrümmten Früchte (= Karyopsen) hin. Englisch: „marigold" („Mariengold").

INHALTSSTOFFE

Triterpensaponine (= Glycoside der Oleanolsäure) und Triterpenalkohole, Carotinoide (bis zu 3 %), Sterole, Flavonoide (bis zu 1 %), Polysaccharide (ca. 15 %), ätherische Öle (0,2–0,3 %), Bitterstoffe. In den Ölauszügen findet man v. a. die fettlöslichen Inhaltsstoffe wie ätherische Öle und Carotinoide. Die wässrig-alkoholischen Extrakte enthalten v. a. Triterpensaponine, Triterpenalkohole, Polysacharide, Allantoin und Flavonoide. Da die *Calendula* keine Sesquiterpenlactone enthält, können allergische Reaktionen aufgrund dieser Inhaltsstoffe ausgeschlossen werden.

Erste Pflegearbeiten mit der Handhacke sollen durchgeführt werden, sobald die Reihen gut sichtbar und die Pflänzchen circa 2 cm groß sind. Meist ist noch ein- oder zweimal ein händischer Durchgang auch bei Feldanbau notwendig. Eine mehrfache Bearbeitung mit dem Gänsefußschar oder einer anderen Maschinenhacke zur Regulierung von Begleitpflanzen bis zur Blütezeit sollte immer stattfinden, auch damit genügend Nährstoffe mineralisiert werden. Eine Saatgutgewinnung für den Eigenanbau ist leicht möglich; es sollte zum Erhalt der gefüllten Blüten entsprechend selektiert werden. Die Ringelblume ist einjährig, erste Blüten findet man je nach Witterung ab etwa Ende Juni.
Die Düngung im Garten mit reichlich gut verrotteten Kompost sollte mit möglichst großem Abstand zum Saatzeitpunkt ausgebracht werden.
Für die Düngung auf dem Feld ist eine Mistkompostgabe je nach Stellung in der Fruchtfolge vor der Winterfurche am besten.
Krankheiten und Schädlinge: Mehltaubefall kann in manchen Jahren, besonders ab Juli und bei feuchtwarmer Witterung, auftreten. Raupenfraß kann in manchen Jahren zu größeren Schäden führen. Als vorbeugende Pflanzenschutzmaßnahme sind eine harmonische Düngung und eine günstige Stellung in der Fruchtfolge nach Gründüngung in der Regel ausreichend. Die Anwendung von biologischen Pflanzenbehandlungsmitteln ist nicht sinnvoll und im Feldanbau zu teuer.
Biologisch-dynamische Präparate: Hornmist sollte vor der Aussaat auf den offenen Boden ausgebracht werden, Hornkiesel, sobald ausreichend Blattmasse gebildet ist, evtl. ein zweites Mal bei Blühbeginn.
Ernte und Verarbeitung: Die Blütenernte beginnt in der Regel Ende Juni und dauert bis September, danach sind die Pflanzen meistens erschöpft und bringen nur noch kleine und oft ins Gelbliche zurückgefallene Blüten hervor. Es dürfen nur ganz aufgeblühte Blüten und Knospen, die im Lauf des Morgens noch aufblühen würden, geerntet werden. Die Ernte von Herba (blühendes Kraut) wird oft nach der Blütenernte durchgeführt, nachdem die Pflanzen wieder voll durchgeblüht haben. Ab ungefähr Juli–August, danach ist mit Mehltaubefall der Blätter zu rechnen. Wurzeln werden nicht geerntet. Herba kann auch maschinell mit einem Mähllader oder Sense geerntet werden. Es dürfen keine gelben und braunen Stängelanteile dabei sein und kein Mehltaubefall der Blätter vorliegen. Um dies auszuschließen, ist ein entsprechend hoher Schnitt notwendig. Die Erntemenge beträgt 1–2,5 kg/ m².

TRADITION UND GESCHICHTE

Schon in den antiken griechischen, römischen, arabischen und indischen Kulturen hatte die Ringelblume eine große Bedeutung als Arzneipflanze. Ihre Verwendung geht sicher bis in vorgeschichtliche Zeiten zurück. Dafür sprechen auch Überlieferungen, wonach Wiesel und andere Tieren nach Schlangenbissen schleunigst eine *Calendula*-Pflanze aufgesucht und mit der Wunde die Blüte berührt haben sollen, um sich von der Vergiftung zu heilen. Das Wissen um heilende Wirkungen der *Calendula* auf Problemwunden scheint somit bis in mythische Kulturstufen zurückzureichen.

Calendula

Ringelblume, die Sonnenbraut,
vermählt sich jedes Jahr im Juli erneut,
leuchtet in warmen Sonnenfarben,
und tupft die Landschaft in warmes Orange.
Wunden werden wunderbar geheilt.

Wie die Sonne die Pflanzen,
so nährt und pflegt sie die Haut des Menschen.

ÄUSSERLICH ANZUWENDENDE ZUBEREITUNGEN

Calendula-Zubereitungen haben in der Regel eine typische gelbgrüne bis orangebraune Farbe mit einem speziellen balsamischen Geruch. In der Kosmetik und Babypflege werden sie wegen ihrer hautbesänftigenden, entzündungshemmenden und regenerierenden Wirkung eingesetzt, die unter anderem auf die Triterpenalkohole und *Calendula*-Glykoside (spezielle Verbindungen von Alkoholen und Zuckern) zurückzuführen ist.

Bei der phytotherapeutischen Anwendung werden die wässrig-alkoholischen Extrakte innerlich auch bei entzündlichen Veränderungen der Mund- und Rachenschleimhaut eingesetzt, äußerlich zur Wundheilung.

Die granulationsfördernde Wirkung kann vor allem bei guten Ölauszügen beobachtet werden.

Im 12. Jahrhundert verwendete Hildegard von Bingen die *Calendula* zur Behandlung von Vergiftungen durch verdorbenes Essen, bei Pilzvergiftungen wie auch bei entzündeter Haut und zur Entgiftung der inneren Organe. Wegen ihrer giftwidrigen Wirkungen wurde die *Calendula* in der europäischen Klostermedizin als eine Christus oder Maria zugeordnete Pflanze hochgeschätzt und war in jedem Heilpflanzengarten zu finden.

VOM WESEN ZUR WIRKUNG

Die gute Wirkung der Ringelblume hängt von verschiedenen Faktoren ab, ihren chemischen und physikalischen Eigenschaften, dem Standort, Anbau, der Art und Sorgfalt der Verarbeitung. Die wärmenden balsamischen Kräfteund ihre kieselsäurehaltigen Schleimstoffe, die formgebend und stabilisierend wirken, machen die Ringelblume zu einer vielseitig einzusetzenden Heilpflanze. Sie zeigt in ihren vitalen Wachstums- und Bildekräften, die von den Elementen Wasser, Licht und Wärme geprägt sind, eine Polarität zwischen dem üppig wachsenden, von vegetativen Bildekräften dominierten wässrigen, fast wucherndem Blatt-Stängelbereich und der stark durchstrukturierten Blüte, die eine deutliche Sonnenorientierung aufweist. Ihrer Affinität zu kalkhaltigen Böden weist auf eine vorherrschende Beziehung zu den Stoffwechselprozessen im Menschen hin, zu Vorgängen wie der Gewebeneubildung und auch zur Verdauung.

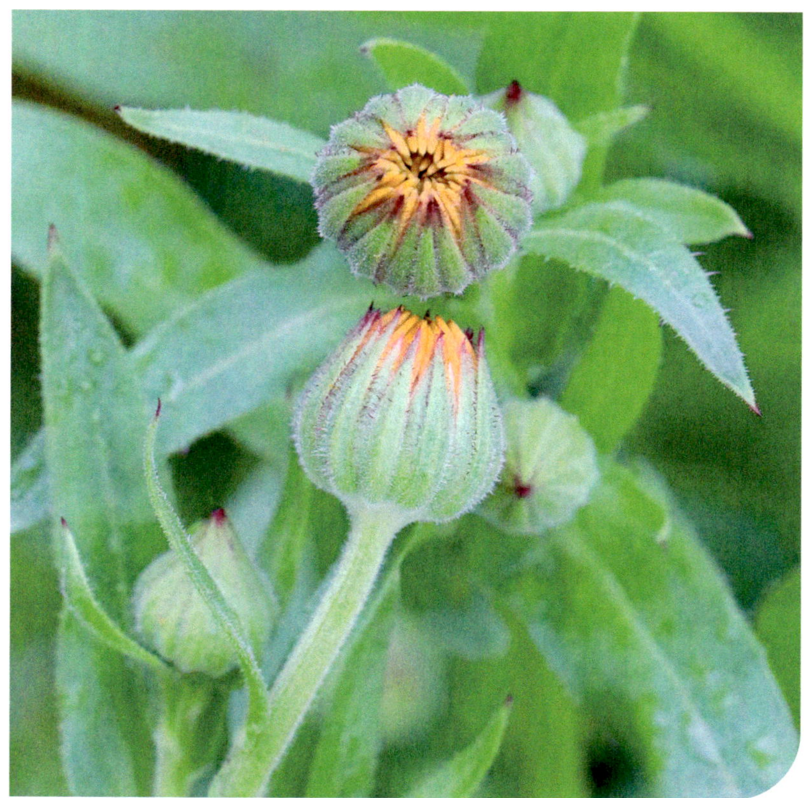

Stille Begegnung: zwei Calendulaknospen

Auch die wärmehafte, duftende Harzbildung, die man beobachten und vor allem riechen kann, ist für Heilpflanzenkundige ein deutlicher Hinweis auf die Stoffwechselaffinität der Ringelblume. Paracelsus nannte solche harzigen Duftkräfte in Anlehnung an Schwefel (lat. *sulphur*) „sulfurisch". Sulfurische Arzneien finden ihre Entsprechung im Organismus im unteren Menschen, im Verdauungssystem und bei entzündlichen Erkrankungen wie Geschwüren, wo die Ringelblume äußerlich angewendet oft die Wende bringen kann, wenn Antibiotika bereits versagt haben. Gestaltungskraft und Vitalität sind auch im sonnenhaften Blütenreichtum und der Formenvielfalt des Samenstandes zu finden, was das besondere Wirkprinzip der *Calendula* ausmacht. Übertragen auf die Haut wirkt sie dort auf die Hautstrukturen ordnend, schützend und regenerierend.

ARZNEIMITTEL UND BESCHWERDEN

Die Ringelblume kann dort verwendet werden, wo es darum geht, äußerliche oder innerliche Wunden zu heilen oder Entzündungen zurückzudrängen. Sie wirkt desinfizierend, granulationsfördernd, verhindert Wundschmerzen etwa nach Amputationen oder bei Ohrenschmerzen; auch Narbenwucherungen bleiben normalerweise aus. Sie ist ein Heilmittel für alle Wunden, besonders für schlecht heilende, vereiterte und entzündete. Wunde Babypopos heilen ebenso wie entzündete Unterschenkelgeschwüre (Ulcus cruris), Furunkel oder Ekzeme.

ANWENDUNG:

- **Äußerlich**, als Calendula-Essenz oder Calendula-Wundsalbe:
- zur Förderung der Wundheilung und der Regeneration der Haut
- bei Schnitt- und Schürfwunden sowie oberflächlichen Hautentzündungen
- kann im Gegensatz zur Arnika auch auf offene Wunden aufgebracht werden
- auch großflächige Anwendung möglich
- speziell auch für verschmutzte, schlecht heilende, infizierte oder infektionsgefährdete „Problemwunden" (unter ärztlicher Kontrolle!)
- auch bei Frostbeulen (Perniones) hilft diese „Wärmepflanze"

DOSIERUNG: Täglich auftragen oder spülen, nach den Angaben der jeweiligen Hersteller.

Innerlich, als potenziertes Arzneimittel:

- zur innerlichen Unterstützung der Wundheilung
- bei Magenschleimhautentzündungen (Gastritis), Magenkrämpfen und -verstimmungen
- bei entzündlichen Erkrankungen
- speziell bei Pfeifferschem Drüsenfieber (Mononukleose, Epstein-Barr-Virus, EBV)

DOSIERUNG: 2- bis 4-mal täglich 10–15 Globuli oder 1 Tablette im Mund zergehen lassen. Bei Pfeifferschem Drüsenfieber auch als Injektionen (nach Soldner/Stellmann) Calendula ex herba D3 2-mal täglich ½ Ampulle für 10 Tage.

INFO

Ringelblume (*Calendula*) bei Pfeifferschem Drüsenfieber, einer Virusinfektion, für die es keine schulmedizinische Behandlungsmöglichkeit gibt? Das klingt für viele vielleicht fantastisch, hat jedoch einen wissenschaftlichen Hintergrund. So hat im Jahr 2006 eine Gruppe von japanischen Forschenden der Nihon Universität Tokio und der Medizinischen Universität Kyoto antientzündliche, krebshemmende und tumorzelltoxische Wirkungen von *Calendula officinalis* nachweisen können. Die Wirkungen richteten sich namentlich gegen Brustkrebs-, Dickdarmkrebs- und Melanom (schwarzer Hautkrebs)-Zellen sowie die Aktivierung des Epstein-Barr-Virus (EBV). Außerdem wurden künstlich ausgelöste Ohrenentzündungen bei Mäusen gehemmt.

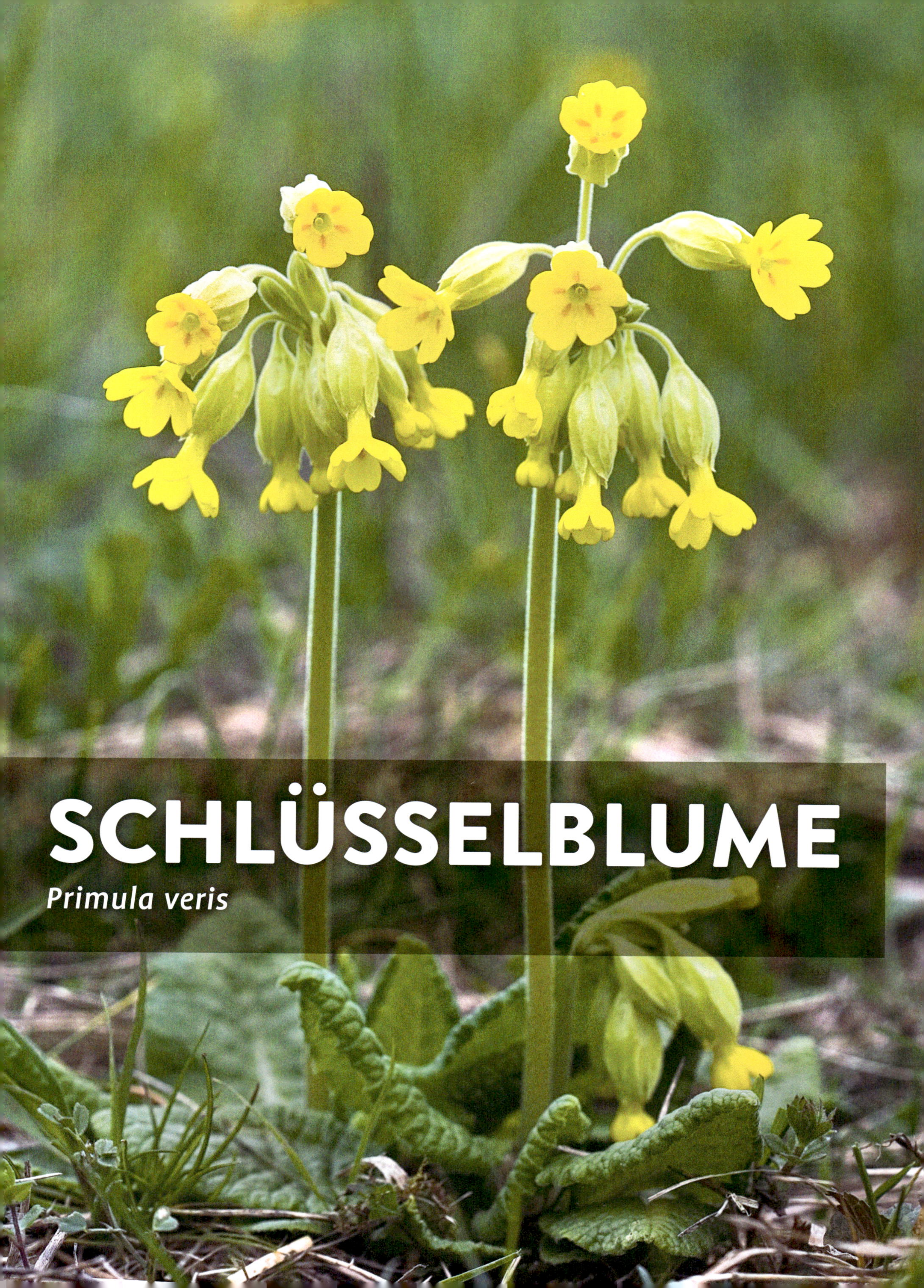
SCHLÜSSELBLUME
Primula veris

Schaumgeborene FRÜHLINGSBOTIN

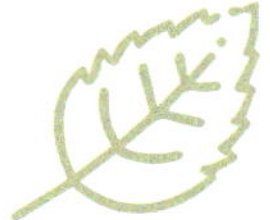

Aus der kalten Starre der Winterkräfte tritt die Schlüsselblume wie eine Botin des Lebens hervor. Kaum zieht sich der Schnee zurück, schmücken ihre dottergelben Blüten sonnige Hänge und Wiesen.

Wenn nach einem langen, kalten, dunklen Winter die Tage endlich länger werden und die Frühlingssonne an Kraft gewinnt, lässt die erste Begegnung mit dieser oft kleinen und stets freundlichen Pflanze unser Herz höherschlagen. Wir finden die Wiesenprimel dann auf trockenen bis wechselfeuchten Wiesen und Halbtrockenrasen, in lichten Wäldern, in weiten Teilen Europas und Asiens bis in 2000 Meter Höhe.

FRÖHLICHE KUNDE VON LICHT & WÄRME

Es entstehen ganz unterschiedliche Lebensbedingungen, wenn die Jahreszeiten miteinander ringen: So liegt im Frühling manchmal noch lange Schnee, und dennoch schiebt sich die sonnengelbe Blütendolde durch die Schneekristalle hindurch. Oder die wärmende Kraft der Sonne hat bereits große Macht auf der Erde erlangt, und die Primel kann sich mit Leichtigkeit ihren Weg zum Licht bahnen. Die Länge des Tages entscheidet wesentlich über den Wachs- und Blühimpuls der Schlüsselblume. Es ist ein bedingungsloses Zusammenwirken urbildlicher Gestaltungskräfte (die in der höchsten Formvollendung, nämlich der Blüte, münden) und der vitalen Wachstumsenergie, die ohne großen Einfluss von Wärme schon so früh im Jahr zur Vollendung der Pflanzengestalt führen.

Jeder, der im Frühjahr eine Wiese voller Primeln gesehen hat, wird sich an die Freude erinnern, die diese kleinen Pflanzen hervorrufen. Noch ist die Natur vorwiegend von tristen Braun- und Grautönen gezeichnet – da wirkt diese lebendige, fröhlich gelbe Blüte wie ein Versprechen auf neues Leben. Die einzelnen Blütenköpfe in der Dolde scheinen wach rundum zu schauen, manche neigen das Köpfchen in Richtung Erde, andere recken es gen Himmel. Wenn ein leichter Wind über die Wiesen weht, wiegen sich die langen Stiele leicht hin und her. Hier offenbart sich die besondere Gestalt der Pflanze: einerseits fest verankert im Boden mit dem kräftigen, dauerhaften Wurzelwerk und stabilisiert durch die bodennahe Rosette – andererseits der filigrane, zum Licht strebende Stängel mit der luftigen, lockeren Blütenfülle der Dolde. Einerseits die bodenständigen, vitalen Wachstumkräfte und andererseits die direkt die Seele ansprechenden, gestaltenden Lichtkräfte.

Die Frühlingsbotin *Primula*, auch als Himmelsschlüsselchen oder Wiesenprimel bekannt, kündigt in ihrer kraftvoll zur Sonne gerichteten Art das Ende der Wintertage und den Beginn des ewig neuen Lebens an. Dem Menschen dient diese Kraft, um sein Herz zu stärken und den Weg aus der Melancholie zurück ins Licht zu finden.

Wildsammlung und Anbau

Die Schlüsselblume überlebt häufig nur noch in Naturschutzgebieten, wo es generell verboten ist, sie zu pflücken. An anderen Wildstandorten darf sie mit offizieller Genehmigung für die kommerzielle Nutzung gesammelt werden. Der Anbau wurde in den letzten Jahren deutlich ausgedehnt, um die Wildstandorte zu entlasten. Da die *Primula* auch im Anbau sehr unterschiedlich blüht, ist Wildsammlung in manchen Jahren nötig, damit die Ernte zur Arzneimittelherstellung ausreicht. Blüten werden je nach Standort von April bis Mai geerntet, Wurzeln in der Ruhephase (November bis März) ausgegraben, wenn der Boden nicht gefroren ist.

Schlüsselblumen kultivieren

Aussaat und Anzucht: In der Regel werden Samen der Wildform verwendet; einige Arzneimittelhersteller verwenden auch die großkelchige Unterart *Primula veris* ssp. *macrocalyx* (Bunge) Lüdi. Hortus officinarum hat in Kooperation mit Weleda in den letzten Jahren erfolgreich die großkelchige Art auf Gesundheit, homogenen Blühhorizont und Blühfreudigkeit selektiert. Die Keimfähigkeit beträgt 1–2 Jahre. Die Primel ist ein Kaltkeimer (bei mehrjährigem Nachbau auch warmkeimend – die Samen keimen also ohne vorherigen Kältereiz). Die Aussaat ist im Oktober–November im Freiland möglich oder ab Februar im Gewächshaus (je nach Saatgut); die Keimung beginnt im Frühjahr, wenn sich der Boden erwärmt. Bei Gewächshausanzucht stellt man die Jungpflanzen 7–14 Tage vor dem Auspflanzen zum Abhärten ins Freie.

Primula veris

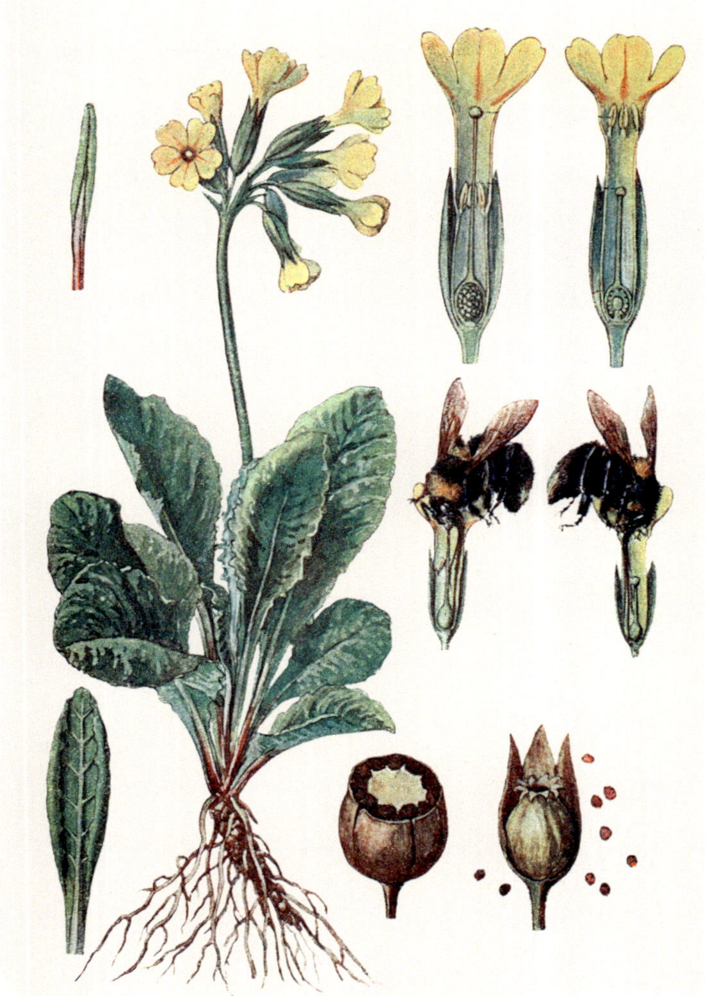

Beetanbau: Günstig sind sonnige Plätze und ein lockerer, humoser Boden, der gut mit Kalk versorgt ist; *Primula veris* verträgt keine Staunässe. Pflanztermin ist von Mitte Mai bis Mitte Juni, bei einem Reihenabstand von 40 cm und einem Pflanzenabstand 25 cm.

Zur Saatgutgewinnung im Juni/Juli reife, hellbraune Samenstände ernten und nachtrocknen.

Krankheiten und Schädlinge: Pilzkrankheiten können auftreten; bei feuchter Witterung Ramulariablattflecken. Die effizienteste Maßnahme ist, dicht stehende Pflanzengruppen zu vermeiden und nur gesundes Saatgut zu vermehren. Die

Krankheit tritt vor allem bei Anbau von mehr als 2 Jahren hintereinander auf.

WASSER- UND LUFTGEISTERN VERBUNDEN

Primula veris bedeutet „die kleine Erste im Frühling". Traditionell wird sie deshalb dem Tierkreiszeichen Widder (21. März bis 20. April) zugeordnet. Vielleicht heißt sie aber „die Erste" nicht nur, weil sie so früh blüht, sondern auch, weil sie bei den alten Völkern in besonders hohem Ansehen stand? Und die „kleine", weil man ein besonders inniges Verhältnis zu ihr hatte? Die Naturgeister der Germanen, insbesondere jene, die dem Wasser und der Luft verbunden sind – die Nixen, Undinen und Elfen –, sollen sie geliebt und beschützt haben. Und tatsächlich bringt die Wiesenprimel diese Verbundenheit mit Wasser- und Luft-„Geistern", mit dem wässerigen und luftigen Element zum Ausdruck durch die schaumige Konsistenz der substanzreichen, aufgeworfenen Blätter und die chemische Struktur der von ihr erzeugten schaumbildenden Wirkstoffe, der Saponine. Saponine sind Seifenstoffe, die in ihren dünnwandigen Schaumblasen eine Verbindung zwischen dem wässrigen und dem luftförmigen Element, zwischen Flüssigkeiten und Gasen schaffen. Auf dieser Schaumbildung basiert die schleimlösende, auswurffördernde, das Abhusten unterstützende Wirkung der Primel. Schaumverwandte Strukturen finden sich auch in der Lunge, in den Alveolen – den Lungenbläschen, in welchen der Gasaustausch zwischen Blut und Atemluft stattfindet –, was die Beziehung der Primel zu den Atmungsorganen unterstreicht.

PRIMULA VERIS

Die Schlüsselblume oder Wiesenprimel ist eine robuste krautige, teilweise behaarte Staudenpflanze. Der Wurzelstock (Rhizom) ist kurz und kräftig. Längliche, gestielte Laubblätter bilden bodennah einen Rosettenkreis und können bis zu 15 cm lang werden. Die Blattoberseite ist dunkelgrün, die Unterseite hellgrün. Junge Blätter sind nach unten eingerollt. Am Ende des blattlosen, behaarten, bis 30 cm langen Stängels bildet sich eine vielblütige, endständige Dolde mit bis zu 20 Einzelblüten. Jede Blüte besteht aus 5 goldgelben Blütenblättern, mit einem orangefarbenen Tupfer am Blütenboden. Blühzeitpunkt ist je nach Lage April bis Juni. Die zahlreichen Samenkapseln werden durch den Wind verbreitet.

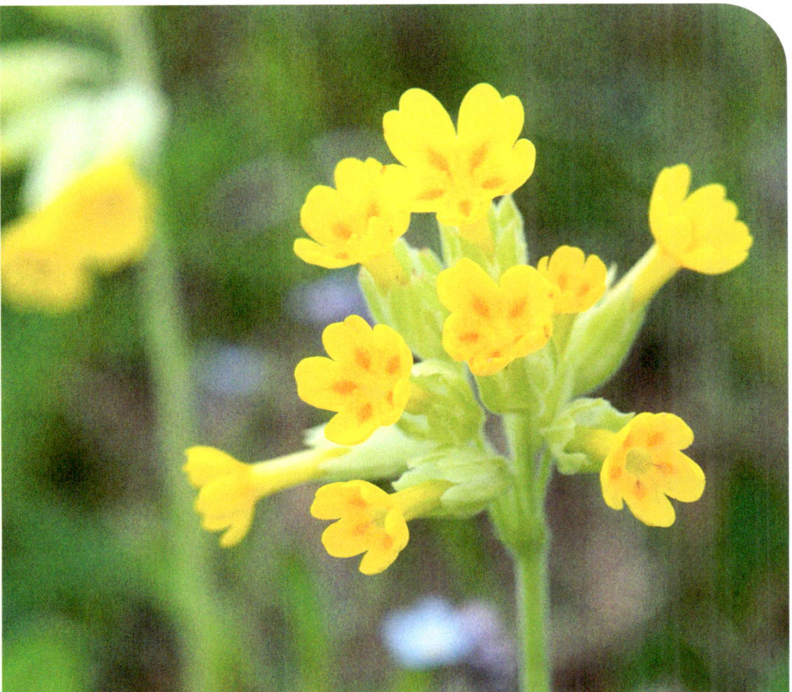

Frühlingsbotin Schlüsselblume

INFO

BOTANISCHE SYSTEMATIK

Ordnung: Heidekrautartige (Ericales)
Familie: Primelgewächse (Primulaceae)
Unterfamilie: Primuloideae
Gattung: Primeln (*Primula*)
Art: Echte Schlüsselblume (*Primula veris* L.)

Zur Primelgattung gehören rund 500 Arten. *Primula* ist im Lateinischen die Verkleinerungsform für *prima*, „die Erste", *veris* bedeutet „des Frühlings".
Volksnamen: Wiesenprimel, Schlüsselblume, Himmelsschlüssel, Auritzel, Petriblume, Schlüsseli, Arzneiprimel.

Der deutsche Name Schlüsselblume weist auf die Ähnlichkeit des Blütenstands mit einem Schlüsselbund hin – einem alten nordischen Mythos nach der Schlüsselbund der Göttin Freya, die damit den Frühling aus der verschlossenen Himmelskammer jedes Jahr aufs Neue befreit (Himmelsschlüssel). Die frühen Christen übertrugen die Schlüsselfunktion auf Petrus, den Hüter des Himmelstores (Petriblume).

INHALTSSTOFFE

In der Blüte sind Flavonoide, Saponine, Carotinoide sowie Spuren von ätherischem Öl enthalten, in der Wurzel Triterpensaponine, Phenolglykoside wie Primverin und Primulaverin, Salicylsäure und Vitamin C.

Hilfreich für Herz, Lunge und Bewegungsapparat

Als Frühlingspflanze wendet sich die Primel an die Frühlingskräfte im Menschen, die im rhythmischen System (Seite 23) – analog zu den Jahreszeiten – zwischen dem Winterhaften des Kopfes und dem Sommer-Wärme-Pol im Bauch ihren Platz haben. Während die schaumig wirkenden Blätter die Beziehung zur Lunge und Atmung zum Ausdruck bringen, ist der leuchtende Blütenwirbel auf dem langen Stängel ein Bild für den Wirbel, den das mit Sauerstoff neu belebte arterielle Blut beim Auswurf aus dem Herzen bildet: die niemals ruhende, unermüdlich sprudelnde Blutfontäne, die mit jeder Herzaktion neuen Schwung erhält. Pflanzen, die sich – wie die Primel mit ihrer Vorliebe für nährstoffarme, kalkreiche Magerrasen – in einem unwirtlichen, feuchtkalten Milieu einrichten, bilden häufig noch eine ganze Reihe von Wirkstoffen wie Vitamin C, Carotinoide und Salicylsäureverbindungen (die der Primelwurzel ihren typischen Geruch verleihen). Diese und ähnliche Stoffe schützen die Pflanzen vor den widrigen Einflüssen aus der Umwelt, vor Infektionen und Fäulnis. Vor allem mit den Salicylsäureverbindungen – die auch in der Rinde der Feuchtigkeit und Kälte liebenden Weide zu finden (Seite 174) und Vorläufer von Arzneimitteln wie Aspirin sind – kann man die volksheilkundliche und auch von Kneipp empfohlene Anwendung der Wiesenprimel bei Rheuma und Gicht begründen. Noch heute wird sie in der Anthroposophischen Medizin zusammen mit anderen Pflanzen erfolgreich innerlich und äußerlich bei Erkrankungen des Bewegungssystems eingesetzt.

Sonnenhafte Wärme für Herz und Seele

Hildegard von Bingen (1098–1179) nennt die Schlüsselblume in ihrer „Naturkunde" Himmelsschlüssel (Hymelsloszel) und empfiehlt, bei Melancholie und Wahnvorstellungen mit dieser Pflanze eine Auflage aufs Herz zu machen. Denn der Himmelsschlüssel sei „warm" und beziehe seine Kraft von der Sonne. Dabei mag sie an Menschen gedacht haben, die in Lebenskrisen und Verlusterlebnissen im kalten und dunklen Sumpf der Verzweiflung versinken, weil sie den Blick für das Wesentliche und den Sinn für das Zeitlose verloren haben, und die nach Fehlern und Versäumnissen zu vernichtenden Selbstvorwürfen neigen. Die sonnenhaft wärmende Kraft der Wiesenprimel und ihrer leuchtenden Blüte, die sich im Frühling mutig der noch winterlich feuchten und erst allmählich aufhellenden Umwelt entgegenstellt, ist bei solchen Zuständen hilfreich. Dabei kann man heute zu homöopathischen, potenzierten Zubereitungen greifen, ohne dass man wie Hildegard die frische Pflanze nutzen müsste, die ja unter Naturschutz steht.
In der Anthroposophischen Medizin werden die Blüten der Schlüsselblume verwendet, um im Zusammenhang mit den Kräften der Eselsdistel (Seite 94) und des Bilsenkrauts (Seite 156) Herz und Kreislauf zu stärken – entweder als alleinige Therapie bei funktionellen, das heißt nicht organbedingten Störungen, die zum Beispiel mit Herzklopfen, Schwindel, Blutdruckschwankungen und Einschlafstörungen einhergehen, oder

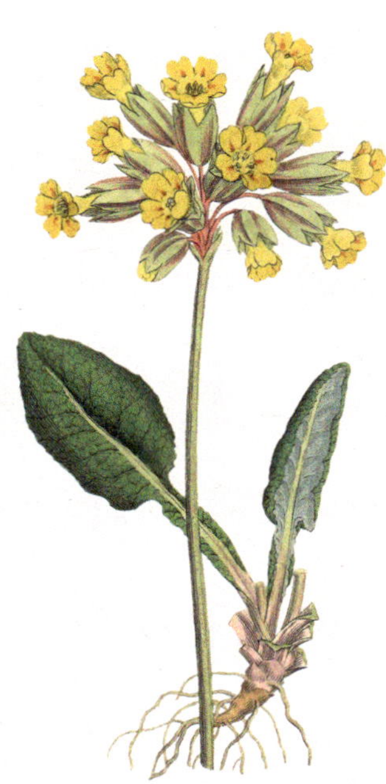

Zwölfgötterkraut und Pflanze der GEISTES-GEGENWART

Der römische Gelehrte Gaius Plinius Secundus schrieb in seiner „Naturgeschichte" geheimnisvoll vom Zwölfgötterkraut (Dodecatheum), das so zu Ehren der zwölf höchsten Gottheiten genannt werde. Wenn man es in Wasser trinke, heile es alle Krankheiten!

Doch welche Pflanze war gemeint? Plinius konnte man nicht mehr fragen. Denn er starb unmittelbar nach Abfassung seines Werks im Jahr 79 n. Chr. nahe Pompeji bei einer Rettungsexpedition nach Ausbruch des Vesuvs.

Suche nach dem Allheilmittel

Man kann sich vorstellen, dass eine fieberhafte Suche nach diesem sagenhaften Allheilmittel einsetzte, ohne dass man jedoch fündig wurde. Erst rund 1500 Jahre später meinte der Botaniker Luigi Anguillara (etwa 1512–1570), Direktor des Botanischen Gartens in Padua, endlich des Rätsels Lösung gefunden zu haben: *Primula veris* sei jenes sagenhafte Kraut. Ist Plinius bei einem der Feldzüge nach Germanien, an denen er teilnahm, auf diese Pflanze gestoßen, die in seiner süditalienischen Heimat kaum anzutreffen ist? In Germanien stand die Schlüsselblume wie erwähnt in höchstem Ansehen.

Wie dem auch sei – mit der Wiesenprimel geht es uns ähnlich wie mit vielen traditionellen Heilpflanzen: Wir wissen aus Mythen und Sagen, dass sie im Mittelpunkt der Heilkunst und der kultischen Verehrung standen. Von ihrer konkreten Verwendung ist jedoch oft kaum mehr überliefert, als dass sie offenbar sehr vielseitig eingesetzt wurden, nicht selten im Sinne eines „Allheilmittels" – wie die Wiesenprimel, die bis ins 20. Jahrhundert bei so unterschiedlichen Beschwerden wie Atemwegserkrankungen, Rheuma, Gicht, Schwindel, Erschöpfung, Schlafstörungen, Kopfschmerzen, Gelbsucht, Erkrankungen von Nieren und Harnblase und als Herzmittel verordnet wurde.

„Vergiss das Wichtigste nicht!"

Auf die kultische Bedeutung der Schlüsselblume in Zeiten der Verehrung von Naturgeistern oder -gottheiten lassen zahlreiche Märchen und Sagen schließen, in denen die Schlüsselblume ganz im Sinne ihres Namens geheime Schätze anzeigt, verborgene Tore aufschließt und Verbindung zur geistigen Welt herstellt. Im Märchen begegnet der Held oft einer Fee oder weiß gewandeten Jungfrau (was vermutlich auf die Elfen der nordischen Mythologie zurückgeht), die ihn einlädt, sich zu bedienen, jedoch ermahnt, das Wichtigste nicht zu vergessen. Daraufhin stopft er sich gierig die Taschen mit dem Schatzgold voll und vergisst dabei das Wichtigste: den Schlüssel selbst. Fortan ist ihm der Zugang zu dem Naturgeist und zur Schatzhöhle verwehrt.

Hier wird die Schlüsselblume mit ihrem Pflanzengeist als Pflanze der Geistesgegenwart dargestellt. Ihre Botschaft ist, sich nicht von Gier und materiellem Gewinn blenden zu lassen, sondern das Wesentliche im Auge zu behalten. „Sei geistesgegenwärtig und lerne, Wesentliches von Unwesentlichem zu unterscheiden", so könnte man die spirituelle Botschaft des „Himmelsschlüssels" formulieren. Oder: „Vergiss das Zeitlose nicht um des Zeitlichen willen."

als Begleitbehandlung bei organischen Herzerkrankungen (zum Beispiel nach Herzinfarkt) und anderen Erkrankungen wie fortgeschrittenem Bluthochdruck, die medikamentös behandlungspflichtig sind.

Primula hilft also nicht nur bei gebrochenem Herzen beziehungsweise Melancholie, sondern wird zusammen mit Eselsdistel und Bilsenkraut eingesetzt, um die gesunde Herzfunktion auch auf der leiblichen Ebene zu stärken und insbesondere die systolische Herzaktion, das heißt die Austreibungsphase des Blutes, zu stützen.

Feuchtigkeit und Kälte vertreiben

Als Mittel bei Gelenkentzündungen (Arthritis), insbesondere solchen, die durch Gicht und Rheuma ausgelöst wurden, erfreute sich die Wiesenprimel vor allem im Mittelalter so großer Beliebtheit, dass sie zeitweise sogar „Arthritica" genannt wurde. Arthritis wird durch Kälte und Feuchtigkeit begünstigt – dagegen hilft ebenfalls die wärmende Kraft der Frühlingspflanze, unterstützt von schmerz- und entzündungshemmenden Inhaltsstoffen.

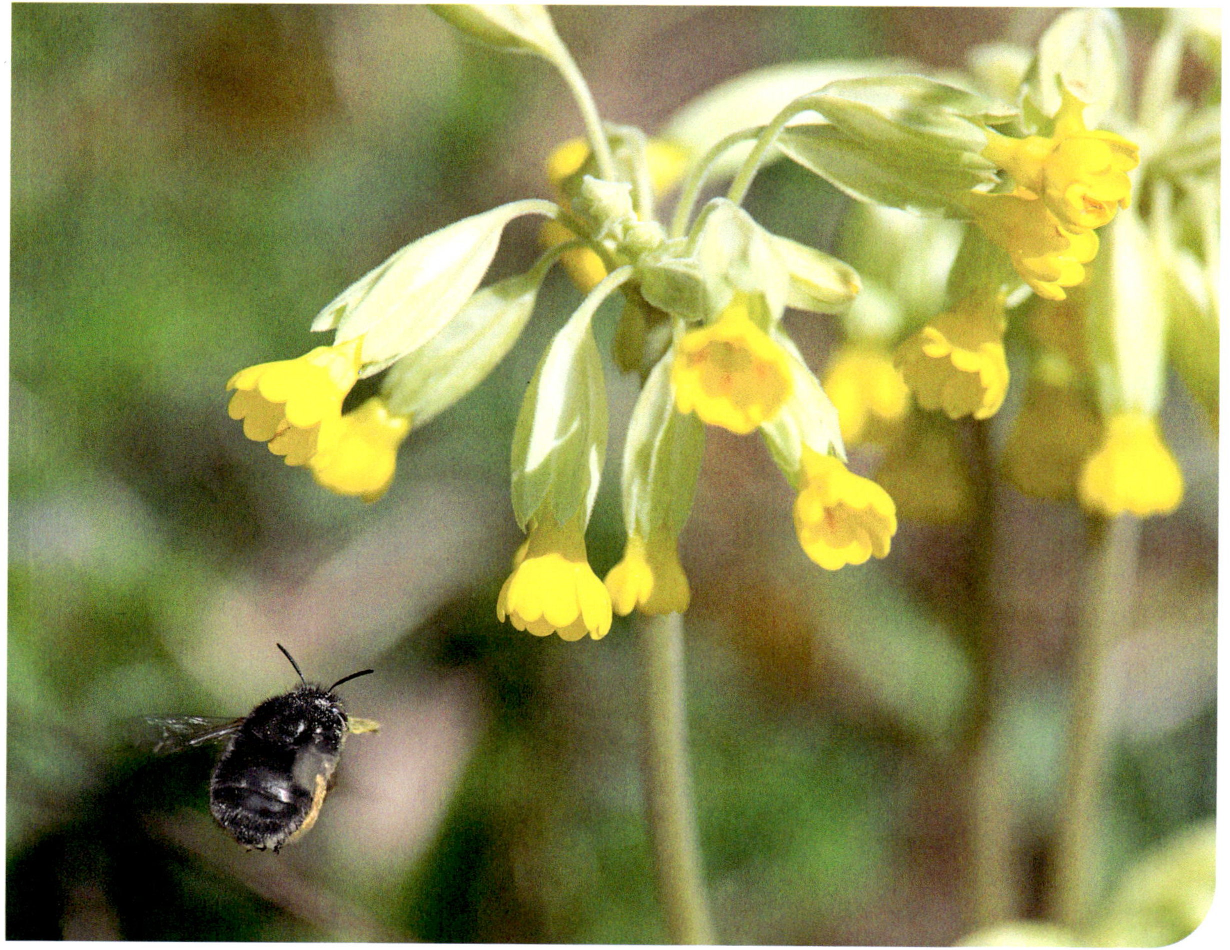

Pollen und Nektar der Schlüsselblume stärken im frühen Frühjahr die Wildbienen.

Sebastian Kneipp berichtete begeistert von den Wirkungen: „Wer Anlage hat zur Gliedersucht, zur Gliederkrankheit oder schon an diesen Gebresten leidet, trinke längere Zeit hindurch täglich eine Tasse Schlüsselblumentee. Die heftigen Schmerzen werden sich lösen und allmählich ganz verschwinden."
In der Anthroposophischen Medizin wird die Wiesenprimel ebenfalls bei Erkrankungen der Bewegungsorgane eingesetzt, äußerlich und innerlich in Kombination mit Bilsenkraut und anderen Pflanzen, die helfen, die Muskelspannung zu regulieren und den Muskelaufbau zu fördern.

„Nun ziehen die Wolken durchs lichtere Blau, /
an grünen Halmen zittert der Tau;
von Blumen schillert der Rasen bunt /
in der fröhlichen Winde Wehen,
und die Primel steigt aus dem Wiesengrund, /
um den leuchtenden Himmel zu sehen."

Adolf Friedrich Graf von Schack (1815–1894)

ARZNEIMITTEL UND BESCHWERDEN

Die Schlüsselblume besitzt ein vielfältiges Anwendungsspektrum: sei es für Herz und Kreislauf, bei Atemwegserkrankungen oder bei Muskelbeschwerden.

Für Herz und Kreislauf

Primula Auro culta Rh D3 Dilution (alkoholfreie Tropfen, Weleda): „vegetabilisiertes Gold" – ein Arzneimittel, in dem Gold über drei Jahre von der Wiesenprimel, die mit Goldverbindungen gedüngt wurde, verpflanzlicht, verlebendigt und damit in seiner Wirkung verstärkt wurde (siehe Kasten Seite 135). Zugleich dient das Gold der Pflanze als „Leitschiene", welche die Wirkung auf das mit dem Gold assoziierte Organ, das Herz, lenkt.

ANWENDUNGSGEBIETE:

- psychosomatische, depressive Störungen mit Schwermut und Herzangst
- besonders nach Verlusterlebnissen, in Lebenskrisen und bei Schuldgefühlen
- nervöse Herzbeschwerden (Cor nervosum)

DOSIERUNG: 2- bis 3-mal täglich 10 Tropfen.

Cardiodoron und verwandte Präparate wie **Primula comp.**: Die Wiesenprimel ist einer der drei Hauptbestandteile in Cardiodoron (dt. „Gabe für das Herz"), dem anthroposophischen Typenmittel für Herz und

WARUM DIE SCHLÜSSELBLUME …

… keine verborgenen Schatzkammern mehr aufschließt, wird in der folgenden deutschen Sage erzählt: Ein Schäfer trieb zu Frühlingsanfang seine Schafe auf eine abgelegene Lichtung. Nahe einem sonnenbeschienenen Felsen entdeckte er eine wunderschöne Schlüsselblume. Er pflückte sie ab, und sie verwandelte sich in einen Schlüssel aus purem Gold. Zugleich erschien ihm eine wunderschöne Fee, blond und weiß gewandet, die vor einer weit geöffneten Tür in dem Felsen stand. Dahinter befand sich eine Grotte, die mit Schätzen gefüllt war. „Nimm, so viel du willst", sagte die Fee und deutete auf die großen, schimmernden Haufen Gold und Edelsteine. Der Schäfer stopfte sich gierig so viel er nur tragen konnte in die Taschen. Eilig verließ er die Schatzkammer, um seine neu gewonnenen Reichtümer in Sicherheit zu bringen. Das Wichtigste jedoch, den Schlüssel, ließ er zurück. „Jüngling, Jüngling, du vergisst das Beste", rief ihm die Fee noch hinterher, aber er hatte schon längst das Weite gesucht. Nach einer Weile hielt er an, fuhr vergnügt mit den Händen in seine vollen Taschen und erstarrte, als er plötzlich weder Gold noch Edelsteine, sondern alte Knochen und Zähne in den Fingern hielt. Rasch lief er zur Lichtung zurück, fand dort jedoch weder den Schlüssel noch die Fee oder den Eingang im Felsen. Alles war verschwunden. Seitdem schließt die Schlüsselblume den Menschen keine Schatzkammern mehr auf, und auch die Feen erscheinen den Menschen nicht mehr.

TIPP

PRIMELWURZELTEE FÜR ATEMWEGE UND GELENKE

¼ Teelöffel fein geschnittene oder grob gepulverte Primelwurzel mit 1 Tasse kaltem Wasser ansetzen, zum Sieden bringen und 5 Minuten ziehen lassen, anschließend abseihen. Nach Belieben mit Honig süßen.

- Bei akuten Infekten der Atemwege: Zur Förderung des Auswurfs alle 2–3 Stunden 1 Tasse trinken.

Neben reinem Primelwurzeltee haben sich bei akuten Atemwegserkrankungen auch Hustenteemischungen mit anderen schleimlösenden und reizlindernden Pflanzen bewährt, zum Beispiel Eibischwurzel, Anis, Sonnentau, Süßholzwurzel und Thymian. Preiswert und sinnvoll ist es, auf die bereits fertigen Teemischungen zurückzugreifen, die in großer Auswahl im Handel sind.

- Bei Veranlagung zu Gicht und Gelenkentzündung als **Teekur** nach Kneipp:

1 Tasse am Tag, wie von Kneipp empfohlen, über 3–4 Wochen bis zur Besserung der Beschwerden. Wer diese Teekur ausprobieren will, kann das ganz ohne die Risiken und Nebenwirkungen tun, welche die üblichen Gicht- und Schmerzmittel haben. Sinnvoll ist es, sich gleichzeitig auch vollwertig und vegetarisch zu ernähren, auf Alkohol zu verzichten und sich viel zu bewegen

Kreislauf, das in unterschiedlichen, rezeptfreien und rezeptpflichtigen Konzentrationen, Mischungen und Darreichungsformen zur Verfügung steht. In Cardiodoron finden die Blüten der Wiesenprimel Verwendung, um insbesondere die systolische Herzaktion in ihrer Dynamik zu stützen. Für Cardiodoron werden Eselsdistel, Bilsenkrautblätter und Wiesenprimel frisch verarbeitet. Die Auszüge aus der Wiesenprimel und der Eselsdistel werden dabei als Digestio (eine intensive Vermischung unter Erwärmung auf 37 °C) hergestellt und mit kleinen Mengen der kalt angesetzten Bilsenkraut-Urtinktur vermischt. Das durch die integrierende Kraft der Wärme gewonnene Arzneimittel stellt eine neue Einheit dar, deren Wirkungen über die der drei Einzelpflanzen hinausgehen. Anwendung für Herz und Kreislauf ab Seite 162.

Bei Atemwegserkrankungen

Pflanzenheilkundliche Fertigpräparate zur Schleimlösung und Auswurfförderung enthalten Primelwurzelextrakt – zum Beispiel Bronchicum, Bronchipret TP Filmtabletten, Sinupret und viele andere.

ANWENDUNGSGEBIETE:

- akute Entzündungen der Atemwege
- chronische Bronchitis

DOSIERUNG: gemäß den Angaben des jeweiligen Herstellers.

Bei Muskelbeschwerden

Plantago – Primula cum Hyoscyamo (Weleda): anthroposophisches Typenmittel (Haupt-Arzneimittel) für die Muskulatur, verschreibungspflichtige Ampullen mit einer dem Cardiodoron ähnlichen Heilpflanzenkomposition, die jedoch anstelle der Eselsdistelblüten (Beziehung zum Herzmuskel) Spitzwegerichblätter (*Plantago lanceolata*, Beziehung zu den Skelettmuskeln) enthält.

ANWENDUNGSGEBIETE:

- Muskelerkrankungen, Muskelschwäche, Muskelschwund und Muskelverspannungen aller Art, zum Beispiel Tennisellenbogen, Bandscheibenvorfälle, spastische Lähmungen oder nach Ruhigstellung, etwa in Gipsverbänden

DOSIERUNG: Die Injektionstherapie wird meist kurweise über 2–4 Wochen vom Arzt durchgeführt, der das Mittel gezielt in die betroffenen Regionen spritzt; es kann nach Anleitung auch selbst subkutan (unter die Haut) injiziert werden.

Primula Muskelnähröl (WALA): Hauptwirkstoff ist ein Primelölauszug, weitere Bestandteile sind Johanniskraut, ätherisches Rosmarinöl und Schwarzes Bilsenkraut. Sinnvoll auch als Ergänzung zur Injektionstherapie.

ANWENDUNGSGEBIETE:

Muskelschwäche und Muskelschwund (aufgrund von Nerven- und Muskelerkrankungen sowie nach langer Ruhigstellung, zum Beispiel in Gipsverbänden)

DOSIERUNG: 1- bis 2-mal täglich die betroffenen Muskelpartien einreiben.

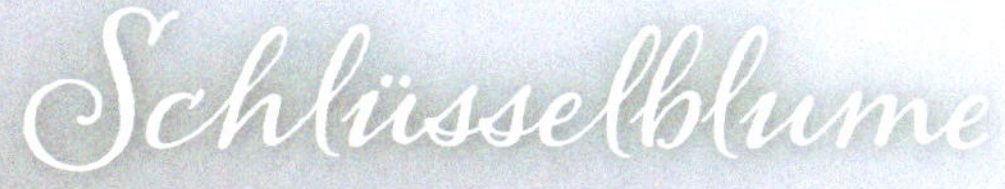

Schlüsselblume

Halb noch im Winterschlaf
erhebt sie den Kranz ihrer Blätter
nur knapp über die feuchtkalte Erde.

Es scheint, als sammle die Primel
im lockeren Wellen der Blätter Kraft,
als speichere sie hier Energie,
die sie dann einer Fontäne gleich
im festen Stängel dem Himmel entgegenschickt,
um sie im leuchtenden Blütenkranz zu versprühen:

> Frühlingsgold, das sie, verführt von der Sonne,
> dem schmelzenden Schnee
> und dem klammen Boden entlockt hat.

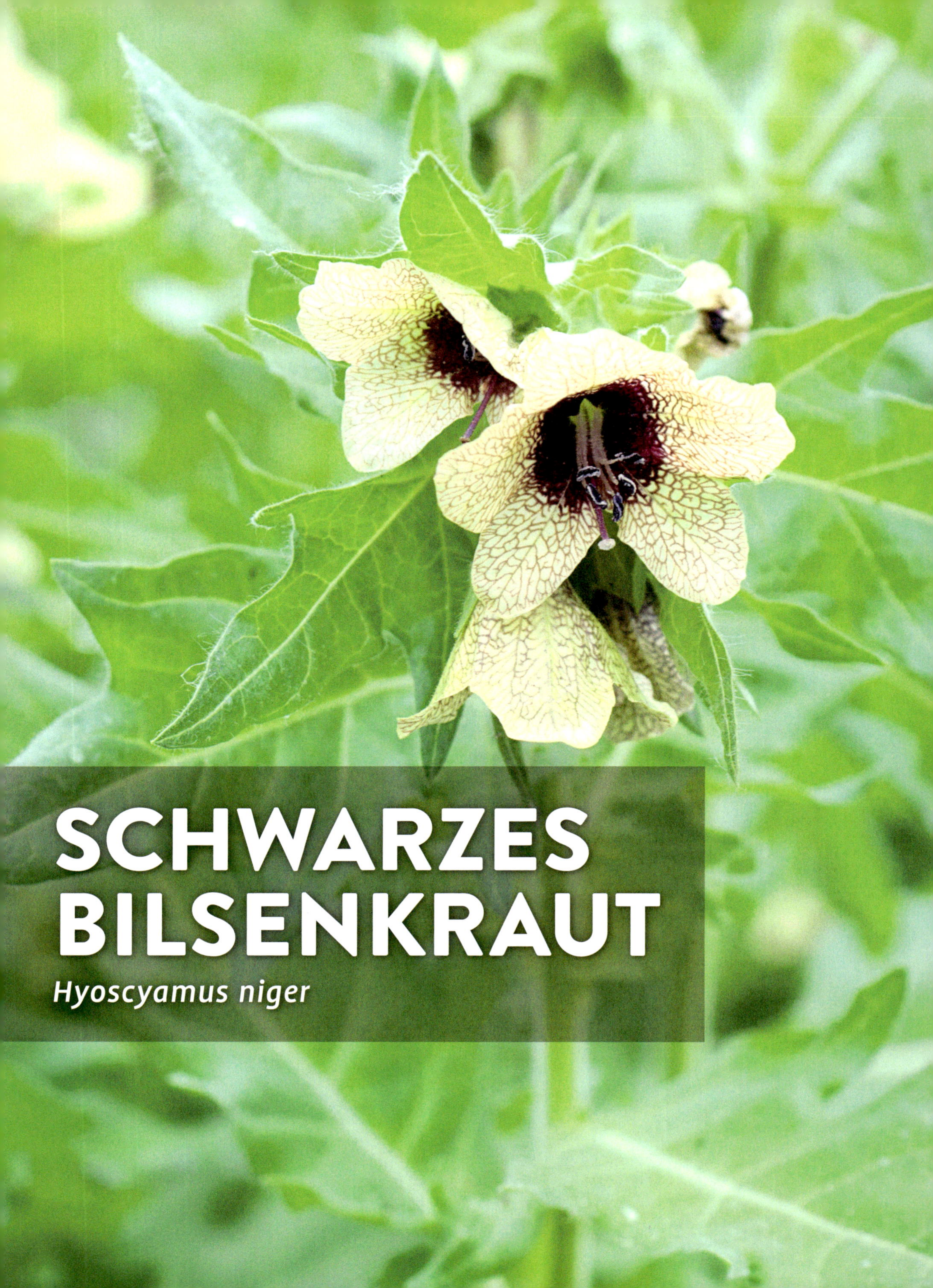

SCHWARZES BILSENKRAUT

Hyoscyamus niger

Die herzgesunde ORAKELPFLANZE

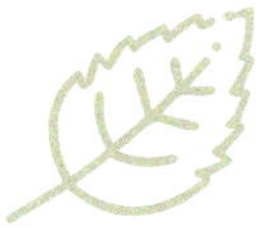

Bilsenkraut ist als Orakeldroge von Delphi berühmt und als Bestandteil von Hexensalben berüchtigt. So manch ein Mord wurde mit seiner Hilfe verübt. Heute wird *Hyoscyamus niger* in anthroposophischen Zubereitungen vor allem bei Herzbeschwerden eingesetzt.

Bilsenkraut gehört in die Familie der Nachtschattengewächse, die uns mit etwa 2500 Arten in vieler Hinsicht nützlich sind – zum Beispiel als Gewürzpflanzen wie die Paprika und als Nahrungsmittel wie die Tomate, Kartoffel oder Aubergine, zudem gibt es darunter viele (in der richtigen Dosis) heilkräftige Pflanzen wie Tollkirsche, Stechapfel oder Tabak – und 23 Bilsenkrautarten.

Schwarzes Bilsenkraut kann man an Straßen und auf Schutt- oder Mörtelplätzen finden, denn es ist eine sogenannte Ruderalpflanze (von lat. *rudera* = Schutt), die gern auf stickstoffreichen Böden wächst und als Kulturfolger gilt. Ursprünglich stammt die Pflanze aus dem mediterranen Klima. In Deutschland kommt sie nur noch sehr vereinzelt vor.

RHYTHMISCH UND HOCHGIFTIG

Zu Beginn der Wachstumsperiode sind die Blätter des Bilsenkrauts üppig wuchernd, weich, krautig und wirr. Plötzlich staut sich deren Wachstum, und ein Impuls zur Strukturierung erfasst die Pflanze, während der Haupttrieb in die Höhe wächst. Nach wenigen Wochen wird dessen Wachstum mit der ersten Blüte beendet. Diese wirkt etwas unheimlich mit ihrer schmutzig schwefelgelben Farbe, in der Mitte violett, komplett mit violetten Adern durchzogen, einem Auge gleich.

Es zeigt sich nun das typisch Wesenhafte einiger Nachtschattengewächse: Wie bei Stechapfel und Tollkirsche geht die Wuchskraft in die Nebensprosse, die astralen Kräfte kommen verstärkt zur Wirkung, die Pflanze erobert sich dadurch verstärkt den dreidimensionalen Raum und ändert ihre Gestik deutlich. Blätter und Blüten entstehen in schneller Folge, es sind zwei bis drei Blüten an der oberen Spitzen der Seitensprosse, und kurz nach dem Erscheinen der ersten Blüten beginnt schon die Fruchtbildung in den typischen Kapseln.

Erschien das Bilsenkraut am Anfang seines Wachstums wild wuchernd und etwas ungeordnet, so ist die Pflanze nun in den Nebensprossen streng geordnet. Betrachtet man die Pflanze von oben, sieht man eine klare Struktur: Die Samenkapseln sitzen links und rechts in einem rhythmischen System, die Blätter im unteren Stängelbereich ebenfalls in strenger Rechts-links-Ordnung.

Nun scheint die Pflanze in unbändiger, nimmermüder Kraft aus den Sonnenstrahlen die kosmische Formkraft zu saugen, um bis in den

Das Kraut macht Rhythmus sichtbar in der strengen Abfolge von Blättern, Blüten und Früchten. Und es ist hochgiftig, hat schon zahlreiche Opfer gefordert. Seine große Heilkraft zeigt es bei Menschen, die aus ihrem eigenen Rhythmus geraten sind. Hier wirkt es entkrampfend, schmerzlindernd, stabilisierend. So ist die uralte Kultpflanze hochaktuell, da sie auf ein Organ wirkt, das besonders unter der Hektik des modernen Menschen leidet – das Herz, Zentrum aller rhythmischen Vorgänge im Menschen.

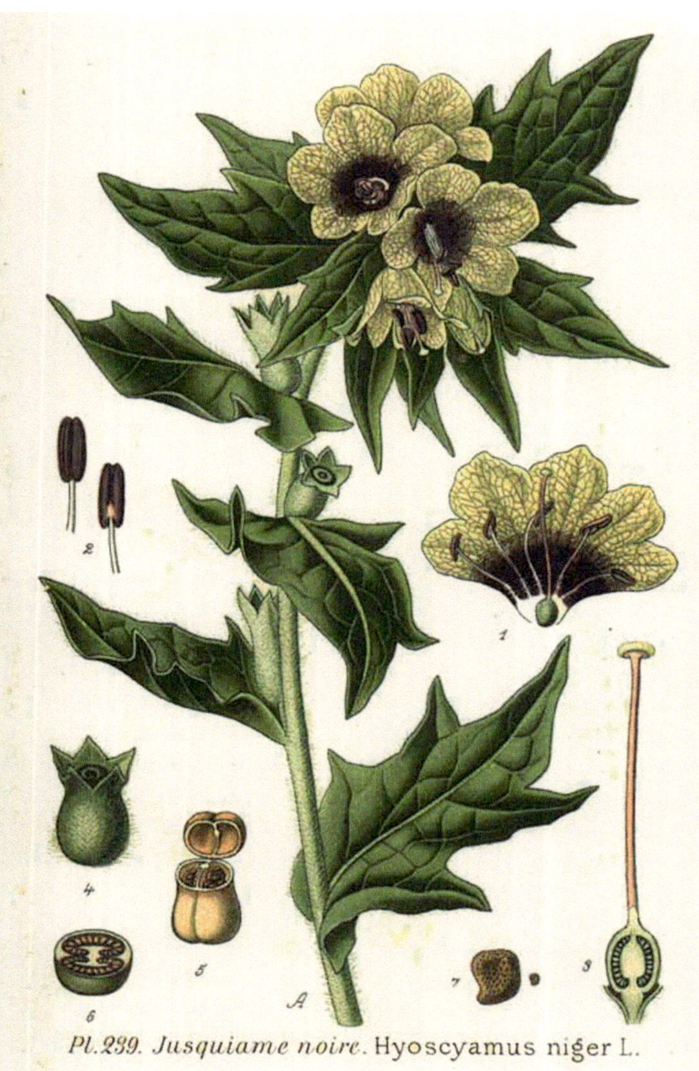

Hyoscyamus niger

Oktober hinein ihrem Drang zu folgen, Blüte um Blüte und damit Frucht um Frucht, also Samen um Samen zur Form zu bringen.
Das ungute Gefühl, das die Blüte beim Betrachter auslösen kann, wird verstärkt durch den unangenehmen Geruch, den die Pflanze vor allem bei feuchtwarmer Witterung ausströmt – es riecht wie das nasse Fell eines alten Hundes … Da steht vor uns eine rhythmisch gegliederte Pflanze mit sehr giftigen Inhaltsstoffen und riecht stark nach einem Tier! Laut Rudolf Steiner hat die Giftigkeit von alkaloidhaltigen Pflanzen eine Wesensverwandtschaft zum tierischen Seelenleib (Seite 22).

Wildsammlung und Anbau

Geerntet und frisch verarbeitet wird zumeist das blühende Kraut. Für die Arzneimittelherstellung spielt Wildsammlung praktisch keine Rolle, in der Regel wird *Hyoscyamus* angebaut. Schwarzes Bilsenkraut sollte wegen seiner großen Giftigkeit und auch, weil es bei uns so selten vorkommt, nicht selbst gesammelt werden.

Bilsenkraut kultivieren

Achtung: Schwarzes Bilsenkraut ist in allen Teilen sehr giftig!
Aussaat und Anzucht: Da keine Sorten existieren, wird in der Regel die Wildform entweder aus eigenem Nachbau oder Wildsammlung verwendet. Herkünfte von Hortus officinarum aus langjährigem biologisch-dynamischem Anbau werden empfohlen. Die Keimfähigkeit der Samen ist sehr unterschiedlich und wenig homogen; ein Keimtest ist sinnvoll. Von dessen Ergebnis kann dann auch die Aussaatmenge abgeleitet werden. Aussaattermin sind die Monate März–April im Gewächshaus, die Keimdauer beträgt etwa 14 Tage. Direktsaat im Freiland ist ab Mai nach den Eisheiligen möglich. Zur Abhärtung sollte man Jungpflanzen mindestens eine Woche lang nach draußen stellen. Beim Auspflanzen dürfen sie noch keinen Blühimpuls haben, denn sonst kümmern die Pflanzen und verausgaben sich im Generativen durch die Bildung vieler kleiner Blüten.
Beetanbau: Günstig ist ein sonniger Standort ohne Staunässe, mit nährstoffreichem, lockerem Gartenboden; auf kargen Standorten gedeiht das Bilsenkraut eher schlecht. Pflanztermin ist – nach Abhärtung – ab Mai, je nach Witterung; es sollten keine Spätfröste mehr drohen. Als Reihenabstand empfehlen sich 30 cm, als Pflanzenabstand 25–30 cm.

Düngung sollte im Gewächshaus bei kümmerlichen Pflanzen erfolgen; mit biologischem Flüssigdünger wie z. B. Vinasse nachdüngen, im Beet mit gut verrottetem Kompost. Am Anfang ist zügiges vegetatives Wachstum für die Gesamtentwicklung der Pflanze wichtig, damit sie nicht zu früh in die generative Phase übergeht.

Krankheiten und Schädlinge: Ein Befall mit Erdflöhen und Schnecken ist möglich. Als Maßnahmen dagegen empfehlen sich: Erdflohnetz nach der Pflanzung auflegen, Schnecken absammeln oder biologisches Schneckenkorn auf den Boden um die Pflanzen streuen.

EINE URALTE KULT- UND HEILPFLANZE

Das giftige Bilsenkraut gehört zu den ältesten Kult- und Heilpflanzen überhaupt – weltweit. Bei den nordischen Völkern war es ebenso in Gebrauch wie im Mittelmeerraum, bei Ägyptern, Babyloniern, Persern, Arabern bis hin nach Indien und Tibet, wohin es vermutlich aus dem Westen gelangt ist. Auch von indigenen nordamerikanischen Einwohnern wurde Bilsenkraut genutzt – wie in Europa und Asien als Halluzinogen, insbesondere als Rauchdroge, aber auch als Medizin mit schmerzlindernder, entkrampfender und narkotisierender Wirkung.

Durch seine auffallende Gestalt macht es seit Jahrtausenden die Menschen auf sich aufmerksam. Und das rhythmische Ineinander von Blatt- und Blütenbildung, das die langen Stängel fast so aussehen lässt wie eine große, locker von Blättern durchsetzte Ähre, lässt darauf schließen, wo seine Wirkungen im menschlichen Organismus zu erwarten sind: im Bereich der rhythmischen Regulation – dort, wo rhythmische Bewegungsvorgänge durch das überwiegend unbewusste Eingreifen von Nervenprozessen geregelt werden, zum Beispiel Atmung, Herzaktion, rhythmische Darmbewegungen (die wir erst spüren, wenn sie gestört sind im Sinne von Unregelmäßigkeiten und Krämpfen).

Wirkung auf unbewusste rhythmische Prozesse

Die entkrampfenden, schmerzlindernden und bewusstseinsverändernden Wirkungen von Bilsenkraut zeigen sich bereits in kleinen Dosen und wurden daher sehr frühzeitig von den Menschen erkannt. Deshalb sind die Anwendungsgebiete in den unterschiedlichen Zeiten und Kulturkreisen zum Teil sehr ähnlich: etwa Husten, Atemnot, Schmerzen, Bauchkrämpfe, Darmentzündungen und psychosomatische Störungen in der traditionellen asiatischen Medizin ebenso wie in der modernen Anthroposophischen Medizin.

Selbst aus der konventionellen Medizin sind isolierte, krampflösende Wirkstoffe aus der Gruppe der Parasympatholytika nicht wegzudenken (Parasympatholytika wirken dem Parasympathikus entgegen, beeinflussen also das die Organfunktionen steuernde, vegetative Nervensystem).

Halb synthetische Wirkstoffe wie N-Butylscopolaminiumbromid (Butylscopolamin, Buscopan) haben ihren Ursprung im Bilsenkraut und in nahen botanischen Verwandten, auch im 21. Jahrhundert.

HYOSCYAMUS NIGER

Bilsenkraut ist eine 30–80 cm hohe, ein- bis zweijährige krautige Pflanze. Die eiförmigen, buchtig gezahnten Blätter wuchern anfangs üppig weich, mit der Bildung des Stängels tritt eine Verhärtung und Gliederung ein. Drüsige Haare umgeben alle Teile der klebrigen Pflanze. Von Juni bis Oktober bilden sich die etwa 3–4 cm großen, fünflappigen Blüten, die schwefelgelb, durchzogen mit violetten Adern und im Trichterboden ganz violett sind. Die Frucht ist eine vom Blütenkelch umschlossene, bauchige, vielsamige Deckelkapsel, die Samen sind grubig vertieft und rund 1 mm groß. Bilsenkraut verströmt einen auffallend unangenehmen Geruch, und alle Pflanzenteile sind sehr giftig!

INFO

BOTANISCHE SYSTEMATIK

Ordnung: Nachtschattenartige (Solanales)
Familie: Nachtschattengewächse (Solanaceae)
Gattung: Bilsenkraut (*Hyoscyamus*)
Art: Schwarzes Bilsenkraut (*Hyoscyamus niger* L.)
Volksnamen: Bilselsamen, Bilsen, Binselkraut, Tollkraut, Hühnertod, Hundsgift, Hexenkraut, Altsitzerkraut.

Hyoscyamus bedeutet Schweinebohne und bezieht sich vielleicht darauf, dass die Samenkapseln Saubohnen (Dicken Bohnen) ähneln, oder aber darauf, dass die Pflanze als für Schweine sehr giftig galt. Der Artname *niger* verweist wohl auf die schwarze Farbe der Wurzel und Früchte. Der Name Bilsenkraut könnte vom indogermanischen *bhel* stammen, das „hell, leuchtend" bedeutet, und auf den keltischen Gott Belenos verweisen. Dieser entsprach Apollon, dem griechisch-römischen Gott des Lichts, der Heilung, der Künste (und des Orakels in Delphi, Seite 166 f.). Nach ihm nannte man Bilsenkraut damals auch Apollinaris.

INHALTSSTOFFE

In Kraut und Wurzel: sehr giftige Alkaloide (= Bitterstoffe, im Wesentlichen Hyoscyamin und Scopolamin) sowie Cumarin und Flavonoide. Im Samen: fettes Öl und Bitterstoff (Hyoscypirin).

Doll, doller, am dollsten …

Auch in der Homöopathie ist Bilsenkraut ein wichtiges Mittel und wird mit Erfolg vor allem bei nervösen Störungen mit Muskelzuckungen und Krämpfen, aber auch bei speziellen, psychiatrischen Krankheitsbildern gegeben. Im klassisch-homöopathischen Arzneimittelbild werden Phänomene wie Geschwätzigkeit, „Unzüchtigkeit" (Entblößen der Geschlechtsteile), Eifersucht, Halluzinationen und Verfolgungswahn genannt. Dabei handelt es sich um Symptome, die auch als Vergiftungserscheinungen des Bilsenkrauts beobachtet wurden und unter anderem auf eine sexuell enthemmende Wirkung schließen lassen. Im Mittelalter rankten sich daher viele Legenden um das Bilsenkraut, die teilweise mit einem der finstersten Kapitel der europäischen Geschichte zusammenhängen: der Hexenverfolgung durch die Kirche beziehungsweise ihre Behörden. Bilsenkraut wird immer wieder als Bestandteil der sogenannten Flugsalben erwähnt, mit denen sich „Hexen" eingerieben haben sollen, um sich auf psychedelische Reisen und angebliche „unzüchtige" Treffen mit dem „Leibhaftigen" und auf sogenannte schwarze Messen zu begeben. Oder waren es nur schmerzstillende, bilsenkrauthaltige Salben, wie sie schon im Altertum angewendet wurden, und die heute noch bei Muskelspannungsstörungen verwendet werden, die heilkundigen Frauen zum Verhängnis wurden? Schließlich heißt es schon bei Pedanios Dioscurides, dem berühmten griechischen Arzt aus dem 1. Jahrhundert: „Die frischen Blätter aber sind als Umschlag am meisten schmerzlindernd bei jeglichem Leiden." Wie dem auch sei, immerhin schienen die Behörden alles daranzusetzen, den Gebrauch des Bilsenkrauts einzuschränken.

Das gilt insbesondere für Bier. Es wurde früher häufig mit Bilsenkraut gebraut, daher auch der Name „Pilsener". Das Reinheitsgebot Anfang des 16. Jahrhunderts, auf das Bierbrauer und -trinker heute immer noch stolz sind, war nichts anderes als ein Verbot von Bilsenkraut und anderen berauschenden Zutaten. Fortan durfte nur noch mit Hopfen anstelle des psychoaktivierenden, erotisierenden Bilsenkrauts gebraut werden. Hopfen enthält unter anderem sedierende (müde machende) und östrogenartige Wirkstoffe (Östrogene sind weibliche Geschlechtshormone). Im Gegensatz zu Bilsenkraut und anderen Rauschdrogen wirkt Hopfen daher abtörnend, Lust und Potenz dämpfend. Das dürfte Obrigkeit und Sittenwächtern ganz recht gewesen sein, vor allem aber den Betreibern der Klosterbrauereien.

Als gesichert gelten darf auch die Benutzung von Bilsenkraut als Räucherdroge in mittelalterlichen Badestuben sowie die traurige Verwendung des Bilsenkrautsamens als Beruhigungsmittel, welches der Scharfrichter den als Hexen verurteilten Opfern religiösen Wahns vor deren grausamer Hinrichtung reichte.

Nicht nur bei der Hexenjagd der Inquisition, sondern auch bei der Diskriminierung von nichtsesshaften und nomadisch lebenden Menschen spielte das übel beleumundete Bilsenkraut, das abfällig auch „Zigeunerkraut" genannt wurde, eine Rolle. So soll sich das „fahrende Volk" des Bilsenkrauts zum Anlocken von Fischen und zum Fangen von Hühnern bedient haben (Seite 164): „Die Hüner auff den balcken fallen herabet, wann sie den rauch von Bülsen gewar werden. Solche künstlein treiben die Zigeiner und ihre gesellschafft", schrieb Hieronymus Bock 1539 in seinem „New Kräuter-Buch", wo er die narkotisierenden Eigenschaften von Hyoscyamus hervorhob und es auch Dollkraut nannte.

„Sumpfger Schlange Schweif und Kopf / brat und koch im Zaubertopf: /
Molchesaug und Unkenzehe, / Hundemaul und Hirn der Krähe; /
zäher Saft des Bilsenkrauts, / Eidechsbein und Flaum vom Kauz: /
Mächtger Zauber würzt die Brühe, / Höllenbrei im Kessel glühe!"

In Shakespeares „Macbeth" brauen drei Hexen diesen Sud, um Macbeth die Zukunft vorherzusagen.

Die Kopf-Herz-Bauch-Verbindung

In der Anthroposophischen Medizin spielt *Hyoscyamus niger* von Anfang an eine große Rolle bei der Behandlung von psychosomatischen Störungen und organischen Erkrankungen wie Herzbeschwerden, Krämpfen, Muskelerkrankungen, Schwächezuständen, Verdauungsbeschwerden und Bauchkoliken. Rudolf Steiner beschrieb die Wirkung des Bilsenkrauts auf das vegetative Nervensystem, namentlich auf das Sonnengeflecht (Plexus solaris). Dies ist ein Geflecht von Nervenfasern im Oberbauch, unser „Bauchgehirn", das die Funktion von inneren Bauchorganen (wie Magen und Darm) reguliert, aber auch enge Verbindungen nach oben, zu Zwerchfell und Herz, unterhält. Normalerweise sind wir

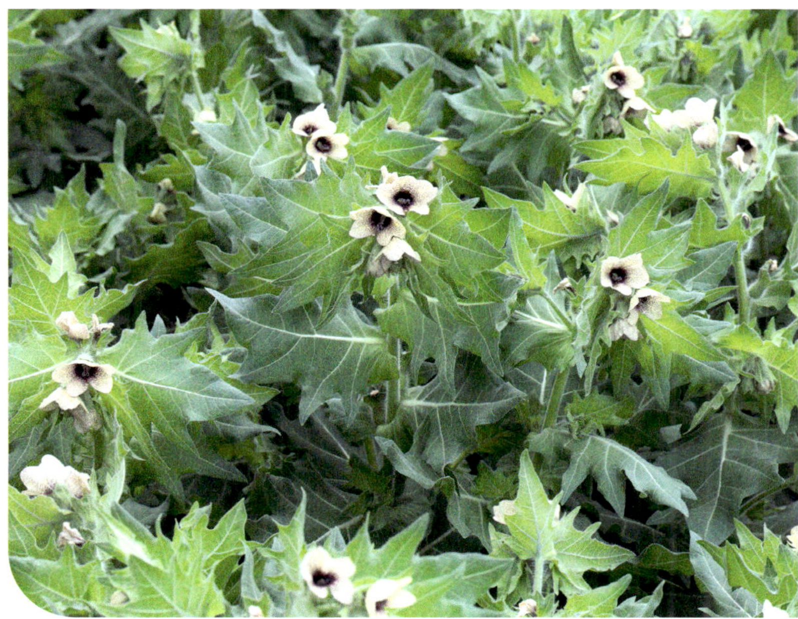

Kräftiger Wuchs des Bilsenkrauts

BALANCE FÜR GEFÜHL UND VERSTAND

Herz und Gehirn stehen über das vegetative Nervensystem in enger Verbindung miteinander. Treten Herzaktionen unkontrolliert ins Bewusstsein oder beeinträchtigen belastende Bewusstseinsinhalte wie Ängste die Herzaktion, dann können Zubereitungen aus Bilsenkraut und bilsenkrauthaltige Arzneimittelkompositionen helfen, das sensible Gleichgewicht zwischen Herz und Gehirn wieder auszubalancieren und die Kommnikation zwischen beiden, zwischen Gefühl und Verstand, zu verbessern. Die Folge: weniger Herzklopfen, weniger Angst, besseres Einschlafen.

uns der Tätigkeit des vegetativen Nervensystems, das unter anderem neben dem „Bauchgehirn" auch ein „Herzgehirn" umfasst, nicht bewusst. Vielmehr müssen seine Tätigkeiten im Unbewussten verlaufen, damit die rhythmischen Vorgänge nicht durch die unrhythmischen Aktivitäten unseres Bewusstseins gestört werden.
Hyoscyamus wird in der Anthroposophischen Medizin vor allem dann eingesetzt, wenn solche vegetativ vermittelten Organprozesse zum Beispiel als Herzklopfen oder „Darmgrimmen" ins Bewusstsein treten und sich beängstigend oder schmerzhaft bemerkbar machen. Oder wenn diese Organprozesse umgekehrt durch „zu tief" eindringende Bewusstseinsfaktoren – Stress, Ängste, Reizüberflutung zum Beispiel – gestört werden. Schließlich hilft das alte Orakelkraut, seelische Konflikte hinter körperlichen Beschwerden bewusst zu machen und nach schweren Erkrankungen (etwa Herzinfarkt) den Schicksalsfaden wieder zu ergreifen.

ARZNEIMITTEL UND BESCHWERDEN

Das breite Einsatzgebiet des Bilsenkrauts reicht von funktionellen, „nervösen" Herzbeschwerden über den Reizdarm bis hin zu Muskelverspannungen.

Bei Störungen des rhythmischen Systems

Aurum/Hyoscyamus comp. Tropfen (Weleda): In diesem Arzneimittel ist Bilsenkraut (Hyoscyamus D5) mit Gold (Aurum metallicum praeparatum D10) und dem Halbmetall Antimon (Stibium metallicum praeparatum D6) kombiniert, wodurch die vegetativ ausgleichende Wirkung des Bilsenkrauts in Richtung Herz und Kreislauf gelenkt wird. Das Mittel dient zur Harmonisierung und Stabilisierung des rhythmischen Systems.
Aurum/Stibium/Hyoscyamus Globuli (WALA) enthalten ebenfalls Bilsenkraut, Gold und Antimon in ähnlichen Potenzen wie Aurum/Hyoscyamus comp., sind aber alkoholfrei.

ANWENDUNGSGEBIETE:

- funktionelle (nicht organisch bedingte) Herzbeschwerden, auch mit harmlosen, aber unangenehmen Rhythmusstörungen (Extrasystolie)
- Einschlafstörungen
- psychosomatische Störungen, bei denen sich organbezogene Vorgänge störend im Bewusstsein bemerkbar machen – von Ohrgeräuschen bis zum Schluckauf

DOSIERUNG: 2- bis 4-mal täglich 10–15 Tropfen beziehungsweise Globuli.

Hyoscyamus/Valeriana Tropfen (Weleda): rezeptpflichtige, stark beruhigende, schlaffördernde Mischung aus Hyoscyamus (D1) und Baldrian (Valeriana D3).

ANWENDUNGSGEBIETE:

- Angst und Erregungszustände sowie Einschlafstörungen, vor allem mit psychosomatischen Beschwerden wie Herzklopfen und Herzangst
- krampfartige Schmerzen

DOSIERUNG: 3-mal täglich 15 Tropfen.

Hyoscyamus ex herba Globuli (aus Bilsenkrautblättern, WALA), **Hyoscyamus Rh** (alkoholfreie Tropfen aus der blühenden Pflanze, Weleda): Diese Einzelmittel werden häufig in der bewährten Potenz D6 angewendet, bei sensiblen Personen und überwiegend nervösen oder psychischen Beschwerden auch in höheren Potenzen.

ANWENDUNGSGEBIETE:

- Angst- und Erregungszustände
- krampfartige Bauchschmerzen, auch bei chronischen Darmentzündungen (Colitis ulcerosa, Morbus Crohn), und beim Reizdarm, gegebenenfalls zusätzlich zu einer Basistherapie mit Digestodoron (Seite 112 ff.)
- Schluckauf (Singultus)
- Krampf- und Reizhusten, auch bei chronischer Bronchitis, COPD

DOSIERUNG: D6 2- bis 4-mal täglich 10–15 Globuli beziehungsweise Tropfen; andere Potenzen siehe Packungsbeilage.

Cardiodoron & Co.: Bilsenkraut ist – als verdünnter Pflanzenauszug – einer der drei Hauptbestandteile in Cardiodoron („Gabe für das

Der rhythmische Aufbau des Bilsenkrauts ähnelt einem Drachenschwanz.

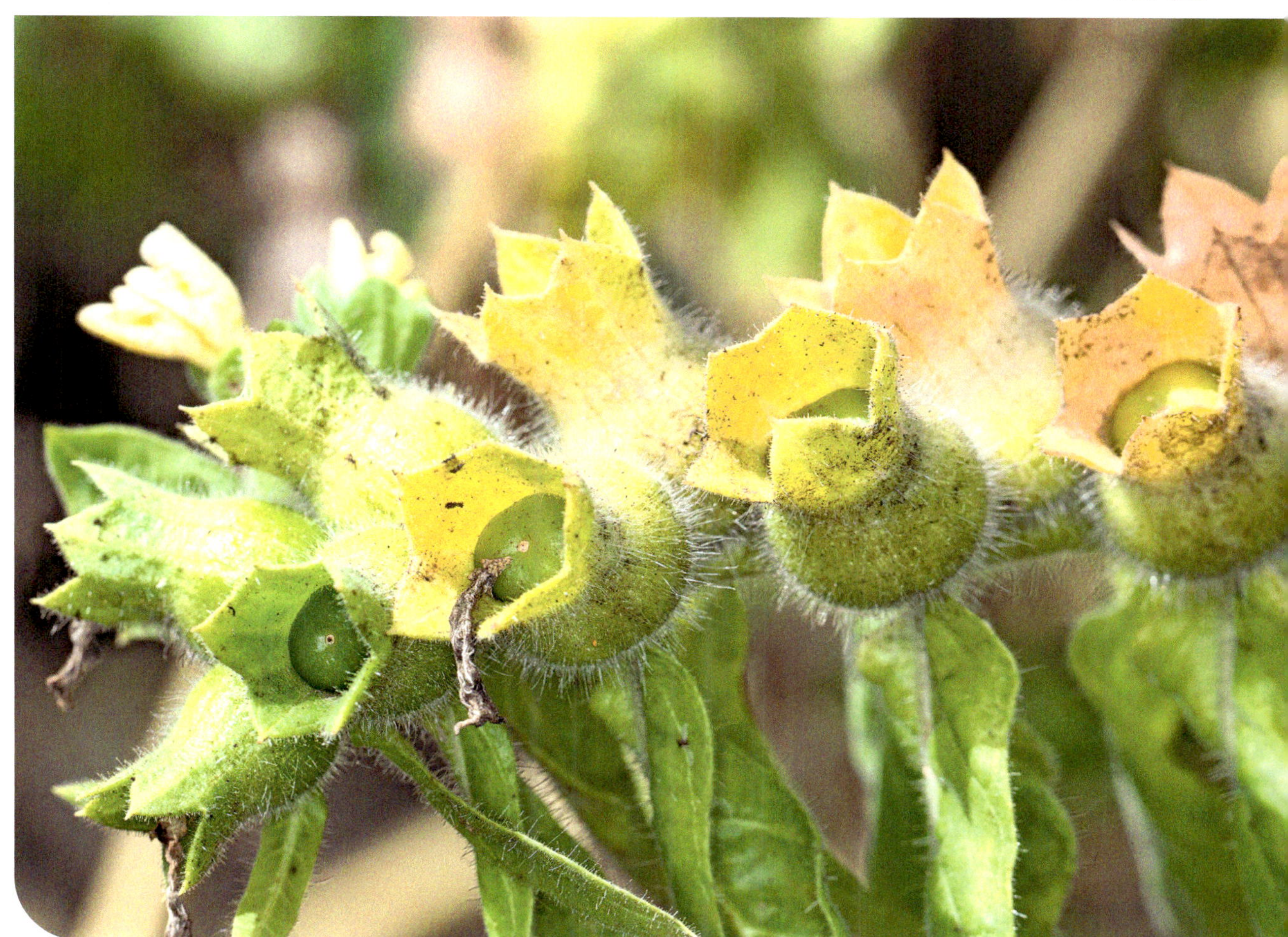

Herz“), dem Typenmittel für Herz und Kreislauf, das es in unterschiedlichen Darreichungsformen gibt. Mit seinen mild entspannenden, blutdrucksenkenden Eigenschaften unterstützt das Schwarze Bilsenkraut die diastolische Entspannungsphase des Herzens. Zugleich spricht die „Orakelpflanze“ das Herz als „Schicksalsorgan“ an, bahnt die Kommunikation zwischen Hirn und Herz, zwischen bewussten Persönlichkeitsanteilen und unbewussten Motiven, und hilft so, den Lebensfaden neu aufzugreifen, wenn er durch Krankheit und Krisen abhandengekommen zu sein scheint.
Anwendungsgebiete und Dosierung: siehe Seite 98 ff. und 153 f.

TOLLKÖDER UND ALTSITZERKRAUT

Das Schwarze Bilsenkraut ist eine gefährliche Giftpflanze. Dioscurides (1. Jh.) befand es als untauglich zum medizinischen Gebrauch, da es „Wahnsinn und Lethargie“ bewirke. Auch Hildegard von Bingen (1098–1179) warnte vor den tödlichen Giftwirkungen von „De Bilsa“: „Der Genuss der Pflanze oder des Öls aus dem Samen ist todbringend.“ Sie wendete es lediglich äußerlich an. Im Mittelalter wusste man die Giftwirkung auf Tiere auszunutzen (Hundsgift), Bilsenkraut galt als das beste Ratten- und Mäusevertilgungsmittel, und als „Tollköder“ wurde es zum Betäuben von Vögeln und Fischen benutzt. Seinen Einzug in die Weltliteratur hielt das Bilsenkraut bei William Shakespeare (1564–1616). Im „Hamlet“ wird der König mit Bilsenkraut vergiftet, im „Macbeth“ nutzen es die Hexen zum Wahrsagen (Seite 161). An die Verwendung von *Hyoscyamus* als Mordgift erinnert auch der makabre Volksname „Altsitzerkraut“. Dieser bezieht sich auf die Verwendung zur Ermordung alter, nur noch herumsitzender und scheinbar unnütz gewordener Mitmenschen.

Bei Bluthochdruck und Kopfschmerzen

Aurum/Belladonna comp. Tropfen (Weleda): Bilsenkraut (Hyoscyamus D10) wird in diesem Mittel mit Gold (Aurum metallicum praeparatum D10) und Tollkirsche, ebenfalls ein Nachtschattengewächs (Belladonna D10), kombiniert. Es dient der Harmonisierung des Herz-Kreislauf-Systems.

ANWENDUNGSGEBIETE:

- Bluthochdruck mit Kopfschmerzen und Blutandrang zum Kopf

DOSIERUNG: 2- bis 4-mal täglich 10–25 Tropfen, bei leichten und grenzwertigen Formen des Bluthochdrucks als alleinige Therapie, bei schwereren Formen als Zusatztherapie zu den üblichen blutdrucksenkenden Präparaten.

Bei Husten und Heiserkeit

Archangelica comp. Globuli (WALA): Neben Bilsenkrautblättern (Hyoscyamus niger ex herba D3) enthält dieses Mischpräparat Engelwurz (Angelica archangelica D2), Salbei (Salvia officinalis Urtinktur) und mineralische, entzündungshemmende Bestandteile (Pyrit Trit. D2 und Argentum nitricum D14).

ANWENDUNGSGEBIETE:

- entzündliche Erkrankungen der oberen Luftwege, etwa Kehlkopfentzündung (Laryngitis), Luftröhrenentzündung (Tracheitis) oder hartnäckiger Reizhusten

DOSIERUNG: 1- bis 3-mal täglich 5–10 Globuli. Während der Therapie nicht vergessen, die Raumluft anzufeuchten, zum Beispiel durch Luftwäscher oder regelmäßiges Lüften, und ausreichend zu trinken.

Bei Rückenschmerzen und „Hexenschuss“

Plantago – Primula cum Hyoscyamo (Weleda), **Primula Muskelnähröl** (WALA): Das angebliche „Hexenkraut“ hilft – in Kombination mit der Schlüsselblume – nicht nur beim sogenannten Hexenschuss und bei anderen Formen von Rückenschmerzen, sondern bei einer ganzen Reihe von Muskelerkrankungen und Muskelspannungsstörungen. Hierfür stehen Spezialpräparate zur Verfügung, die sowohl als Spritzen gegeben als auch äußerlich angewendet werden.

ANWENDUNGSGEBIETE UND DOSIERUNG: Seite 154.

Bilsenkraut

Behaart und wie ein nasser Pudel riechend,
eine klebrige Begegnung am Wegesrand.
Umgeben von filzigen Blättern,
gebuchtet und zipfelig wie Fledermausflügel,
blickt mich aus lila geäderten Blüten
die Nacht an.

Im Schatten der Blütentrichter
dunkelt das Lila zum Schwarz:
kleine schwarze Sonnen,
die von Welten hinter der Welt künden,
von nächtlichen Reichen, unendlichen Weiten,
unauslotbar und verheißungsvoll.

Aufgereiht auf der Perlenschnur
der seitlich ausladenden Zweige
die Blätter und Blüten im Rhythmus
einer meditativen Nachtklubmusik:
minimalistischer Jazz, klar strukturiert
und von hypnotischer Tiefe zugleich.

„PYTHONION“ *und das Herz-Sonnen-Orakel von Delphi*

In Griechenland, im Allerheiligsten des Apollontempels von Delphi, befand sich einst die berühmteste Orakelstätte der Welt. Sie galt in der Antike sogar als deren Mittelpunkt, denn ursprünglich wurde dort Gaia, die Urmutter und Erdgöttin, verehrt, bevor im 8. Jahrhundert v. Chr. der Apollonkult entstand.

Selbst die Mächtigsten der Erde, Staatsoberhäupter und Heerführer von Alexander dem Großen bis hin zu römischen Cäsaren, mussten die Weissagungen des Orakels respektieren. Regelmäßig wurden in Delphi Fragesteller aus dem ganzen Mittelmeerraum empfangen. Durch die Fragen, die meist politische oder militärische Vorhaben betrafen, gewannen die Orakelpriester ein ungeheures Wissen über die Hintergründe des Zeitgeschehens und verfügten somit, nur vergleichbar mit den Geheimdiensten unserer Zeit, über eine einzigartige Machtposition.

Bilsenkraut hat beim Orakel von Delphi wahrscheinlich eine zentrale Rolle gespielt. Für eine Weissagung soll eine Priesterin, die Pythia, nach rituellen Vorbereitungen in den Apollontempel geführt worden sein, wo sie auf einem Dreifuß über einer Erdspalte saß, aus der Dämpfe aufstiegen, welche sie in Trance versetzten. Vieles spricht dafür, dass es sich dabei zumindest nicht ausschließlich um Erdgase handelte, sondern dass die Weissagungen der Pythia unter dem Einfluss von Räucherdrogen wie Bilsenkraut gemacht wurden. Vermutlich wurden in Delphi, wie im Altertum üblich, die verschiedensten Orakeltechniken und -pflanzen eingesetzt, um im Zusammenhang mit bestimmten Ritualen die Priesterinnen oder Priester in einen erweiterten Bewusstseinszustand zu versetzen.

Jedoch nur *Hyoscyamus*, das Bilsenkraut, verdankte dem Orakel von Delphi sogar seinen damaligen Namen: Es wurde im antiken Griechenland und Rom Pythonion genannt (nach der Orakelpriesterin Pythia) oder Apollinaris (nach dem Gott Apollon, dem das Orakel geweiht war).

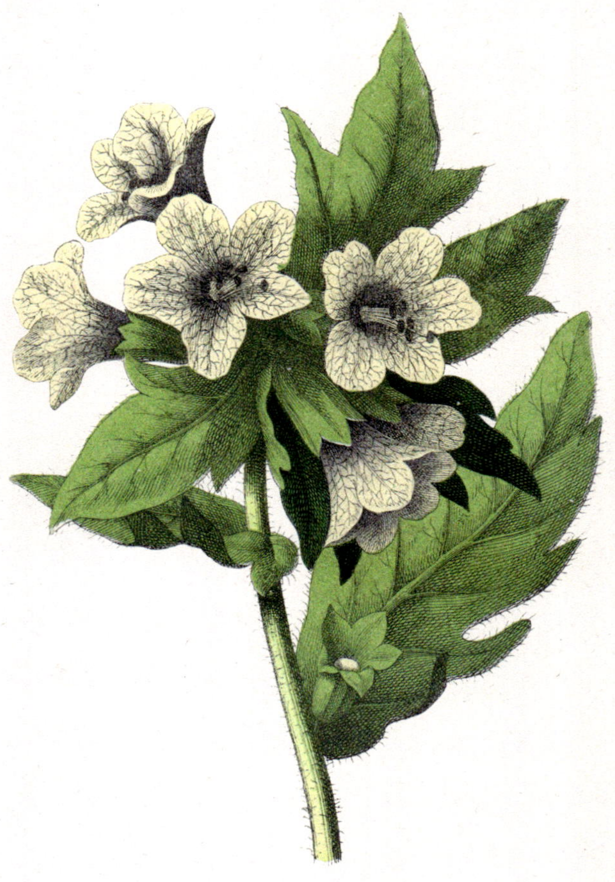

Apollon – Gott des Lichts, Sonnengott

So gewaltig die äußere Machtposition von Delphi auch war, so faszinierend sind andererseits die spirituellen und – im Altertum davon untrennbaren – gesundheitsbildenden Dimensionen des dort gepflegten Apollonkultes und des damit verbundenen Orakels, das Menschen in den unterschiedlichsten Lebenssituationen und Krisen um Rat und Entscheidungshilfe aufsuchten.

Apollon war der Gott des Lichts, der Kunst und der Heilung. Der Überlieferung nach kam er in jedem Frühling aus Hyperborea, einem sagenhaften Land im Norden, in sein Heiligtum in Delphi und zog im Winter wieder nach Norden zurück. Das Orakel blieb dann für drei Monate geschlossen.

„Erkenne dich selbst"

Die Apollon zugeschriebenen Weisheiten haben einen nachhaltigen Einfluss auf die Philosophie und Bewusstseinsentwicklung gehabt, der bis heute spürbar ist. So haben sich zeitgenössischen Berichten zufolge an einer Säule der Vorhalle des Apollontempels berühmte Inschriften befunden, deren bekannteste sind: „Erkenne dich selbst" (*gnôthi seautón*) und „Nichts im Übermaß" (*medèn ágan*). Beide Weisheiten beziehen sich unmittelbar auf die Herzfunktion und das Herz, allerdings nicht auf das Herz im Sinne des Pumpenmodells der Naturwissenschaft, sondern auf das Herz als wahrnehmendes, fühlendes und erkennendes Organ.

Das Herz – Tor zur Selbsterkenntnis

Das Herz war bei den alten Griechen wie in allen Kulturen das der Sonne und damit dem Apollon zugeordnete Organ. Wahre Selbsterkenntnis im Sinne des apollinischen „Erkenne dich selbst" ist nur möglich, wenn man die Selbstbezogenheit überwindet und sein Herz für die Welt und für andere öffnet. Die dabei entwickelten „herzlichen" emotionalen Qualitäten werden auch „Herzintelligenz" oder (von dem amerikanischen Psychologen Daniel Goleman) „Emotionale Intelligenz, EQ" genannt. Sie fördern die Herzgesundheit auch im herkömmlichen Sinne, indem sie vor Herzinfarkt und anderen Erkrankungen schützen.

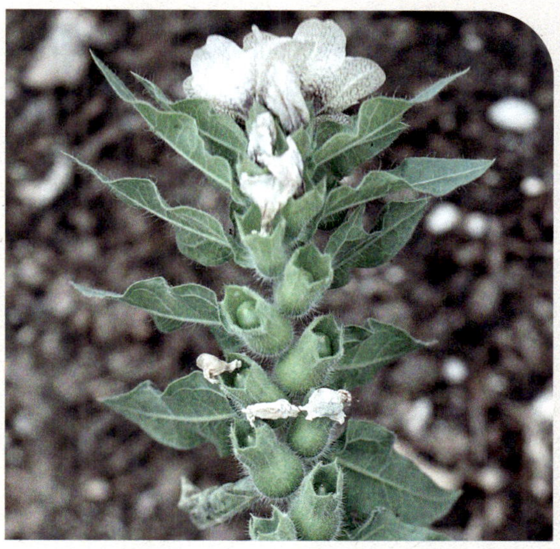

… und Meister im Maßhalten

Die Regel „Nichts im Übermaß" hingegen ist eine Aufforderung, im täglichen Leben das richtige Maß zu finden, Erholung und Arbeit, Ruhe und Aktivität, Müßiggang und Verpflichtungen ins richtige Verhältnis zu setzen.

Unser Herz schlägt nicht gleichmäßig, sondern gleicht mit ständig wechselnden Frequenzen, auf „musikalische" Weise, zwischen den unterschiedlichsten Anforderungssituationen aus: Es passt sich bei Belastungswechseln oder Lageänderungen im Nu an und lenkt die Blutströme in Sekundenschnelle dahin, wo sie gerade benötigt werden. Das Herz ist ein Meister im Ausgleichen und Maßhalten.

Nichts ist für das Herz jedoch schädlicher als Maßlosigkeit im Leben, als Übermaß, sowohl was zu viel Arbeit als auch was zu viel Genuss beziehungsweise Genussmittel anbetrifft: Ehrgeizige Workaholics und Kettenraucher gefährden ihr Herz gleichermaßen. Ist es ein Zufall, dass Apollinaris/ *Hyoscyamus*, das alte apollinische Orakelkraut, heute eine der wichtigsten Heilpflanzen für das Herz ist und – in Form von Arzneimittelkompositionen wie Cardiodoron oder Aurum/Stibium/ Hyoscyamus – bei seelischen Krisen Ruhe und Gelassenheit fördert und damit die „Herzintelligenz" stärkt, das Herz vor Stresseinflüssen schützt und seine rhythmische, musikalische Ausgleichsfunktion unterstützt?

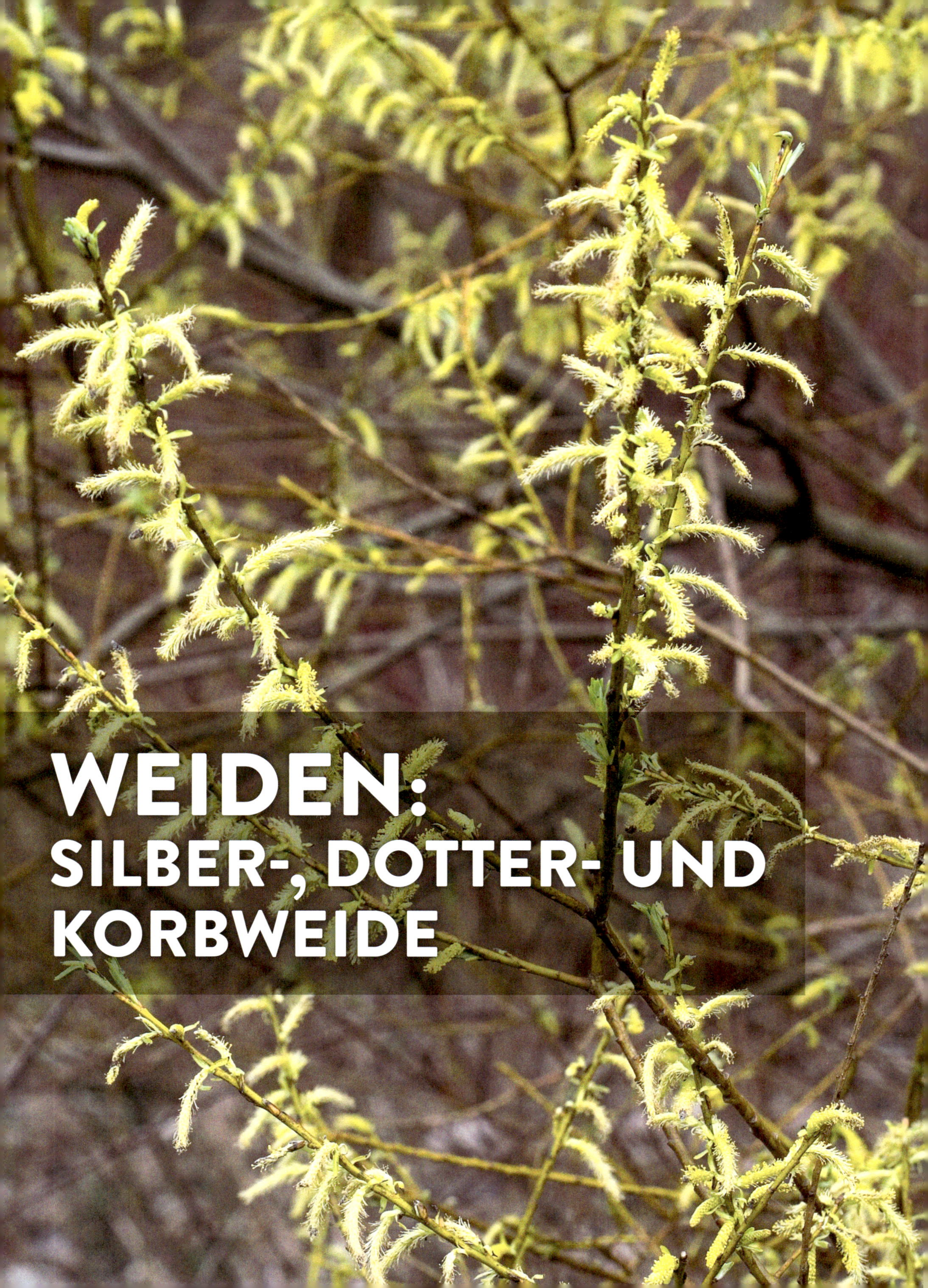

WEIDEN:
SILBER-, DOTTER- UND KORBWEIDE

Baum der BEWEGLICHKEIT

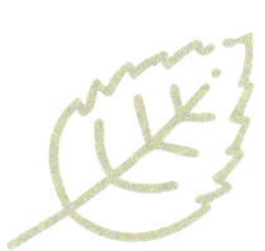

Die Weide steht in enger Beziehung mit den Menschen und dient uns in vieler Hinsicht. Vor allem in der Heilkunst hat sie auch heute noch wichtige Aufgaben – als Vermittlerin zwischen fest und flüssig hilft sie beispielsweise dem Menschen bei der Verdauung.

Evolutionsgeschichtlich sind Weidengewächse eine relativ junge Pflanzenfamilie: Aufgrund von Fossilien und molekulargenetischen Untersuchungen weiß man, dass sie erstmals im Tertiär, also vor rund 65 Millionen Jahren, in Erscheinung traten. Nach dem Ende der letzten Eiszeit vor etwa 10 000 Jahren breiteten sich die Weiden immer mehr aus. Denn diese Pflanzen, die eng mit dem Wasser verbunden sind, fanden in einer Zeit, in der die Gletscher abschmolzen und viele Seen und Moorlandschaften entstanden, ideale Lebensbedingungen.

Heutzutage ist die Weide in Mitteleuropa ein typischer Begleiter der Flüsse und Auen. Da sie abhängig von wiederkehrenden Überschwemmungen in den Auwäldern ist, droht sie mit diesen langsam zu verschwinden.

ZWISCHEN ERDE, WASSER UND LICHT

Zur Familie der Weidengewächse (Salicaceae) gehören neben der Gattung Weiden (*Salix*) auch die Pappeln (*Populus*) sowie die ostasiatischen Gattungen *Chosenia* und *Toisusu*. Insgesamt sind etwa 450 *Salix*-Arten bekannt, wovon in Mitteleuropa etwa 35 Arten von Bedeutung sind. Unter ihnen gibt es hauptsächlich laubabwerfende, sommergrüne, aber auch einige immergrüne Gehölze. In den nördlichen gemäßigten Zonen finden wir Weiden fast überall, aufgrund ihrer Frostresistenz bis hinauf zur Arktis. Einige wenige Arten sind auch in den Tropen und den gemäßigten südlichen Zonen heimisch. In Australien nur an der Ostküste, in Neuseeland fehlen sie abgesehen von einigen Zierformen ganz.

Am liebsten siedeln Weiden in Flusstälern, in Auenlandschaften, an Gebirgsflüssen, am Rande von Seen – überall dort, wo sie leichten Zugang zum Wasser finden; dort, wo sie viel Licht zur Verfügung haben und nicht von anderen Bäumen oder gar Wäldern beschattet werden; überall dort, wo es feucht und trotzdem licht ist. Sie sind Meisterinnen im Umgang mit strömendem Wasser am Übergang zum Land. Sie durchdringen dort den feuchten Boden mit ihren Feinwurzeln und befestigen die Ufer. Das Wässrige verströmen sie über ihre Blätter schnell wieder zum Luftigen und vermitteln dadurch andauernd zwischen Festem, Flüssigem und Luftigem.

Sie lieben das Wasser und das Licht – und haben viel zu bieten. Im Frühling finden hungrige Bienen hier erste Nahrung, Rinde und Blätter enthalten ein berühmtes Schmerzmittel, aus ihren Zweigen kann man Körbe, Hexenbesen und Wünschelruten machen, und ihr Stamm galt früher als Tor zur Unterwelt …

Eine sehr vitale Pionierpflanze

Weiden besitzen eine enorme Vitalität: Steckt man im Frühjahr eine abgeschnittene Rute in den Boden, so wurzelt sie schon nach einigen Tagen. Sie sind in der Regel Pionierpflanzen, keimen auf Rohböden schnell und entwickeln ein intensives Wurzelsystem. Dadurch und durch ihre Raschwüchsigkeit bilden sie Initial- beziehungsweise Vorwälder, unter denen sich später weitere Baumarten, zum Beispiel Erlen, entwickeln können. An die spezielle Dynamik von Auwäldern in Überschwemmungsgebieten sind vor allem schmalblättrige Weiden wegen ihrer ausgeprägten Regenerationsfähigkeit bestens angepasst.

Die Größe der Weiden reicht von handhohen Zwergsträuchern bis zu 25 Meter hohen Bäumen. Die Äste sind rutenartig und sehr biegsam. Die Form der Blätter kann ganz unterschiedlich sein – von kreisrund bis schmal lanzettlich. Die mitteleuropäischen Arten haben häufig längliche oder lanzettliche, ungeteilte, ganzrandige oder nur leicht gesägte, kurz gestielte Blätter. Bei vielen Arten sind die Blätter hellgrün und häufig auf der Unterseite behaart. Die Knospen haben ein kapuzenähnliches Aussehen und sind meist nur von einer Knospenschuppe umgeben.

Salix alba

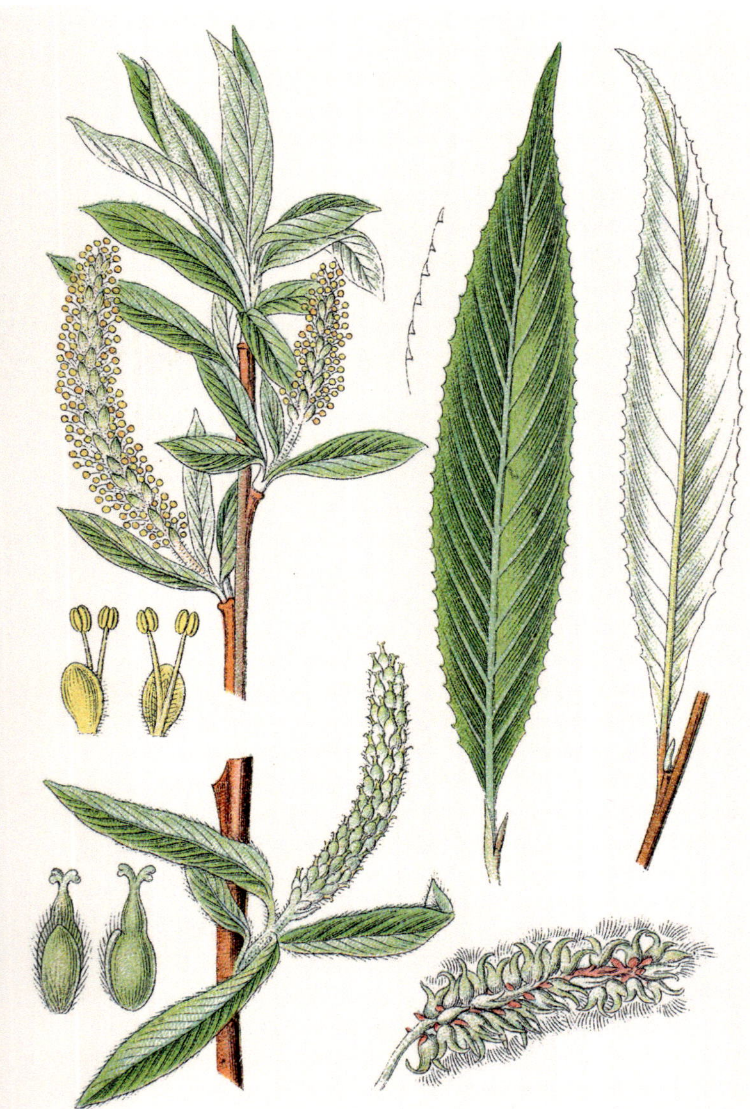

Weiden sind zweihäusig, das heißt, es gibt männliche und weibliche Blüten auf getrennten Pflanzen. Bei einigen Arten, etwa der Trauerweide, können gelegentlich weibliche Blüten in den männlichen Kätzchen vorkommen. Die Kätzchen sind ährenartige Blütenstände, die je nach Art und Geschlecht dick und eiförmig oder länglich-walzenförmig sein können, männliche gelb, weibliche grün. Der Fruchtknoten entwickelt sich zu einer Kapsel mit zahlreichen Samen, die einen behaarten Flugapparat besitzen und durch den Wind verbreitet werden.

Silberweide (*Salix alba* ssp. *alba*): Ihren Namen hat sie wegen der silbrig wirkenden Blätter. Sie kann ein mächtiger Baum werden, der hauptsächlich in den Überschwemmungsgebieten großer Flüsse wächst, da er auf Grundwasserzugang oder regelmäßige Überflutung angewiesen ist. Zusammen mit anderen Pflanzen hilft die Silberweide dort, Hochwasser zu mildern und die Ufer zu stabilisieren.

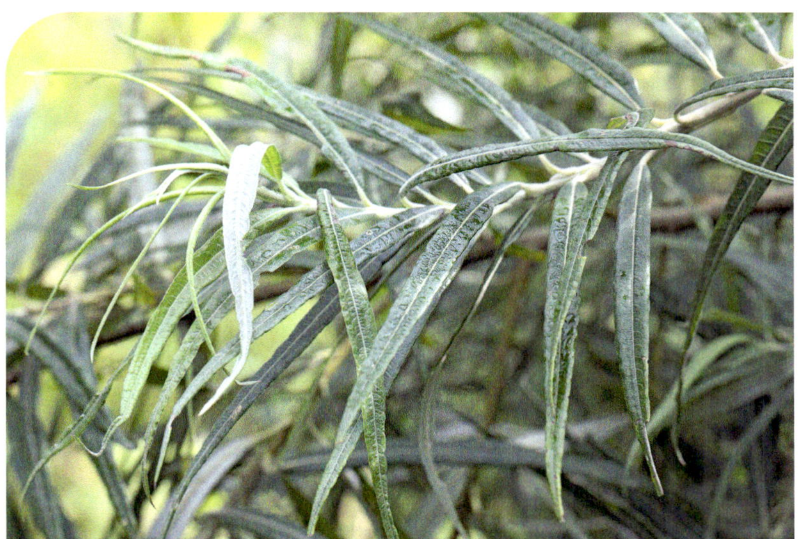

Korbweide

Dotterweide, Bunte oder Gelbe Weide (*Salix alba* ssp. *vitellina*, *Salix vitellina*): Sie ist eine Unterart (Subspezies, ssp.) der Silberweide und in ganz Europa – außer in Skandinavien – von Talauen bis in mittlere Gebirgslagen zu finden, bis nach Zentralasien und Nordafrika. Nach Südafrika von Siedlern mitgenommen, ist sie mittlerweile auch dort sehr verbreitet. Der wie alle Silberweidenarten mächtige, bis 25 Meter hohe Baum liebt kalk- und nährstoffreiche Böden mit sehr viel Nässe oder Grundwasserzugang. Ihren Namen hat die Dotterweide von der dottergelben bis mennigeroten Farbe der jungen Zweige, die besonders im Winter auffällt. Der Austrieb ist rot. Die Blätter sind auf der Unterseite silbrig-weiß und leicht behaart.

Trauerweide (*Salix alba* ssp. *vitellina tristis*): Sie ist eine Zuchtform der Dotterweide mit hängenden Zweigen (nicht zu verwechseln mit der Echten Trauerweide (*Salix babylonica*) oder mit der Kreuzung *Salix* × *sepulcralis*, die ebenfalls Trauerweide genannt wird.

Korb- oder Hanfweide (*Salix viminalis)*: Wegen ihrer extrem langen, sehr biegsamen Triebe wird sie häufig kultiviert, denn die Ruten sind optimal zum Korbflechten geeignet. Der Großstrauch wird bis zu 8 Meter hoch. Junge Zweige sind anfangs dicht grau behaart, später kahl. Im März/April, kurz vor dem Laubaustrieb, erscheinen die zylindrischen, etwa 2,5 Zentimeter langen Blütenkätzchen. Die Laubblätter mit ihrer typisch lanzettlichen Form sind bis zu zehnmal so lang wie breit, ihre Unterseite ist seidig schimmernd und dicht filzig behaart.

Vermehrung durch Bestäubung und Stecklinge

Die Blütezeit der Weiden beginnt je nach Art bereits sehr zeitig im Jahr (ab März), deshalb sind sie vor allem für Insekten interessant, die im Frühjahr als erwachsene Tiere ausgehungert aus ihren Winterquartieren kommen und baldmöglichst Nahrung brauchen. Dazu gehören vor allem Florfliegen (*Chrysoperla carnea*) und einige Wildbienen. Die Blüten

SALIX ALBA

Die Silberweide kann 25 m hoch werden, mit einem Stammdurchmesser von bis zu 1 m, und bis etwa 4 m tief wurzeln. Die jungen Zweige sind gelbbraun. Die Laubblätter sind kurz gestielt, lanzettlich, bis 10 cm lang und 2 cm breit, am Rand dicht gesägt, die Nerven treten deutlich hervor. Die Blattoberseite ist dunkelgrün und schwach glänzend, die Unterseite hell- bis blaugrün und nur anfangs dicht seidig behaart. Lanzettliche Nebenblätter findet man meist nur an Langtrieben. Blütezeit ist April bis Mai nach dem Blattaustrieb. Die männlichen Blüten sind gelb, die weiblichen grün und später wollig-weiß, bis 7 cm lang und zylindrisch. Samen reifen zwischen Juni und Juli; lange, weiße Haare dienen ihnen als Flughilfe.

werden durch den Besuch dieser Insekten bestäubt. Aus den weiblichen Blütenständen entwickeln sich nach der Bestäubung die typischen vielsamigen Kapselfrüchte.
Die Samenentwicklung erfolgt ziemlich rasch, bereits nach vier bis sechs Wochen sind die Früchte reif, springen auf und geben den Samen frei. Da sich die Weiden hauptsächlich über Samen vermehren, sind sie auf die Symbiose mit den früh fliegenden Insekten angewiesen.
Viele Arten können sich aber auch sehr gut vegetativ vermehren. Bei Hochwasser brechen Zweige ab und werden ans Ufer geschwemmt, wo sie schnell wurzeln.

Wildsammlung und Anbau

Die sehr gute vegetative Vermehrbarkeit wird wirtschaftlich im Anbau genutzt, um schnell neue Pflanzen zur Verfügung zu haben. Wildsammlung ist nur ratsam, wenn man die verschiedenen Weidenarten tatsächlich auch auseinanderhalten kann. Durch die enorme Kreuzungsfähigkeit untereinander gibt es viel Mischtypen oder sogenannte Hybriden, die nicht mehr genau einer Art zuzuordnen sind.

Weiden kultivieren

Vegetative Vermehrung gelingt leicht mit einem Steckholz, das nach dem Schnitt im Schatten liegend oder für kurze Zeit auch im flachen Wasser gelagert werden kann.
Silberweide: Im Herbst, nach dem Blattfall, schneidet man die unbeschädigten Ruten. Im März/April werden sie auf circa 25 cm gekürzt, zu einem Drittel in mit Sand angereicherten Boden gesteckt; nun bei üppiger Wasserzufuhr anwurzeln lassen. Im Herbst gegebenenfalls umpflanzen. Der Reihenabstand beträgt 4 m, der jeweilige Pflanzenabstand circa 2 m. Es sollte kein Rückschnitt durchgeführt werden, bis der Stamm armdick ist.
Dotterweide: Im Januar bis März schneidet man möglichst gerade, etwa 2 m lange Ruten und entfernt alle Seitenäste. Dann im März/April mit dem Pfahleisen 50 cm tiefe Löcher machen, die geschnittenen Setzstangen hineinstecken, die Erde antreten und sofort üppig bewässern. Die Setzstangen sollte man dabei jeweils an einem Pfahl festbinden, damit der Wind sie nicht lockern kann. Der Pflanzabstand beträgt 4 × 4 m bei Rückschnitt bzw. Ernte der Ruten und Blätter, in der freien Landschaft 4 × 15 m Abstand, damit sich die Bäume gut entwickeln können. Ein jährlicher radikaler Rückschnitt und eine Flächenkompostierung der gemulchten Ruten ab Dezember verhindert die Infektion durch Pilzsporen und fördert die Ausbildung von gesundem Nachwuchs. Die gute Durchlüftung durch ausreichend Abstand und die Reduktion des Infektionspotenzials reduziert den Befall mit Marssoninapilz deutlich.
Korbweide: Die Kultur erfolgt wie bei der Silberweide. Die Pflanzen werden erstmals nach 2–3 Jahren, dann jährlich bodennah zurückgeschnitten (diese Weide wächst strauchartig und bildet keinen Stamm). Die Wurzeln müssen das Grundwasser erreichen können oder gut bewäs-

INFO

BOTANISCHE SYSTEMATIK

Ordnung: Malpighienartige (Malpighiales)
Familie: Weidengewächse (Salicaceae)
Gattung: Weiden (*Salix*)
Therapeutisch verwendete Arten: je nach Kulturraum unterschiedlich, in Mitteleuropa vor allem: Silberweide (*Salix alba* L., ssp. *alba*), Dotterweide (*Salix alba* L., ssp. *vitellina*, Syn. *Salix vitellina*), Korbweide (*Salix viminalis* L.).
Volksnamen: Felberbaum, Fieberweide, Bachweide, Maiholz, Katzenstrauch, Weidenkätzchen, Weihbuschen. Silberweide: Weißweide; Korbweide: Hanf-, Flechtweide; Trauerweide: Hängeweide.
Das deutsche Wort Weide (althochdeutsch *wîda* = die Biegsame) ist verwandt mit dem griechischen *itea* (Weide); *salix* nannten sie die Römer, eventuell abgeleitet vom keltischen *sal* = nahe, *lis* = Wasser. Die österlichen Kätzchen- oder Palmzweige stammen übrigens meist von Salweiden (*Salix caprea*).

INHALTSSTOFFE

Vor allem die Rinde, aber auch die Blätter enthalten Polyphenole (unter anderem bis zu 10 % Gerbstoffe sowie Flavonoide), außerdem Glycoside (das wichtigste ist Salicin, eine Verbindung aus Salicylalkohol und Glucose, die Vorstufe der Salicylsäure – siehe Info Seite 179).

sert werden. Der Standort sollte sonnig sein, geeignet ist guter Gartenboden mit etwas Sand. Eine Düngung ist kaum notwendig, evtl. kann man etwas Sand und Kompost ins Pflanzloch einbringen.
Ernte: Die Ernte der Blätter erfolgt im August, der Rinde ab Oktober nach dem Blattfall.
Krankheiten und Schädlinge: Als Schädlinge können Pilze und Wühlmäuse auftreten.

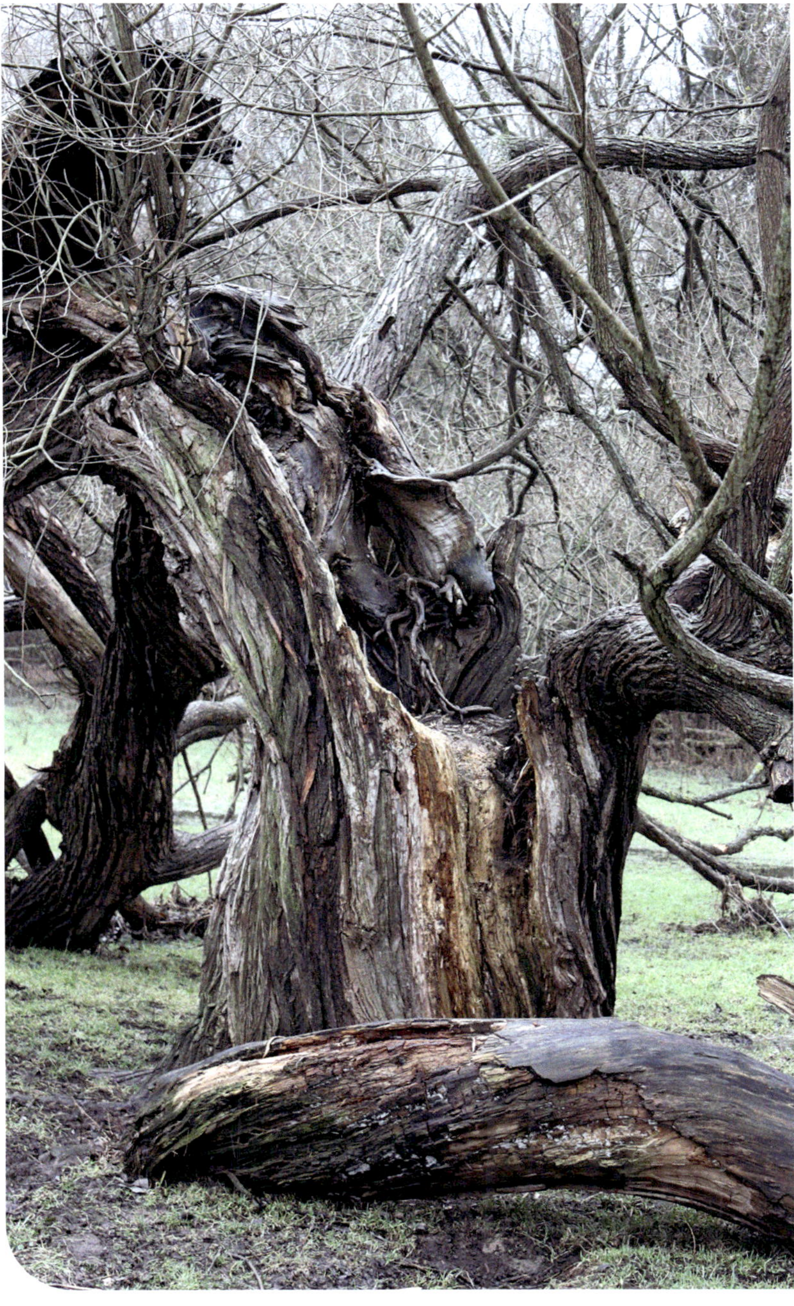

Weidenbruch in den Nürnberger Pegnitzauen

EIN MAGISCHES GEHÖLZ

Die Weiden gehören zu der Gruppe jener ganz alten Heilpflanzen, deren Extrakte, Wirksubstanzen und synthetische Wirkstoffabkömmlinge auch aus der modernen Medizin nicht wegzudenken sind (insbesondere Acetylsalicylsäure/Aspirin). Bei der Weide lässt sich wie bei vielen dieser „Großen Alten" der Beginn ihrer medizinischen Nutzung nicht eindeutig festlegen. Wahrscheinlich heilt man mit Weidenbäumen und ihren Bestandteilen, seit es Menschen gibt. Vor allem bei einem magischen Gehölz wie der wasserliebenden Weide, deren Zweige noch heute von Wünschelrutengängern bei der Suche nach Wasseradern verwendet werden, ist es nicht immer möglich, Magie und Medizin auseinanderzuhalten.

Kühlendes Nass

Eindeutig magisch ist der alte Brauch, Krankheiten auf Pflanzen zu übertragen. Auf die Weide als Baum des kühlenden Nasses übertrug man vor allem Fieber. Das geschah, indem die kranke Person eine alte, am Wasser stehende Weide aufsuchte, ein Haarbüschel oder ein Stück von der Kleidung an die Weide band oder in ein Baumloch stopfte und mit einem Holzkeil tief in das Loch hineintrieb. Am besten geschah dies mit den Worten: „Da schlag ich dich ein, dass du nicht mehr auf mich kommst!" In anderen Gegenden lief man 72-mal um einen Weidenstamm herum und rief dabei jedes Mal aus: „Wind dich, widl, wind dich, Fieba sand 72; dös Fieba, dös ih han, dös häng ih dran."
Dieser Heilzauber, der vielleicht auf den ersten Blick absurd erscheinen mag, kommt immerhin der medizinischen Verwendung der Weide erstaunlich nahe – denn die Weide ist tatsächlich ein uraltes und bis heute gebräuchliches Fiebermittel, das vor allem bei grippalen Erkrankungen mit Fieber, Kopf- und Gliederschmerzen eingesetzt wird. Bei fieberhaften und schmerzhaften Krankheitsbildern, die durch Kälte und Nässe, die typischen Standortbedingungen der Weiden, ausgelöst sind, hilft die Weide besonders zuverlässig.

Sieg der Sanftheit

Eine breites Anwendungsgebiet der Weide sind Rheuma- und Gelenkerkrankungen (Arthrosen). Auch hier hängt die Heilwirkung der Weiden mit ihrer qualitativen Verbundenheit mit dem flüssigen Element zusammen – dem strömenden Wasser, dessen Nähe die Weiden suchen. Denn bei den genannten Erkrankungen kommt es zu Ablagerungen, Schleimansammlungen und Verquellungen im Bereich von Gelenkstrukturen, Stütz- und Bindegeweben, was mit Einschränkungen der Beweglichkeit und der Elastizität einhergeht. Die Weide stellt für diese Krankheitsbilder jene Kräfte zur Verfügung, die sie aus dem fließenden Element in der äußeren Natur aufnimmt und mit denen die meisten Weidenarten ihr Zweige schmiegsam und beweglich erhalten, wodurch sie auch zum Körbeflechten taugen.
Geschmeidig, flexibel und nachgiebig wie eine Weide zu sein ist auch das Ideal der asiatischen Kampfkünste und der fernöstlichen Körperkultur

Weide

Der knorrige Stamm,
nach außen solide, verhärtend,
ist innen morbide, modrig und hohl.
Ein dämmeriger Eingang in eine andere Welt,
der feuchte Träume und dunkle Fantasien anzieht,
ein Ort für Schauergeschichten und bizarre Erotik,
an dem sich Werwölfe und Katzenfrauen
ein Stelldichein geben.

Alles lichte Lebendige strebt keusch davon weg,
wird in die beweglichen, grünenden Zweige geschickt,
deren Elastizität das Verhärtende des Stamms überwindet,
wird in flaumige Kätzchen
und silbrig glänzende Blätter verwandelt.

allgemein – im Jiu-Jitsu spricht man in diesem Zusammenhang vom „Geist der Weide“. Biegsamkeit, Beweglichkeit und Nachgiebigkeit sind der Größe, Stärke und Härte überlegen. Oder mit den Worten des Weisheitsbuches „Tao Te King“ (Daodejing) von Laotse (Laozi): „Sieg der Sanftheit: Das Allerweichste auf Erden überwindet das Allerhärteste auf Erden.“

In Fluss bleiben

Starre und Stärke, so das „Tao Te King“, seien Gefährten des Todes; Weichheit und Schwäche hingegen seien Gefährten des Lebens. Die Weide und die aus ihr gewonnenen Arzneien können helfen, in diesem lebendigen Fluss zu bleiben. Nicht von ungefähr halten chemische Abkömmlinge von Weidenwirkstoffen auch das Blut flüssig, indem sie dessen Gerinnung hemmen, was den Einsatz der Acetylsalicylsäure (Aspirin) etwa bei Durchblutungsstörungen, nach Herzinfarkten und Schlaganfällen begründet.

Weide fürs Einge-weide

Ein weiteres wichtiges Einsatzgebiet der Weide sind Darmerkrankungen, wozu sie ebenfalls schon im Altertum, zum Beispiel in Babylonien und Griechenland, verwendet wurde. Der indogermanische Wortstamm von „Weide“ (*uei* = biegen, winden, sich drehend/schwingend bewegen) ist übrigens derselbe wie jener von „Eingeweide“, da ja auch der Darm von sich windender, fließender, nie zur Ruhe kommender Beweglichkeit ist. Die hiermit verbundenen Eigenschaften der Weiden lassen sich aus ihrer Stellung in der Natur ableiten, ihrer Affinität zum fließenden Wasser, zu sich durch die Landschaft schlängelnden Gewässern, an deren Ufern

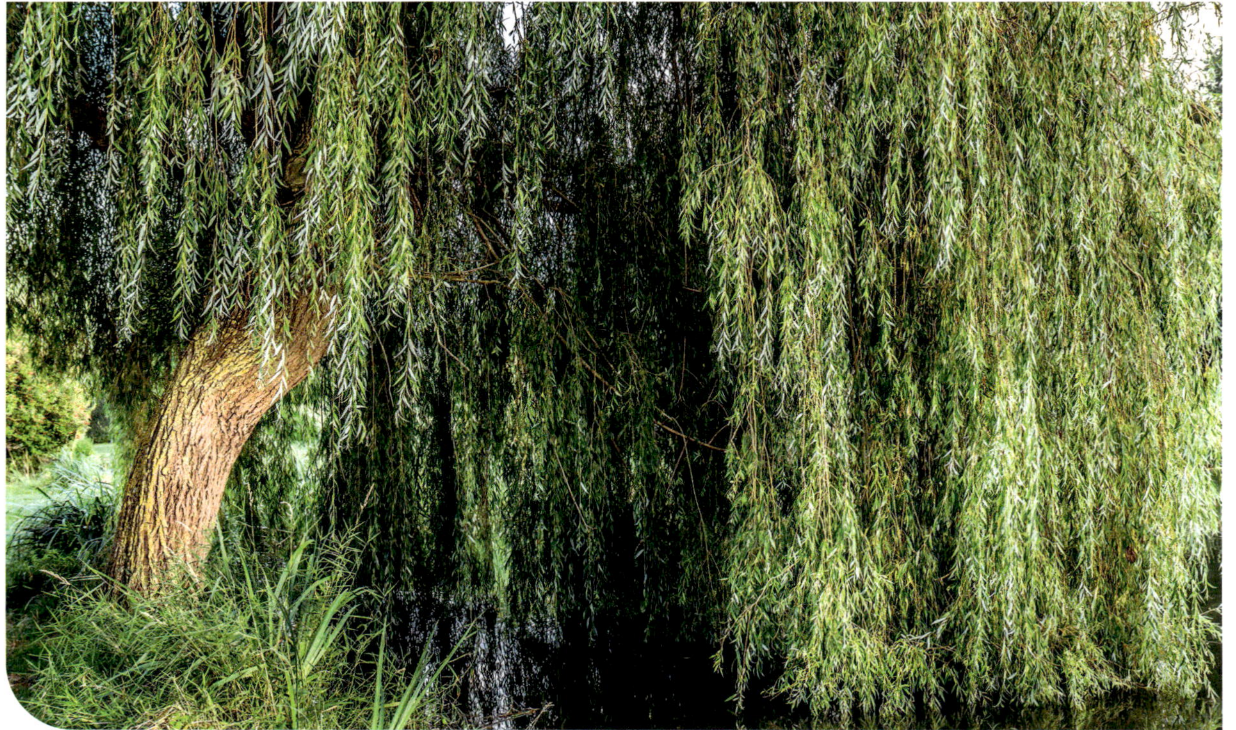

Trauerweide auf ihrem typischen Standort am Wasser

sie von den fruchtbaren Auenhainen und Wiesen der Täler bis ins karge Hochgebirge zu finden sind. Sie sind am Übergang vom Wasser zur Erde zu Hause und durchdringen sowohl das Reich des Flüssig-Bewegten als auch des Mineralisch-Festen mit ihren starken Lebensprozessen.
Weiden sind in der äußeren Natur lebendige Vermittler zwischen flüssig und fest. Im menschlichen Organismus entwickeln Weidenblätter diese ausgleichende, vermittelnde Fähigkeit im Umgang mit dem flüssig-festen Darminhalt. Durch Trinken und Essen, vor allem aber durch Bildung in den Verdauungsdrüsen, gelangen am Tag rund neun Liter Flüssigkeit in den Magen-Darm-Trakt. Wenn wir gesund sind, erreicht lediglich ein Liter davon den Dickdarm, wo der Darminhalt weiter eingedickt wird, sodass letztlich nur rund 200 Milliliter Wasser mit dem Stuhl ausgeschieden werden. Wenn die Flüssigkeitsmenge im Darm erhöht ist, kommt es zu Durchfall – vor allem, wenn die Flüssigkeit sehr schnell anflutet (zum Beispiel bei akuten Infekten oder Nahrungsmittelunverträglichkeiten). Ist die Passage durch den Dickdarm verlangsamt und wird dem Darminhalt zu viel Flüssigkeit entzogen, dann resultiert daraus Verstopfung (Obstipation).
Spezialzubereitungen aus Weiden- und Farnblättern (Seite 112 ff.) greifen sowohl bei Durchfallerkrankungen als auch bei Verstopfung regulierend ein und helfen, das gestörte Gleichgewicht zwischen fest und flüssig wiederherzustellen. Außerdem erleichtern diese Spezialzubereitungen den Übergang der Nährstoffe in den Organismus und haben eine direkte, vitalisierende Wirkung auf die Darmwand, was sich zum Beispiel nach Bestrahlungen, Chemotherapie oder bei chronischen entzündlichen Darmerkrankungen sehr positiv auswirken kann.
Misteln, die auf Weiden wachsen, werden speziell zur Behandlung von Darmkrebs und rheumatischen Erkrankungen verwendet (Seite 191).
Die besondere Beziehung der Weide zum Darm drückt sich selbst noch bei ihren synthetischen Verwandten aus: Acetylsalicylsäure (ASS)/Aspirin als Prostaglandinsynthesehemmer kann zur Verhütung von Darmkrebs (Kolonkarzinom) beitragen. Allerdings gibt es keine allgemeine Empfehlung zur vorbeugenden Einnahme dieser künstlich hergestellten Substanz, da sie – im Gegensatz zu den natürlichen Weidenextrakten – unter anderem gefährliche Magenblutungen auslösen kann. Auch die Vorstufe von ASS, die Salicylsäure, steht im Zeichen der Weide, des Darms und der Weichheit: Sie entsteht erst unter Mitwirkung spezieller Bakterienkolonien im Darm („Darmflora") und wird in der Medizin verwendet, um verhornte Haut weich und geschmeidig zu machen, zum Beispiel im Bereich von Hornschwielen, Hühneraugen und Warzen (Salicyl-Vaseline, Warzenpflaster).

Verbitterte Weidentypen

Eine weitere, sehr populäre Darreichungsform der Weide ist schließlich das Bach-Blütenpräparat Willow (Weide), das nach den Angaben von Edward Bach (1886–1936), dem Begründer der Bach-Blütentherapie, aus den Blüten von *Salix alba* ssp. *vitellina*, der Dotterweide, hergestellt wird.

TIPP

WEIDENRINDENTEE

... ist in der Apotheke erhältlich (Salicis cortex). Wer sich auskennt (Seite 174), kann die Rinde jüngerer, 2–5 Jahre alter Zweige der Silber- oder Korbweide im April/Mai sammeln. Anschließend in der Sonne trocknen lassen und zerkleinern. Der Tee wirkt schmerzstillend, fiebersenkend, desinfizierend, entzündungshemmend, zusammenziehend.

ZUBEREITUNG: 1 Teelöffel fein geschnittene oder grob gepulverte Weidenrinde mit 1 Tasse kochendem Wasser übergießen, 20 Minuten ziehen lassen und durch ein Sieb abseihen. Alternativ, um noch einen gründlicheren Auszug zu erreichen, kann man den Tee auch kalt ansetzen, 2–3 Stunden ziehen lassen, anschließend kurz aufkochen und nochmals 5 Minuten ziehen lassen.

- Bei fieberhaften Erkrankungen, Kopfschmerzen und rheumatischen Beschwerden 3–5 Tassen täglich trinken.
- Bei Rachen- und Mandelentzündungen zum Gurgeln verwenden.
- Volksheilkundlich überliefert: feuchtwarme Umschläge bei schlecht heilenden Wunden und Unterschenkelgeschwüren; Fußbad bei Schweißfüßen.

TOR ZUR UNTERWELT *und Hexenbaum*

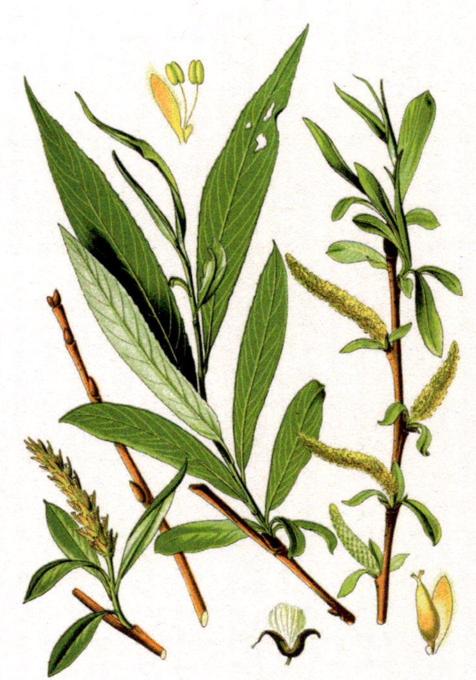

Seit Jahrtausenden wird die Weide mit weiblichen, oft düsteren, der Unterwelt zugeneigten Gestalten assoziiert (wie Persephone, griechische Göttin der Unterwelt). Der hohle Stamm einer alten Weide mit seinem modrigen, dunklen Inneren bietet sich geradezu an, um in Mythos und Fabel einen Eingang in die Unterwelt darzustellen.

Todesnähe und Wiedergeburt

Die Weide steht jedoch nicht nur für feuchte, kalte Todesnähe, sondern auch für das sich jedes Jahr im Frühling erneuernde Leben. Während die morschen hohlen Stämme alter Weiden als Eingang in die Unterwelt galten, in welcher die Göttin Persephone den Winter über weilen musste, wurden die frischen, grünenden, aus einem alten Stamm mit ungeheurer Wachstumsgeschwindigkeit im Frühling ausschlagenden Weidenzweige ihrer Mutter Demeter, der Fruchtbarkeitsgöttin, geweiht. Diese darf aufgrund eines göttlichen Beschlusses ihre Tochter Persephone jedes Frühjahr aufs Neue im Reich der Lebenden begrüßen. Ein Nachklang dieser antiken Weidenmysterien findet sich noch in den Palmsonntagsprozessionen und der anschließenden „Palmenweihe", bei der Kätzchen tragende Weidenzweige geweiht werden, und in der Verwendung von Weidenzweigen als österlichen Altarschmuck.

Galgen- und Hexenbaum

Im Christentum galt die Weide auch als Galgenbaum – denn der Legende zufolge soll sich der Verräter Judas an einer Weide erhängt haben. Aus dem antiken und „heidnischen" Kultbaum wurde der zweifelhafte „Hexenbaum". So sagte man Hexen nach, sie könnten jemanden töten, indem sie einen Knoten in Weiden schlingen. Auch die Besen der Hexen wurden angeblich aus Weidenzweigen gebunden. Die Königin der Hexen soll einen solchen Weidenbesen als magisches Zepter getragen haben. Des Weiteren ist überliefert, dass sich Hexen im Inneren eines hohlen Weidenstammes in Katzen verwandelt hätten.

Wünschelruten aus Weide dienten nicht nur der Suche nach Schätzen und Wasseradern, sondern vielfältigen magischen Zwecken, unter anderem dazu, die Tore zur Unterwelt aufzuschließen.

Die derzeit wohl populärste Hexenweide ist die Peitschende Weide (Whomping Willow) auf dem Gelände der Hexen- und Zaubererschule von Hogwarts, dem Hauptschauplatz der Harry-Potter-Romane und -Filme. Es handelt sich um eine stattliche, jedoch ausgesprochen aggressive, um sich schlagende Weide, in welcher sich ein geheimer Gang zur Heulenden Hütte, dem Versteck des Werwolfs Remus Lupin, verbirgt. Um in diesen Gang zu gelangen, muss man die Peitschende Weide durch Berühren eines bestimmten Knotens an ihrem Stamm lähmen.

Baum der Beweglichkeit

Weiden als Orte der Verwandlung in geschmeidige Katzen und muskelkräftige Wölfe – liegt in diesen Bildern nicht auch ein Hinweis auf die Elastizität und Beweglichkeit verleihende Heilkraft bei Rheuma und Gelenkerkrankungen?

Ganz allgemein gilt: Jedem Baum entspricht ein Menschentypus. „Weidentypen“ sind häufig Menschen, die nach außen sozial gut angepasst und integriert erscheinen, sich aber dennoch unverstanden und einsam fühlen. Konflikten gehen sie lieber aus dem Weg. Statt ihrem Ärger Luft zu machen und die offene Auseinandersetzung zu suchen, neigen sie dazu, ihn „in sich hineinzufressen“. Sie fühlen sich meist zu Unrecht kritisiert und zurückgesetzt, als Opfer von Intrigen und Mobbing. Daher neigen sie dazu, anderen ihr scheinbar unverdientes Glück zu missgönnen. Verbittert und enttäuscht wenden sie sich schließlich von ihren Mitmenschen ab und versinken in Selbstgerechtigkeit und Depression. Bei einer solchen seelischen Konstellation können Weidenpräparate in geeigneter Form helfen, die objektiven Ursachen für die eigene Situation zu erkennen, die Verantwortung für das eigene Leben zu übernehmen und die Aufmerksamkeit bewusst auf die positiven Aspekte des eigenen Lebens, der äußeren Verhältnisse und der Mitmenschen zu richten.

ARZNEIMITTEL UND BESCHWERDEN

Pflanzenheilkundliche Weidenzubereitungen zur Anwendung bei rheumatischen Beschwerden wie Rücken- und Gelenkbeschwerden, und/oder fieberhaften Erkrankungen sowie Kopfschmerzen werden von verschiedenen Firmen angeboten und sind frei verkäuflich, zum Beispiel in Form von Weidenrindenkapseln. Weidenrinde ist auch in manchen fertigen Erkältungstees enthalten.

ANWENDUNGSGEBIETE:
- fieberhafte Erkrankungen
- Rheuma und Gelenkbeschwerden
- Kopfschmerzen

DOSIERUNG: nach den Angaben der jeweiligen Hersteller.

Digestodoron Tropfen und **Tabletten** (Weleda): anthroposophisches Basismittel aus Farn- und Weidenblättern zur Behandlung von Verdauungsstörungen und Darmerkrankungen.

ANWENDUNGSGEBIETE UND DOSIERUNG: Seite 112 ff.

Salix/Rhus comp. Globuli (WALA): eine Rezeptur aus Farn- und Weidenblättern sowie anderen Naturwirkstoffen für den Darm, die insgesamt kräftigend wirkt.

ANWENDUNGSGEBIETE UND DOSIERUNG: Seite 114.

Willow: Bach-Blütentropfen Nr. 38 aus der Dotterweide/Gelben Weide. Am einfachsten ist es, sich ein Einnahmefläschen in der Apotheke herstellen zu lassen.

ANWENDUNGSGEBIETE:
- psychomatische Störungen vom „Weidentyp“ (nach Edward Bach), zum Beispiel in Lebenskrisen, bei Erschöpfungszuständen und Stress

DOSIERUNG: 4-mal täglich 4 Tropfen.

SALICYLSÄURE

Der Hauptwirkstoff in Weidenrinde und Weidenblättern ist Salicin, ein natürliches Schmerzmittel. Im menschlichen Darm wird es in seine Bestandteile Salicylalkohol und Glucose gespalten und dann in der Leber zu Salicylsäure umgewandelt. Bereits Mitte des 19. Jahrhunderts konnte Salicylsäure synthetisch hergestellt werden und ist bis heute die am meisten verkaufte Arzneimittelsubstanz weltweit – seit 1897 als Acetylsalicylsäure (ASS, Aspirin) –, die schmerzstillend, antirheumatisch, fiebersenkend und entzündungshemmend wirkt, allerdings Magenschmerzen und -blutungen hervorrufen kann. Untersuchungen zeigen, dass bei pflanzlichen Weidenpräparaten nicht Salicin allein, sondern auch die im Gesamtextrakt enthaltenen Polyphenole entscheidend zur Wirksamkeit beitragen. Gegenüber synthetischen Mitteln erfahren natürliche Weidenrindenextrakte eine Renaissance als besser verträgliche und nebenwirkungsarme Phytotherapeutika.

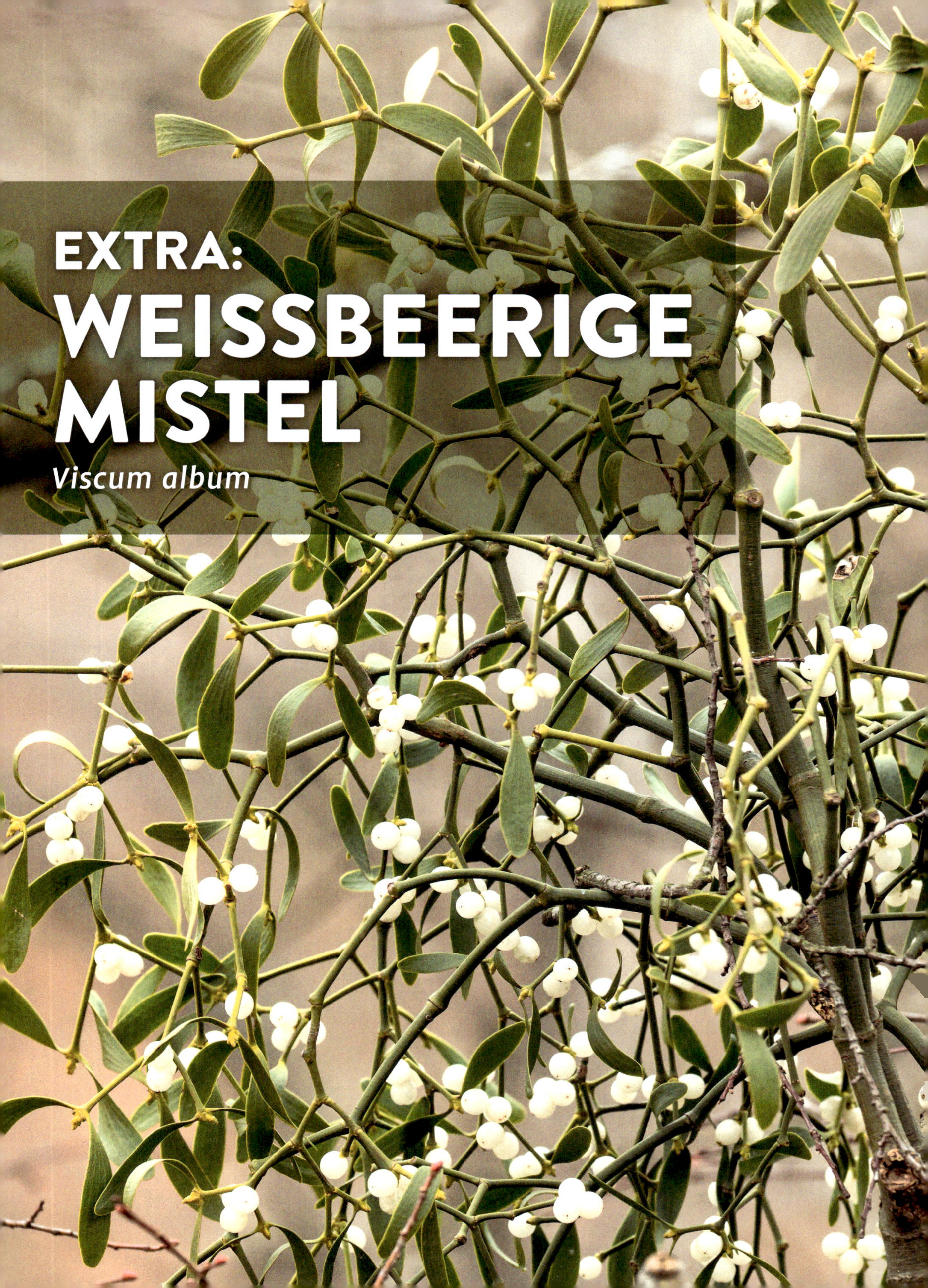

EXTRA: WEISSBEERIGE MISTEL

Viscum album

GRÜNENDES GOLD der Wintersonne

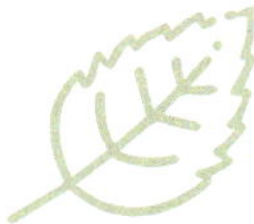

Die Mistel als Nummer 13 steht ganz bewusst außerhalb des Reigens der zwölf in diesem Buch behandelten magischen Heilpflanzen – sie tritt sozusagen außer Konkurrenz an.

Diese Sonderrolle haben wir ihr eingeräumt, weil die Mistel als Kult-, Zauber- und Heilpflanze ebenso eine Ausnahmeerscheinung ist wie in botanischer Hinsicht. Rudolf Steiner sagte, dass „sie sich eine Extrawurst braten lässt von der ganzen Natur"; der bedeutende Schweizer Botaniker Augustin-Pyrame de Candolle (1778–1841) meinte, sie stelle „eine Ausnahme von allen Regeln der Botanik" dar. Als erdbodenfern gedeihendes, nur den eigenen Rhythmen und Richtkräften folgendes Wesen emanzipiert sich die Mistel von der übrigen Pflanzenwelt und deren Rahmenbedingungen – eine „unirdische" Pflanze, die einfach nicht dazugehören will. In der Natur richtet sie sich, so gut es eben geht, mit ihrer schwerelosen, kugeligen Architektur in ihrem eigenen kleinen Kosmos ein. Weder zur Erde noch zur Sonne zieht es sie hin. Sie findet ihren Mittelpunkt in sich selbst. Dieser Eigensinn ist etwas ganz Ungewöhnliches für eine Pflanze.

EIN FASZINIERENDES GEBILDE

Die Mistel ist ein immergrüner Semiparasit (Halbschmarotzer), der sich nicht mit dem Erdboden verbindet, sondern den Wirtspflanzen mithilfe eines im Holz verankerten Senkers (Haustorium) Wasser, Mineralsalze und Eiweißbausteine entzieht. In ihrer ausgewachsenen Form erkennen wir die Mistel an ihrer Kugelform, die sie auf den Ästen der Wirtsbäume ausbildet.

Die Weißbeerige Mistel kommt ursprünglich in Eurasien vor – von den milderen, meist küstennahen Regionen Südskandinaviens bis zum südlichen Mittelmeerraum und im Osten bis zum Kaspischen Meer und westlichen Teil Russlands. Anfang des 20. Jahrhunderts wurde die Weißbeerige Mistel nach Kalifornien eingeschleppt und verbreitet sich seitdem in den gemäßigten Regionen an der Westküste Nordamerikas verbreitet, wo es auch verschiedene heimische Mistelarten gibt. Es scheinen auch bestimmte Verhältnisse der Böden, auf denen die Wirtspflanzen stehen, eine Rolle zu spielen, was jedoch noch nicht ausreichend erforscht ist.

Etwa 1400 Arten werden weltweit als Misteln bezeichnet und auch teilweise medizinisch verwendet, aber nur die Weißbeerige Mistel zur Behandlung von Krebserkrankungen. Unterschieden werden muss die bei uns ebenfalls heimische „Eichenmistel" oder Riemenblume (*Loranthus europaeus*). Die Riemenblume fruchtet im Spätsommer gelb und verliert im Gegensatz zur Weißbeerigen Mistel im Herbst ihre Blätter.

Die Mistel hat eine Sonderstellung: hier in diesem Buch, aber auch in der Pflanzenwelt: Erdbodenfern gedeihend, bildet sie einen Organismus in einzigartiger Kugelform. Sie blüht und fruchtet entgegen dem üblichen Naturrhythmus, nutzt die kahle Winterzeit ihres Wirtsbaums für die eigene Entwicklung. Seit Menschengedenken spielt die Mistel in der Heilkunde eine große Rolle, den keltischen Druiden galt sie als heilige Pflanze. Und Rudolf Steiner empfahl sie für die Krebstherapie.

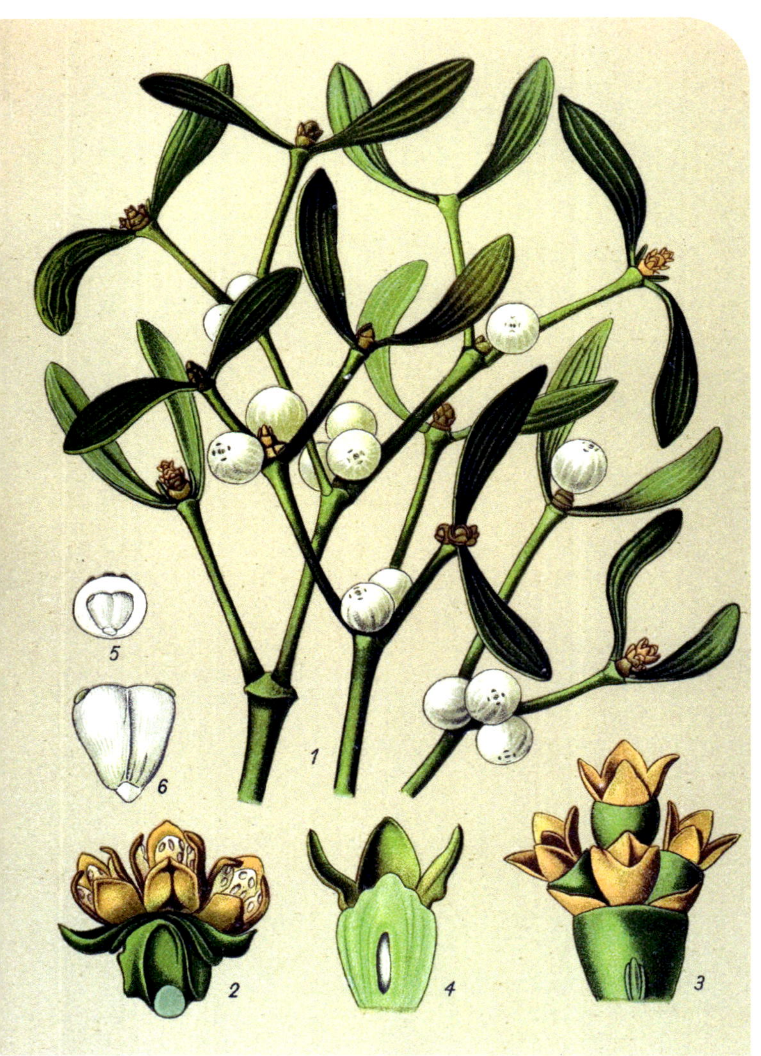

Viscum album

Früher wurde sie wie die Weißbeerige Mistel verwendet, da man nicht klar zwischen den beiden Arten unterschied. Allen Mistelartigen ist gemeinsam, dass sie den direkten Bodenkontakt meiden und sich auf meist holzigen Pflanzen ansiedeln. Die Weißbeerige Mistel lebt häufig auf Laubhölzern wie Pappeln, Apfelbäumen, Birken, Haselsträuchern, Mandelbäumen, Linden, Ahorn, Weiden, Ulmen, Eichen, Eschen und Weißdorn; selbst Rosen werden besiedelt, häufig auch Nadelhölzer wie Kiefern, Tannen und Fichten.

Rhythmisch strukturierte Kugel

Schauen wir uns das kugelförmige Wesen auf dem Baum näher an, dann erschließen sich die klaren Strukturen, die in ihrem Zusammenspiel die Kugel bilden. Von außen betrachtet, fallen zuerst die einfachen, ganzrandigen Blätter auf, die wie Keimblätter von zweikeimblättrigen Pflanzen aussehen. Erstaunlich ist die schlichte Zungenform, die fast embryonal rund wirkt, ansonsten gibt es fast keine Ausdifferenzierung, keine Zähnung, keine Ausbuchtungen. Allein die Farbe kann von hellem Graugrün bis zu dunklem Olivgrün variieren, auch Goldgelb kommt gelegentlich, vor allem auf Nadelbäumen, vor. An manchen Standorten unterscheiden sich einzelne Blätter leicht anatomisch, dies ist jedoch eine Reaktion auf Schwankungen im Wasser- und Salzangebot der Wirtspflanze. Der Urtypus der Mistel ist seit dem Tertiär, über viele Millionen Jahre, gleich geblieben, scheint also längst Vollkommenheit erreicht zu haben. Schauen wir weiter in die Kugel hinein, fällt auf, dass manche Sprosse in einem Quirl stehen und andere aus einer einzelnen, gleichmäßig verzweigten Gabel bestehen. Der Aufbau ist rhythmisch eins-zwei-eins-zwei, bis ein Quirl mit bis zu sechs Sprossen dazwischenkommt und den Rhythmus unterbricht. Diese Klarheit des Aufbaus ist ein besonderer Charakterzug der Mistel.

Entfaltung in die dritte Dimension

Wenn man im Winter durch die Landschaft fährt oder spazieren geht, fallen die kugelartigen Geschöpfe hoch oben, entrückt von der Bodenschwere, besonders auf, weil keine Blätter der Wirtspflanzen den Blick verstellen. Wie aber kommt die Mistel so hoch hinauf? Sie bedient sich der Hilfe von Vögeln, unter anderem der bekannten Misteldrosseln, die ihre Beeren fressen. Beim Ausscheiden des unverdauten Samens bleibt der teilweise noch anhaftende zähe Schleim auf der Rinde von Ästen und Zweigen kleben. Die Mönchsgrasmücke trennt den Samen vor dem Verschlucken von der Samenhaut und lässt ihn samt Fruchtfleisch auf einem Zweig klebend zurück.

Bei günstigen Bedingungen streckt sich nach wenigen Tagen schon ein Keimling aus dem Kern heraus und hält sich bald mit einer Haftscheibe fest. Nach einigen Wochen gelingt es dem Keimling, sich aufzurichten. Im Herbst und Winter wächst er nicht weiter, aber seine Saugwurzel bohrt sich immer tiefer in den Wirt. Im Mai des Folgejahres zeigen sich die ersten Mistelblätter – vorausgesetzt, der Baum hat die Mistel angenommen. In den ersten beiden Jahren verhält sich der Keimling, als würde Zeit keine Rolle spielen, und wächst sichtbar nur um wenige Millimeter, treibt derweil aber im Baum weitere Senkerwurzeln in dessen Leitungsbahnen. Als Nächstes wächst dann ein Langtrieb heran, die erste Gabel wird gebildet, und der ausgeprägte Wachstumsrhythmus eins-zwei-eins-zwei setzt ein. An der zentralen Gipfelknospe kann im nächsten Jahr auch schon eine Blüte entstehen.

Der Blühimpuls lenkt die weitere Entwicklung der Pflanze von der vegetativen zur generativen Phase. Ab dem vierten Jahr erwachen an alten Gabelungen schlafende Augen, die zusätzliche Seitensprosse bilden und zu Quirlen mit bis zu sechs Sprossen führen können. Frei pendelnde

VISCUM ALBUM

Die Weißbeerige Mistel wächst im Laufe mehrerer Jahre zu einem kugelartigen Gebilde von bis zu einem Meter Durchmesser. An den Enden der gleichmäßig gabelig verzweigten Sprossen sitzen die gegenständigen Blätter, diese sind spatelig und ledrig. Von Mitte Januar bis April bilden sich unscheinbare Blüten und ab dem späten Herbst kugelige, weiße Früchte, die in einem klebrigen, zähen Fruchtfleisch den Samen enthalten. Misteln sind zweihäusig, bilden also männliche und weibliche Formen aus, die manchmal so stark ineinander verwachsen, dass die Kugel aus männlichen und weiblichen Misteln besteht.

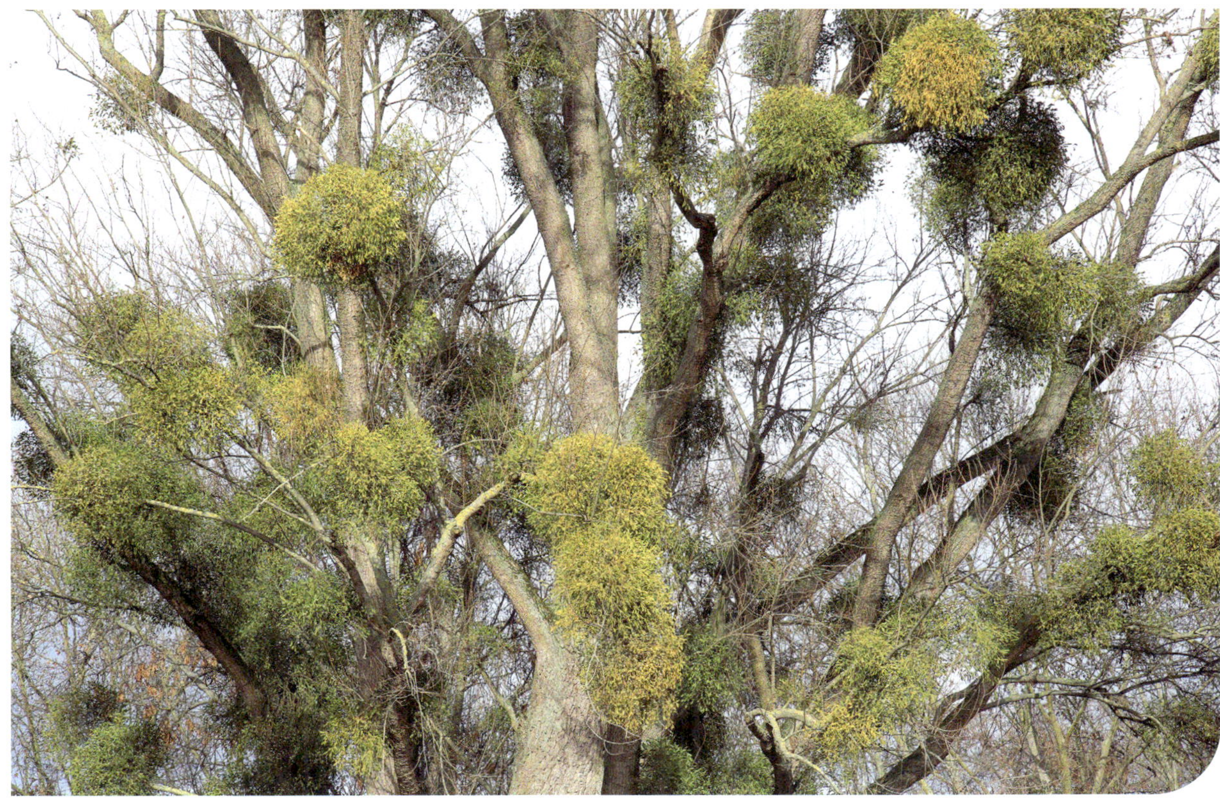

Misteln wachsen kugelförmig und emanzipieren sich dadurch von ihrer Umwelt.

INFO

BOTANISCHE SYSTEMATIK

Ordnung: Sandelholzartige (Santalales)
Familie: Sandelholzgewächse (Viscaceae)
Gattung: Misteln (*Viscum*)
Art: Weißbeerige Mistel (*Viscum album* L.)
Unterarten (Subspecies, ssp.): Laubbaummistel (*Viscum album* ssp. *album*), Kiefernmistel (*Viscum album* ssp. *austriacum*), Tannenmistel (*Viscum album* ssp. *abietis*)

Viscum album heißt übersetzt „weißer Schleim". Der deutsche Name Mistel kommt möglicherweise von „Mist", da die Samen durch Vogelmist verbreitet werden. Im Gälischen gibt es das Wort *mil'ioc*, „die alles Heilende", was auch als möglicher Ursprung diskutiert wird.

Volksnamen: Hexennest, Donnerbesen, Drudenfuß, Bocksbutter, Albranken (Alb = Elfe), Heiligkreuzfuß, Wintergrün.

INHALTSSTOFFE

Die Inhaltsstoffe der Mistel sind bestens untersucht. Ihr Anteil variiert je nach Wirtsbaum, Standort und Erntezeitpunkt. Enthalten sind vor allem Glycoproteine (vor allem Mistel-Lektine I, II und III), Polypeptide (wie Viscotoxine), Peptide, Aminosäuren, Oligo- und Polysaccharide sowie zahlreiche Enzyme, Flavonoide, Phenylpropane, schwefelhaltige Verbindungen, Lignane, Alkaloide, Fette.

Wachstumsbewegungen weisen den jungen Mistelzweigen die Richtung, wodurch sich nach ein paar Jahren ein Verzweigungssystem entwickelt, das sich von der normalen Ausrichtung von Pflanzen (zwischen Erdmittelpunkt und Sonne) weitgehend unabhängig gemacht hat, sich wie ein eigener Organismus in Form einer Kugel ausbildet und sich dadurch den Raum, also die dritte Dimension, vollständig erschließt. Unabhängig und frei sitzt sie nun oben auf der Wirtspflanze, klar und strukturiert in der Form, fast einheitlich grün vom Chlorophyll. Bis in die DNA hinein lässt sich heute mit modernen biochemischen Methoden dieser enorm klare Lebensimpuls verfolgen, da die Erbsubstanz, die DNA, der Weißbeerigen Mistel eine außergewöhnliche Größe und Stabilität aufweist.

Wildsammlung und Anbau

Die Mistel wird fast ausschließlich wild gesammelt, in der Regel zweimal im Jahr: einmal im Sommer, wenn die vegetative Entfaltung ihren Höhepunkt hat, und einmal im Winter, wenn die Fruchtbildung abgeschlossen ist. Weil sie im Volksglauben häufig als schädlich für den Wirtsbaum eingestuft wird, sind die meisten Besitzer von Misteln froh, wenn jemand kommt, der seine Bäume von den „Schmarotzern" befreit. Dort, wo sie auszusterben drohen, kann der Mensch sie bei ihrer Vermehrung unterstützen.

Misteln kultivieren

Vermehrung: Einige Sammler sind dazu übergegangen, in Regionen, wo die Mistel und ihre Wirtsbäume natürlich vorkommen, in die Vermehrung einzugreifen. Auf Apfelbäumen kann man beispielsweise die Population an Misteln deutlich erhöhen, indem man die reifen Samen, die in ihrem klebrigen Schleim sitzen, auf der Rinde ausstreicht und damit festklebt. Der Embryo (Keimling) bildet ein Haustorium (Senker) und dringt damit in die Leitungsbahnen des Wirtes ein; gelingt ihm das nicht, stirbt der Embryo ab. In der Regel wachsen Misteln, wenn sie erst Kontakt aufgebaut haben aber problemlos weiter.
Misteln auf Eichen und Ulmen sind sehr selten (in Frankreich vornehmlich in der Normandie und im Burgund findet man noch die meisten Laubbaummisteln auf Eichen). Deshalb werden sie häufig kultiviert. Am empfänglichsten für Misteln ist eine bestimmte Art von französischen und portugiesischen Eichen, deren Eigenschaften durch Pfropfung auf deutsche Eichen übertragen werden können. Das Ulmensterben der letzten Jahre hat den Bestand an misteltragenden Ulmen stark reduziert, weshalb auch hier vermehrt auf die Kultivierung gesetzt wurde.
Auf Bäumen, die vorher mistelfrei waren, können mehrere Versuche zur Ansiedlung notwendig sein, bis es zum Anwachsen kommt. Bei Kiefern gelingt es in der Regel erst nach mehreren Versuchen.

DIE UNIRDISCHE, ALLES HEILENDE

In Mythos und Magie gilt die Mistel als ein Wesen von allerhöchster Heiligkeit. Wie alles Heilige wurde sie als Schlüssel und Tor zu einer anderen Dimension angesehen. Aus der Antike kennen wir sie als den Goldenen Zweig, den der trojanische Prinz Aeneas für seine Unterweltreise benötigt (im Epos „Aeneis" von Vergil, 70–19 v. Chr.).
Von den alten Kelten und ihren Priestern, den Druiden, heißt es beim römischen Geschichtsschreiber Plinius (Seite 151): „Nichts haben die Druiden, was ihnen heiliger wäre als die Mistel und der Baum, auf dem sie wächst – vor allem, wenn es eine Wintereiche ist." Alles, was auf der Eiche wuchs, sahen die Druiden als Himmelsgabe und Zeichen der göttlichen Auserwähltheit an.
Die Eichenmistel jedoch wurde von den Kelten nicht nur als heilig, sondern auch als heilsam angesehen. Sogar als „alles heilendes" Universalmittel wurde sie verehrt. Die Mistel war damit die Zauber- und Heilpflanze per se. Aus ihr bereiteten die Kelten einen heilkräftigen Trank, der Fruchtbarkeit spenden und bei Vergiftungen helfen sollte. Das war das Vorbild für den berühmten Zaubertrank des Druiden Miraculix aus den „Asterix"-Comics. Noch heute wachsen im ehemaligen Siedlungsgebiet der Kelten im heutigen Frankreich stattliche Exemplare der sehr seltenen misteltragenden Eichen.

Mordfall Sonnengott

Bereits in der Steinzeit haben die Menschen die Mistel gekannt und vermutlich ihre Beeren zu medizinischen Zwecken verzehrt. Auch ihre zentrale Rolle in der nordischen Mythologie („Edda") zeigt, wie früh die Menschen auf die Einzigartigkeit der Mistel aufmerksam geworden sind. In diesem Mythos dient die Mistel als Waffe bei einem hinterlistigen Mord, einem der tragischsten Ereignisse im Weltenschicksal überhaupt, das letztlich die Götterdämmerung und das Weltende einleitet. Mithilfe der Mistel wird der beliebte Licht- und Sonnengott Baldur getötet. Alle Elemente und Wesen haben einen Schwur geleistet, Baldur nicht zu schaden, nur die Mistel wurde nicht vereidigt, weil sie zu jung dafür erschien. Der listige Widersacher Loki nutzte das geschickt aus. Er bringt den blinden Hödur dazu, mit einem Mistelzweig auf seinen Bruder Baldur zu schießen und ihn, indem er ihm die Hand dabei führt, auch tatsächlich zu treffen und unabsichtlich zu töten. „Das war das größte Unglück, das Menschen und Götter betraf", heißt es in der „Edda". Der Lichtgott verschwand daraufhin in die Unterwelt, wo er bis zum Weltuntergang und Anbruch einer neuen Weltenrunde bleiben muss.

Sonnenkräfte im Winterdunkel

Warum wird in der Sage ausgerechnet die Mistel zur Waffe für den frevelhaften Mord am Sonnengott? Wahrscheinlich ist diese Wahl durch das Sonnenhafte der Mistel selbst bestimmt. So wie in der Homöopathie Ähnliches mit Ähnlichem geheilt wird (Simile-Prinzip), taugt nur ein Sonnenwesen zum Mord am Sonnengott. Und ein Sonnenwesen ist die

Die Mistel mit ihrer ganz eigenen Zweigstruktur

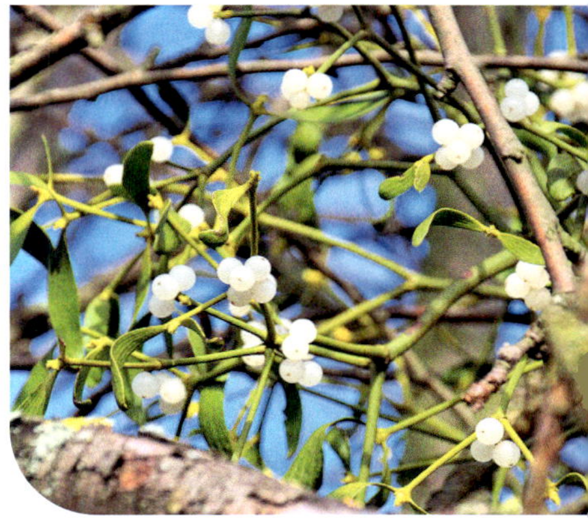

VEREDELTER BAUMSAFT

Die Weißbeerige Mistel ist kein Schädling, der den Baum absterben lässt. Auch misteltragende Bäume können ein sehr hohes Alter erreichen. Auf Misteleichen haben einst keltische Druiden die rituelle Ernte der heiligen Pflanzen mit goldenen Sicheln vorgenommen. Miraculix, Druide in Asterix' Dorf, trägt deshalb immer eine solche Sichel am Gürtel, denn Mistel war eine wichtige Zutat im Zaubertrank, der übermenschliche Kräfte verleihen sollte.

Häufig hört man, in der Anthroposophischen Medizin würde die Mistel für Krebs verwendet, weil sie ähnlich wie eine Krebsgeschwulst den Wirtsbaum schädige und letztlich töte. Das trifft jedoch nicht zu. Vielmehr dient sie dem Baum in einem höheren Sinne, indem sie den Baumsaft, auf dessen Grundlage sie lebt, zu einer einzigartigen Wirkstoffkombination veredelt, die dem Heilbedarf bei der Krebserkrankung auf faszinierende Weise angemessen ist.

MISTELN UND IHRE WIRTSBÄUME

Je nach Wirtsbaum nimmt die Mistel besondere Stoffe und Kräfte auf, die sich auch in der stofflichen Analyse und anhand der Wirkungen auf Tumorzellkulturen zeigen lassen. Die medizinisch verwendeten Extrakte sind komplexe Vielstoffgemische, deren Zusammensetzung unter anderem vom Wirtsbaum und vom Erntezeitpunkt abhängt. Besonders der Lektingehalt, der für die Auslösung des Selbstmordprogramms (Apoptose) von Krebszellen verantwortlich ist, variiert stark: Bei Kiefernmisteln ist er eher gering. Apfel-, Pappel-, Eichen-, Linden- und Eschenmisteln hingegen sind sehr lektinreich. Im Winter enthalten Misteln wesentlich mehr Lektine als im Sommer. Auch der Gehalt von Viscotoxinen schwankt: Im Sommer ist er am höchsten, also genau gegenläufig zu den Lektinen. Viscotoxine zerstören die Zellwände von Krebszellen (Tumorzellnekrose). Die Viscotoxinwirkung überwiegt bei den Nadelbaummisteln (Kiefer, Tanne). Den unterschiedlichen Wirkstoffgehalt der Misteln je nach Wirtsbaum nutzt man in der Anthroposophischen Medizin gezielt.

Mistel in der Tat. Es ist kein Zufall, dass das astronomische Sonnensymbol ☉ aussieht wie eine stilisierte Mistelpflanze.

Die wintergrüne Mistel trägt Sonnenkräfte ins Winterdunkel. Auffällig ist die leuchtend goldene Färbung der Mistelblätter, die vor allem im Winter auftritt, wenn die Blätter der Laubbäume die Mistel nicht mehr beschatten und auch die Nadelbäume zum Teil ihre Nadeln verlieren. Die Goldfärbung kulminiert um die Jahreswende unmittelbar vor und während der Mistelblüte und ist am ausgeprägtesten bei den männlichen Pflanzen. „Wo die Mistel wächst, dort blüht Gold", lautet daher ein Sprichwort aus der Gegend des Teutoburger Waldes.

Bereits der Dichter Vergil hatte in der „Aeneis" ihr „grünendes Gold" besungen. Dieses bildet nicht nur farblich, sondern auch jahreszeitlich ein sich ergänzendes Gegensatzpaar mit dem „roten Gold" des Johanniskrauts (Seite 117 f.), das um die Sommersonnenwende blüht. Man kann das sonnenhafte, goldene „Leuchten" der Mistel im Winterdunkel so interpretieren, dass die Mistel in der finsteren Jahreszeit die Erinnerung an den in die Unterwelt gefahrenen Lichtgott wachhalten will und auf Baldurs Wiederkunft im nächsten Frühling wartet. Die Mistel erinnert daran, dass Weihnachten, das Fest der Herzenswärme und des inneren Lichts, bereits im Zeichen von Ostern steht, dem Fest der Überwindung des Todes und der Auferstehung, dessen Ursprünge viel älter sind als das Christentum.

Bei zahlreichen Weihnachtsbräuchen spielt die Mistel wegen ihres Sonnencharakters eine Rolle, als Symbol für neues Leben, das die Sonne verheißt – auch im tiefsten Winter. So ist vermutlich auch der Brauch, sich zu Weihnachten unter einem Mistelzweig zu küssen, das Überbleibsel eines alten Fruchtbarkeitsritus.

„Der Mystel wermet"

Die Sonnenkraft der Mistel und ihre Verwandtschaft zum traditionell der Sonne zugeordneten Metall, dem Gold, zeigen sich auch bei der medizinischen Anwendung. In der spirituellen abendländischen Medizin (unter anderem bei Paracelsus und seinen Schülern) hat man stets die starke Beziehung des sonnenhaften Goldes zum Herzen und zum Kopf betont. Das entspricht auch dem Arzneimittelbild des Goldes in der Homöopathie, wo man es unter anderem bei Bluthochdruck und Herzkrankheiten, vor allem mit Blutandrang zum Kopf, sowie bei Durchblutungsstörungen einsetzt. Eng verwandte Einsatzgebiete sind in der Pflanzenheilkunde für die Mistel überliefert. Diese wurde und wird, häufig zusammen mit anderen Heilpflanzen, bei Bluthochdruck und zur Förderung der Durchblutung eingesetzt.

In der Homöopathie gibt es weitere Anwendungsgebiete. So heißt es in einer homöopathischen Arzneimittellehre (S. R. Phatak und Frank Seiß, 2009): „Die Mistel wirkt auf die Nerven und die weiblichen Geschlechtsorgane."

Es ist absolut faszinierend, dieselben Indikationen auf der anderen Seite des Atlantiks wiederzuentdecken, bei den Ureinwohnern Nordamerikas:

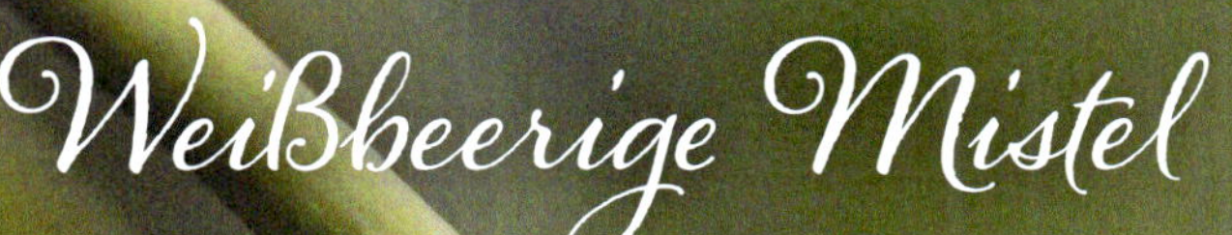

Weißbeerige Mistel

Ein Kind der Lüfte ist dieser kleine Baum im Baum.
Nicht ganz von dieser Welt, ein geheimnisvoller Fremdling,
an Erde und Himmel gleichermaßen desinteressiert,
findet er seinen Mittelpunkt in sich selbst.

Schwerkraft und Sonnenlauf kümmern ihn nicht.
Autonom, aus eigenem Antrieb, sich selbst zuliebe
und ganz ohne Bestimmung von außen
nistet er sich in diesem Zwischenreich ein.

Er grenzt sich ab, kugelt sich ein, macht es sich bequem
und genießt den süßen, wärmenden Baumsaft.

Träumend saugt er ihn ein und veredelt ihn
zu goldener Blüte und weißer Frucht,
die er seinen Verbündeten, den Vögeln,
als Winterspeise bereitet.

So nutzen die in Kalifornien lebenden Miwok in ihrer Stammesmedizin eine amerikanische Verwandte (*Phoradendron villosum*) der Weißbeerigen Mistel, die dort sehr häufig auf Eichen anzutreffen ist: Sie wird bei Epilepsie und anderen Nervenleiden sowie zur Geburtserleichterung eingesetzt, außerdem bei rheumatischen Beschwerden, einem weiteren wichtigen traditionellen Einsatzbereich der Weißbeerigen Mistel in Europa.
Licht und Wärme spendet die Mistel auch als Injektionspräparat, das unter die Haut gespritzt wird – Licht in Form von Stimmungsaufhellung und innerem Licht, Wärme in Form einer heilsamen Steigerung und verbesserten Regulation der Körpertemperatur. Diese Wärmequalität der Mistel wusste man bereits im Mittelalter zu schätzen und wohl auch zu nutzen. „Der Mystel wermet", heißt es daher schon in Leonhart Fuchs' „New Kreüterbuch" von 1543.
Die Sonnenhaftigkeit der Mistel zeigt sich auf eindrucksvollste Weise in ihrem spektakulärsten und wichtigsten Indikationsgebiet – dem Einsatz als Injektionspräparat bei Krebserkrankungen (Seite 190).

ARZNEIMITTEL UND BESCHWERDEN

Das Einsatzgebiet für die Mistel in der Pflanzenheilkunde ist groß, hat jedoch einen Schwerpunkt bei Krebs.

Für Kreislauf und Durchblutung

Viscum album auf einem Zweig ihres Wirtsbaums

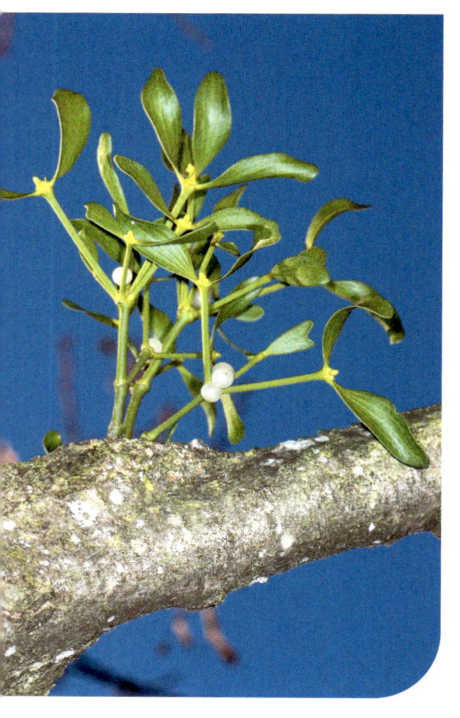

Traditionelle pflanzenheilkundliche Mistelpräparate werden meistens nicht gespritzt, sondern (oral) eingenommen. Es handelt sich um Presssäfte (etwa Mistel naturreiner Heilpflanzensaft Schoenenberger) und Tropfen wie zum Beispiel Mistel Curarina, Presselin oder Salus sowie Kapseln und Tabletten, zum Teil mit anderen Pflanzen wie Knoblauch und Weißdorn (zum Beispiel von Sanhelios, Wurzelsepp) oder auch Ginkgo und Weißdorn (Cefavora).

ANWENDUNGSGEBIETE:

- Verbesserung der Durchblutung
- Unterstützung der Kreislauffunktionen
- Vorbeugung von Gefäßverkalkung (Arteriosklerose)
- hoher Blutdruck, um Begleiterscheinungen wie Schwindel oder Kopfschmerzen abzumildern; die blutdrucksenkende Wirkung ist jedoch eher gering

DOSIERUNG: nach den Angaben der jeweiligen Hersteller.

Misteltee kann zur Anregung der Durchblutung und begleitend zur Blutdruckbehandlung getrunken werden (siehe Kasten).

„Alzheimer-Tee" nach Dr. Frank Meyer
(Mischung und Dosierung siehe Kasten):

ANWENDUNGSGEBIETE:

- körperliche und seelische Ermüdung
- Anregung der Durchblutung
- Arteriosklerosevorbeugung
- bei regelmäßigem Genuss vorbeugend gegen Alterserscheinungen und Demenzsyndrome durch die zellschützende Wirkung aufgrund der

antioxidativen Wirkstoffe von Grüntee, Ginkgo, Mistelblättern und Weißdornblüten

Viscum comp. Globuli (WALA) enthalten die Pappelmistel (*Viscum album* Populi) in D2 und die Wurzel der Tollkirsche *Atropa belladonna* als D9.

ANWENDUNGSGEBIETE:

- bei milder Hypertonie (leicht erhöhtem Blutdruck), vor allem in Verbindung mit Lebensstilmaßnahmen (wie Ernährung, Bewegung)
- Begleiterscheinungen des erhöhten Blutdrucks wie Schwindel oder Kopfschmerzen

DOSIERUNG: 2-täglich 10 Globuli.

Ceres Viscum album Urtinktur (Alcea): wird schonend aus frischem Kraut von im Herbst gesammelten Obstbaummisteln hergestellt. Schon kleine Dosen sind wirkungsvoll.

ANWENDUNGSGEBIETE:

- bei Schwindel und Kopfschmerzen im Rahmen von hohem Blutdruck
- bei seelischem Druck und innerer Anspannung
- bei Verspannungen aller Art, um die Leichtigkeit des Seins wiederzufinden

DOSIERUNG: 1- bis 3-mal täglich 2–5 Tropfen.

Viscum-Entoxin N Tropfen (Spenglersan) sind aus einer *Viscum-album*-Urtinktur und dem ebenfalls blutdrucksenkenden und durchblutungsfördernden, gefäßerweiternden Wirkstoff Nitroglycerin zusammengesetzt. Auch bei diesem Heilmittel leitet sich die Anwendung von den homöopathischen Arzneimittelbildern ab.

ANWENDUNGSGEBIETE:

- Behandlung bei Bluthochdruck (leichten Formen und unterstützend)
- vor allem in Verbindung mit Lebensstilmaßnahmen (wie Ernährung, Bewegung)
- Begleiterscheinungen von erhöhtem Blutdruck wie Schwindel oder Kopfschmerzen

DOSIERUNG:

1- bis 3-mal täglich 5–10 Tropfen.

Berberis/Uterus comp. Globuli (WALA): Die anthroposophische Komposition unter anderem aus Apfelbaummistel, Sauerdorn (Berberis, Berberitze) und der Kleinen Brennnessel (*Urtica urens*, Seite 86) wirkt zusammenziehend, blutstillend.

ANWENDUNGSGEBIETE:

- Myome der Gebärmutter (Uterusmyome), auch bei zu starken Blutungen

DOSIERUNG: 2-mal täglich 10–15 Globuli, langfristig.

Berberis/Prostata comp. Globuli (WALA): Das männliche Pendant zu Berberis/Uterus comp., eine Komposition auf Basis der Tannenmistel.

ANWENDUNGSGEBIETE:

- Prostatavergrößerung und chronische Prostataentzündung

DOSIERUNG: 2-mal täglich 10–15 Globuli.

TIPP

MISTELTEE

Traditionell wird Misteltee als Kaltauszug (Mazerat) zubereitet:
1 Teelöffel der fein geschnittenen Droge mit 1 Tasse kaltem Wasser aufgießen, bei Raumtemperatur 10 Stunden ziehen lassen, anschließend abseihen.
Täglich 1–2 Tassen trinken.

Misteltee kann auch heiß, durch Überbrühen, zubereitet werden. Für in Deutschland erhältliche Fertigtees ist die Zubereitung mit kochendem Wasser aus hygienischen Gründen sogar Vorschrift! Teemischungen, die Mistel enthalten, werden ohnehin überbrüht.

Das gilt auch für die folgende, in langjähriger Praxis bewährte Mischung:

„ALZHEIMER-TEE" NACH DR. FRANK MEYER

100 g Teemischung enthalten:

- 40 g Folia Theae viridis (Grüntee)
- 20 g Folia Ginkgo bilobae (Ginkgoblätter)
- 20 g Herba visci alba (Mistelblätter)
- 20 g Flores crataegi (Weißdornblüten)

In der Apotheke mischen lassen.
1 Teelöffel der Mischung mit 1 Tasse kochendem Wasser überbrühen und 3–5 Minuten zudeckt ziehen lassen. Täglich 1–2 Tassen trinken.

Anwendungsgebiete der Tees bitte im Text nachlesen.

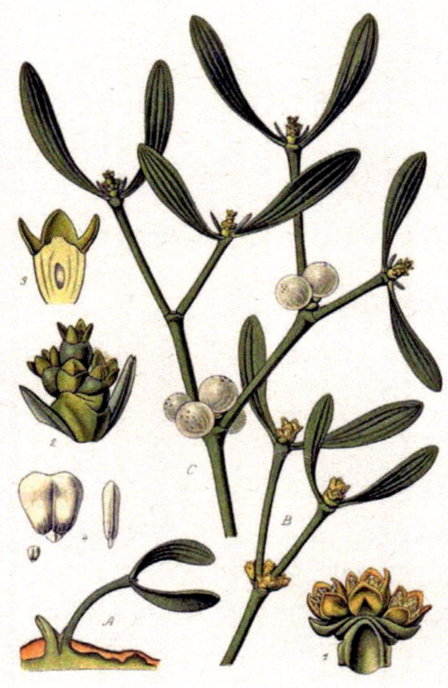

MISTELTHERAPIE *bei Krebs*

Sie basiert auf den Forschungen von Rudolf Steiner und den ersten anthroposophischen Ärzten. Ita Wegman (1876–1943), Frauenärztin und Pionierin der Anthroposophischen Medizin, ließ auf Anregung Steiners die ersten Mistelampullen bereits 1917 in einer Züricher Apotheke anfertigen.

Ita Wegman spritzte damals das aufhellende, erwärmende und kräftigende Mittel mit großem Erfolg bei einer Patientin mit metastasierendem Brustkrebs und Erschöpfungssyndrom. Die radikal und mehrfach operierte und bestrahlte Frau gewann wieder an Kraft und erreichte ein hohes Lebensalter.

Im April 1918 ließ Wegman das Präparat als „Iscar" registrieren (griech. *ixia* oder *ixos* = Leim, Vogelleim). Der lateinische Name für Leim, *viscum*, stand Pate für die botanische Bezeichnung der Misteln). Die Weleda AG in Arlesheim (Schweiz) entwickelte das Mittel später als Iscador weiter.

Mistel- und Baumkräfte

Die für die Krebstherapie bestimmten Mistelpräparate werden in der Regel durch eine im Sommer und eine im Winter erfolgende Ernte und ein spezielles Herstellungsverfahren gewonnen. Sommer- und Wintersäfte, die unterschiedliche Wirkstoffmuster enthalten, werden gemischt, damit möglichst viele Inhaltsstoffe der Mistel, die das Immunsystem anregen und Krebszellen angreifen, genutzt werden können.

Es spielt hier jedoch nicht nur die Mistel eine große Rolle. Wirkpartner der Mistel sind ihre Wirtsbäume. Misteltherapie ist stets auch Therapie mit Bäumen, mit Baumsubstanzen und mit Baumkräften. Mistelpräparate sind in der Ganzheitsmedizin einerseits so etwas wie Standardmittel, die bei praktisch allen Tumoren in allen Stadien gegeben werden können. Ihr Nutzen wurde in großen Statistiken nachgewiesen – hinsichtlich Lebensqualität, Abwehrsteigerung, Stimmungsaufhellung, Schmerzlinderung, Verträglichkeit von Chemotherapien und Bestrahlungen sowie Überlebenszeit (durch Vorbeugung von Rückfällen und Metastasen). Andererseits wird die Misteltherapie erst dadurch individuell, dass man gezielt ein Mistelpräparat von einem bestimmten Wirtsbaum auswählt, der zum jeweiligen Patienten und dessen Erkrankung passt. Wirkstoffgehalt und -zusammensetzung der Mistelpräparate variieren je nach Wirtsbaum. Denn anders als andere Halbschmarotzer (wie Augentrost, Seite 40) entzieht die Mistel dem Baum nicht nur Mineralstoffe und Wasser, sondern auch komplexere Aminosäuren (Eiweißbausteine), die bis zu 40 Prozent ihrer Substanz ausmachen. So nimmt jede Mistel auch etwas vom Wesen ihres Wirtsbaumes auf und entwickelt es weiter.

Der passende Baum

Bei Erkrankungen des Verdauungssystems, der Nieren und der Geschlechtsorgane werden meist Misteln von Laubbäumen gegeben. Bei Brust- und Gebärmutterkrebs wird häufig die Mistel vom Apfelbaum eingesetzt, der mit seinen Früchten und botanischen Besonderheiten eine starke Beziehung zu den Fortpflanzungsprozessen hat. Bei Erkrankungen der Haut sind es Misteln von Nadelbäumen wie der Kiefer, deren verhornende Zapfen Ausdruck ihrer Wesensbeziehung zum Verhornungsorgan des Menschen, zur Haut, sind (mehr über die Wirtsbaumauswahl bei Wilkens, J., Böhm, G., Literatur Seite 204).

Über die Krebsbehandlung hinaus kann man die Mistel als Trägerin von Baumkräften auch bei anderen Erkrankungen einsetzen. Hierbei sind vor allem die entzündungshemmenden und abwehrsteigernden Wirkungen von Bedeutung. So wird die Weidenmistel (Iscucin Salicis) beispielsweise mit großem Erfolg bei Rheuma und Fibromyalgie gespritzt – Krankheitsbildern, bei denen traditionell Zubereitungen aus der Weide angezeigt wären, sich jedoch oft als zu schwach erweisen. Auch im Zusammenhang mit Covid-19 ist die Misteltherapie zunehmend wichtig. Zum einen stellt sie einen zusätzlichen Immunbooster für Menschen dar, die an Krebs erkrankt sind, weil diese oft ein höheres Risiko haben, schwer an COVID-19 und anderen Infektionen zu erkranken. Aber auch bei Folgezuständen nach überstandener Infektion (Post-Covid bzw. Long-Covid) bewähren sich Zubereitungen vor allem von Ahorn- und Nadelbaummisteln (Wilkens/Meyer, Literatur Seite 204).
In ihrer Eigenschaft, Baumkräfte aufzunehmen, zu veredeln und sogar zu verstärken, gleicht die Mistel dem Sonnenmetall Gold. Gold vereint als das dem Zentralgestirn unseres Planetensystems zugeordnete „Übermetall" die Eigenschaften der anderen Planetenmetalle in sich und übertrifft sie sogar (zum Beispiel die Schwere des Bleis, die Formbarkeit des Zinns, die Farbigkeit des Kupfers). Außerdem kann Gold die Eigenschaften anderer Metalle zur Erscheinung bringen und veredeln. So kann Gold je nach Legierung ein ganzes Spektrum von Farben annehmen.
In ähnlicher Weise bietet sich die Mistel, das „pflanzliche Gold der Wintersonne", als Wirkpartnerin der Bäume und Medium für deren Kräfte an.

Metallkräfte

Eine dritte Möglichkeit, die Misteltherapie zu optimieren und noch individueller zu machen, ist der Zusatz von Metallverbindungen in homöopathischen Dosen. Diese wirken als „Leitschienen" für die Mistel und fokussieren ihre Wirkung auf bestimmte Organsysteme, zum Beispiel Silber: Fortpflanzungsorgane und Harnwege; Kupfer: Verdauungsorgane; Quecksilber: Lunge (Einzelheiten in Frank Meyer, „Das Geheimnis der Metalle", Literatur Seite 204).

Der richtige Arzt

In der Regel bedarf es des Know-how von in der Misteltherapie geschulten Ärztinnen und Ärzten, die zudem mit der Behandlung von Krebserkrankungen vertraut sind, um einen geeigneten Wirtsbaum auszuwählen, das Mistelpräparat individuell zu dosieren und gegebenenfalls einen Metallzusatz zu wählen. Weil Krebs häufig eine existenzielle und chronische Erkrankung ist und Misteltherapien oft über viele Jahre durchgeführt werden, spielt zudem die Arzt-Patienten-Beziehung eine große Rolle. Wer eine Misteltherapie zur Behandlung oder Vorbeugung durchführen möchte, findet qualifizierte Ärztinnen und Ärzte und weitere Informationen beispielsweise über die Gesellschaft Anthroposophischer Ärzte in Deutschland (GAÄD, Adresse Seite 205). Fortbildungen über die Misteltherapie bietet unter anderem die Gesellschaft für klinische Forschung an (GKF, Adresse Seite 205).

Mistelpräparate

Für die nach Wirtsbäumen differenzierte, individuell dosierte und häufig um einen Metallzusatz ergänzte Misteltherapie stehen eine Reihe von Präparaten zur Verfügung. Sie werden zumeist 2- bis 3-mal wöchentlich injiziert. In der Einleitungsphase wird die Dosis schrittweise gesteigert bis zur individuellen Wirkdosis; diese zeigt sich oft als leichte lokale Entzündungsreaktion an der Injektionsstelle (Rötung, Schwellung, Überwärmung, Juckreiz, Verhärtung).

DREI SÄULEN DER MISTELTHERAPIE

1. *Die Mistel mit ihren das Immunsystem stabilisierenden und gegen Krebszellen gerichteten Wirkungen*
2. *Wirtsbaumspezifische Substanzen und Kräfte, als deren Trägerin die Mistel dient*
3. *Metallzusätze, die als „Leitschienen" dienen, um die Mistelwirkung auf bestimmte Organe zu verstärken*

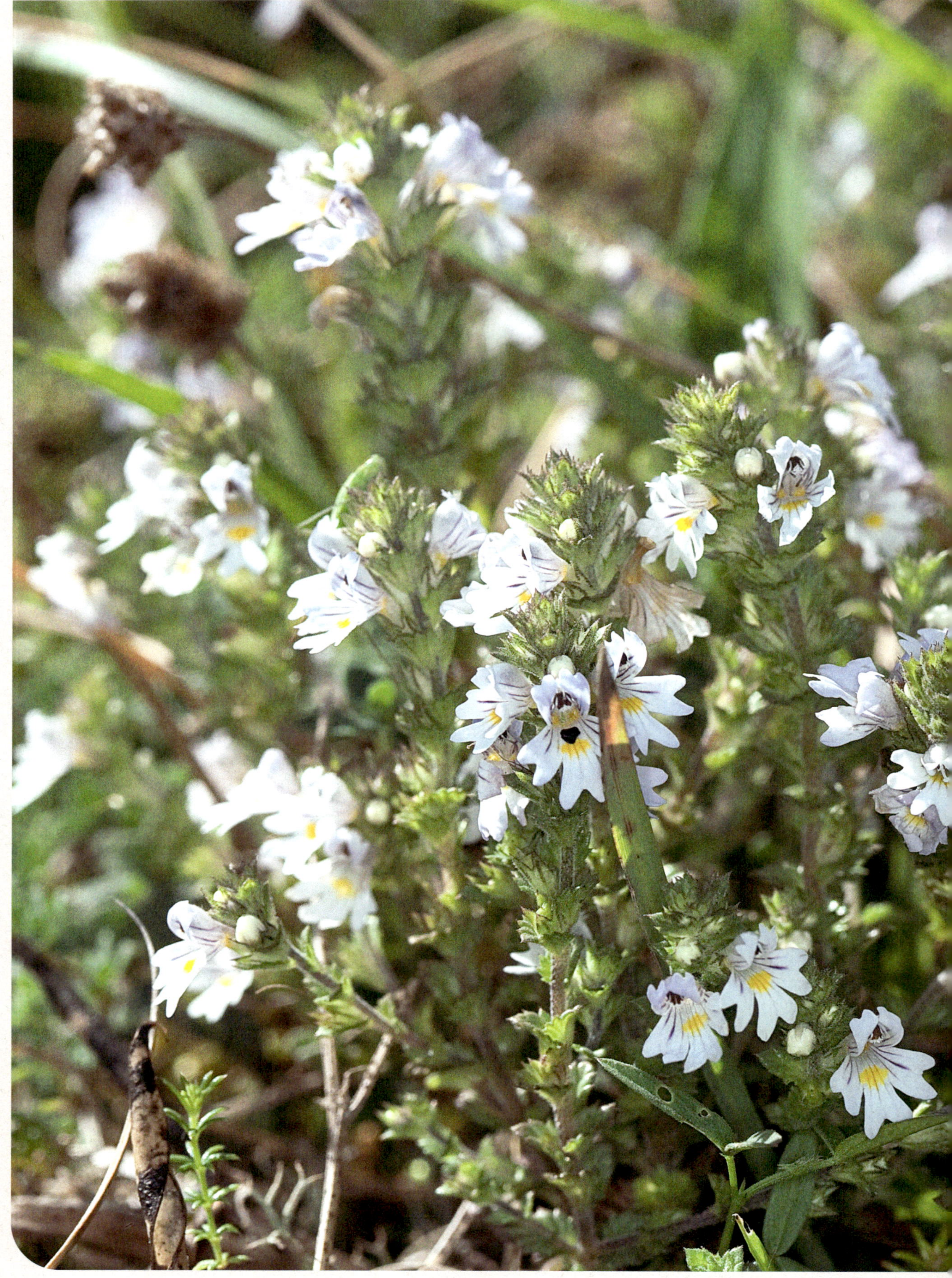

INFOS KOMPAKT

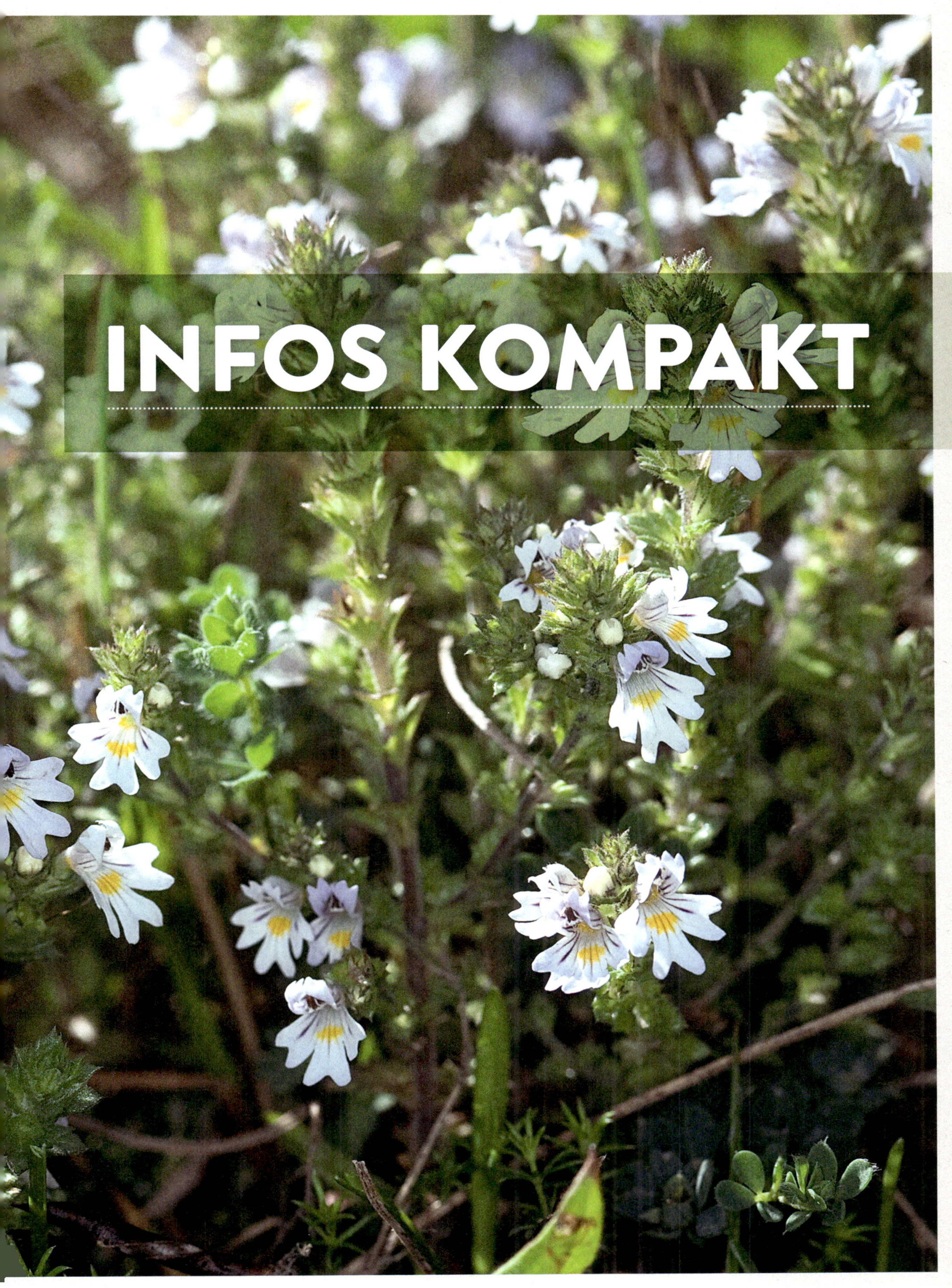

BESCHWERDEN von Kopf bis Fuß

KRANKHEITSBILD, BESCHWERDEN	PFLANZE	SEITE
KOPF, SINNESORGANE UND HAUT		
Augen		
Augen, gestresste	Euphrasia	52
Augapfel-Prellungen (begleitend im Rahmen augenärztlicher Behandlung)	Arnika	69
Bindehautentzündung (Konjunktivitis)	Euphrasia	52 f.
Gerstenkorn (Hordeolum)	Euphrasia	52
Iridozyklitis	Euphrasia	52
Lidrandentzündung (Blepharitis)	Euphrasia	52
Lidschwellung (Lidödem)	Euphrasia	52
Makula- und Netzhauterkrankungen	Euphrasia	53
Ohren		
Gehörgangentzündung	Eisenhut	80
Mittelohrentzündung	Eisenhut	78, 80
Ohrgeräusche (Tinnitus)	Wurmfarn, Ginkgo Bilsenkraut	114 162
Haut		
Ekzeme	Arnika Brennnessel Ringelblume	68 90 145
Furunkel	Arnika Ringelblume	68 145
Hautentzündungen	Arnika, Brennnessel	90
Insektenstiche	Arnika, Brennnessel	90
Juckreiz, z. B. Nesselsucht (Urtikaria)	Brennnessel	90
Nabelpflege bei Neugeborenen	Arnika u. a.	68
polymorphe Lichtdermatose („Sonnenallergie") – auch vorbeugend	Brennnessel u. a. Johanniskraut	90 124

KRANKHEITSBILD, BESCHWERDEN	PFLANZE	SEITE
Schweißfüße	Weide	177
Sonnenbrand siehe Verbrennungen		
Strahlenschäden der Haut	Arnika, Brennnessel	90
Ulcus cruris (offene Füße und Unterschenkel)	Eisenhut Ringelblume	81 145
Verbrennungen, Sonnenbrand	Arnika, Brennnessel Johanniskraut	90 124
Wunden siehe Bewegungsapparat und Verletzungen, Seite 200		
Haar		
Haarausfall, Kopfhautekzem, Schuppen	Brennnessel	90
Zähne		
zahnärztliche Eingriffe	Arnika	66
Zahnverletzungen, stumpfe	Arnika	66
NERVENSYSTEM UND PSYCHE		
Nervensystem, Schmerzen		
Alzheimer (Vorbeugung)	Mistel, Ginkgo, grüner Tee	189
Demenz (Vorbeugung), Gehirndurchblutungsstörungen	Arnika, Birkenrinde Mistel, Ginkgo, grüner Tee	69 189
Gehirnerschütterung	Arnika	66, 68
Interkostalneuralgie (Reizzustände der Zwischenrippennerven)	Eisenhut	78
Ischiasschmerzen	Eisenhut	78
Kopfschmerzen – mit Blutandrang zum Kopf (Bluthochdruck)	Weide Bilsenkraut, Tollkirsche u. a.	179 164
Multiple Sklerose und andere chronische Krankheiten des Nervensystems	Arnika	66
Nervenschädigungen mit Taubheitsgefühl	Johanniskraut	124
Nervenschmerzen (neuropathische Schmerzen)	Eisenhut Johanniskraut	78 124
Nervenwurzelreizsyndrom, Bandscheibenvorfall	Eisenhut Johanniskraut Spitzwegerich	78 f. 124 154

KRANKHEITSBILD, BESCHWERDEN	PFLANZE	SEITE
Rückenschmerzen	Eisenhut Johanniskraut	80 124
Schlaganfall (Apoplexie), Nachbehandlung	Arnika	66, 68
Trigeminusneuralgie	Eisenhut	78
Wadenkrämpfe	Eisenhut u. a.	81
Zosterneuralgien	Eisenhut	78
Psyche		
Angst, Angstzustände	Eisenhut Johanniskraut Keimzumpe Bilsenkraut, Baldrian	78 124 f. 134 162
depressive Verstimmung	Johanniskraut Schlüsselblume	124 f. 153
Erschöpfungszustände	Brennnessel	90, 93
Lebenskrisen, Verlusterlebnisse, Schuldgefühle	Schlüsselblume	153
Schlafstörungen	Eselsdistel, Schlüsselblume, Bilsenkraut Keimzumpe Bilsenkraut, Baldrian	 99 134 162
Schockfolgen, posttraumatische Störungen	Keimzumpe	134
Unruhe, Ängste	Johanniskraut Keimzumpe	125 134
LUFTWEGE UND ATMUNGSORGANE		
akute Entzündungen der Atemwege	Schlüsselblume	154
Atemwegsinfektion (Erkältung, Grippe)	Eisenhut Weide	78 ff. 177, 179
Bronchitis, chronische – speziell bei Krampf- und Reizhusten	Schlüsselblume Bilsenkraut	125 163
Bronchitis, chronische; Bronchialasthma	Johanniskraut Tüpfelfarn	125 114
entzündliche Erkrankungen der oberen Luftwege wie Kehlkopfentzündung (Laryngitis), Luftröhrenentzündung (Tracheitis) oder hartnäckiger Reizhusten	Bilsenkraut, Engelwurz	164

KRANKHEITSBILD, BESCHWERDEN	PFLANZE	SEITE
Grippe siehe Atemwegsinfektion (Erkältung)		
Heiserkeit	Bilsenkraut	164
Husten, Krampf- und Reizhusten	Bilsenkraut	163 f.
Kehlkopfentzündung	Bilsenkraut	164
Rachen- und Mandelentzündung	Weide	177
KREISLAUFSYSTEM UND HERZ		
Altersherz	Eselsdistel, Schlüsselblume, Bilsenkraut zusätzlich Weißdorn	 99 100
Arteriosklerose (Arterienverkalkung)	Arnika, Birkenrinde Eisenhut Artischocke Mistel	69 81 102 188
Blutarmut bei Eisenverwertungsstörungen	Brennnessel	93
Blutdruck, erhöhter – mit Kopfschmerzen	Eselsdistel, Schlüsselblume, Bilsenkraut Mistel Bilsenkraut, Tollkirsche	 100 188 f. 164
Blutdruck, zu niedriger	Eselsdistel, Schlüsselblume, Bilsenkraut u. a.	 99 f.
Durchblutungsstörungen	Arnika Eisenhut u. a. Mistel	68 f. 81 188
Hände, kalte (Mikrozirkulationsstörungen)	Eselsdistel, Schlüsselblume, Bilsenkraut	 99
Herzbeschwerden, funktionelle und „nervöse“	Eselsdistel, Schlüsselblume, Bilsenkraut Schlüsselblume, Maiglöckchen Schlüsselblume Bilsenkraut	 99 f. 100 153 162
Herzerkrankungen mit Depression	Johanniskraut	124 f.
Herzerkrankungen, organische (begleitend)	Eselsdistel, Schlüsselblume, Bilsenkraut u. a.	 100
Herzinfarkt, Nachbehandlung	Arnika	66

KRANKHEITSBILD, BESCHWERDEN	PFLANZE	SEITE
Herzmuskelschwäche (leichte Formen und Begleitbehandlung)	Eselsdistel, Schlüsselblume, Bilsenkraut u. a.	99 f.
Herzrhythmusstörungen	Eselsdistel, Schlüsselblume, Bilsenkraut	99 f.
	Bilsenkraut	162
– bei Schilddrüsenüberfunktion (Schilddrüsenautonomie, Basedow; Begleitbehandlung)	Eselsdistel, Schlüsselblume, Bilsenkraut u. a.	100
Herzschutz bei gefäß- und herzbelastenden Krankheiten und Therapien	Eselsdistel, Schlüsselblume, Bilsenkraut u. a.	99
Hochdruckherz (Begleitbehandlung)	Eselsdistel, Schlüsselblume, Bilsenkraut u. a.	100
Koronare Herzkrankheit	Eisenhut	81
Kreislaufstörungen	Eselsdistel, Schlüsselblume, Bilsenkraut u. a.	99 f.
	Mistel	188
	Eisenhut	78
STOFFWECHSEL UND VERDAUUNG		
Appetitlosigkeit	Farne, Weide	110, 169
Bauchkrämpfe, z. B. bei Darmerkrankungen	Bilsenkraut	162
Blähungen	Farne, Weide	110, 169
Darmbeschwerden als Therapienebenwirkung (etwa Antibiotika) und bei Autoimmunerkrankungen	Farne, Weide	110, 169
Darmerkrankung, entzündliche (Colitis ulcerosa, Morbus Crohn, Divertikulitis; Begleittherapie)	Farne, Weide	110, 169
	Bilsenkraut	162
Darmpilz (Mykose): Basistherapie zur Milieusanierung, ggf. zusätzlich zu Antipilzmittel	Farne, Weide	110, 169
Durchfall	Farne, Weide	110, 169
Dysbiose (Ungleichgewicht der Darmflora) (Basistherapie zur Milieusanierung, ggf. zusätzlich zu mikrobiologischen Präparaten)	Farne u. a.	110, 112
Gallensteine, Gallenblasenoperation	Artischocke	102
Gicht	Schlüsselblume	154

KRANKHEITSBILD, BESCHWERDEN	PFLANZE	SEITE
Hepatitis (chronische Leberentzündung)	Mariendistel	103
Leber-Galle-Leiden	Mariendistel	103
Leberleiden, Fettleber	Artischocke Mariendistel	102 103
Leberschäden, toxische	Mariendistel	103
Leberzirrhose	Mariendistel	103
Magen-Darm-Beschwerden	Farne, Weide	110, 169
Nahrungsmittelunverträglichkeiten (zusätzlich zu Diätmaßnahmen)	Farne	110, 169
Reizdarmsyndrom	Farne, Weide Bilsenkraut Johanniskraut	110, 169 162 125
Schluckauf (Singultus)	Bilsenkraut	162
Sodbrennen	Farne	110, 169
Übelkeit	Farne Artischocke	110, 169 102
Verstopfung (Obstipation)	Farne, Weide	110, 169
Völlegefühl	Farne Artischocke	110, 169 103
NIEREN, HARNBLASE, REPRODUKTIONSORGANE		
Bettnässen	Johanniskraut	124
Blasenentzündungen	Keimzumpe	135
Blasenschwäche	Johanniskraut	124
Harnwege, Durchspülung	Brennnessel	90
Harnwegsinfekte	Keimzumpe	135
Herpesinfektionen	Keimzumpe	135
Menstruation, ausbleibende (Amenorrhö)	Eisenhut	78

KRANKHEITSBILD, BESCHWERDEN	PFLANZE	SEITE
Menstruation, zu starke, v. a. bei Myomen	Brennnessel u. a. Mistel u. a.	93 189
Myome der Gebärmutter (Uterusmyome)	Brennnessel u. a. Mistel	93 189
prämenstruelles Syndrom (PMS)	Keimzumpe	134 f.
Prostataentzündung	Keimzumpe Mistel u. a.	135 189
Prostatavergößerung	Brennnessel Mistel u. a.	90 189
Samenerguss, vorzeitiger	Johanniskraut	124
Schwangerschaftsbeschwerden	Keimzumpe Brennnessel	134 93
Wechseljahrsbeschwerden (klimakterische Beschwerden)	Johanniskraut Keimzumpe	124 131, 135
STÜTZ- UND BEWEGUNGSAPPARAT SOWIE VERLETZUNGEN		
Arthrose, Gelenkbeschwerden siehe Rheuma und Arthrose, Seite 201		
Bandscheibenvorfall siehe Nervensystem und Psyche: Nervenwurzelreizsyndrom, Seite 195		
Bluterguss	Arnika	67
Gicht	Schlüsselblume	154
Knochenbruch	Arnika, Beinwell u. a.	67
Knochenhautentzündung (Periostitis)	Arnika, Beinwell u. a.	67
Kopfverletzungen, stumpfe	Arnika	67
Muskelerkrankungen, Muskelschwäche, Muskelschwund und Muskelverspannungen	Arnika Schlüsselblume u. a.	67 154
Muskelkater	Arnika	67
Nervenschädigungen	Johanniskraut	124
Nervenwurzelreizsyndrom siehe Nervensystem und Psyche, Seite 195		
Prellung, Quetschung	Arnika	66

KRANKHEITSBILD, BESCHWERDEN	PFLANZE	SEITE
Rheuma und Arthrose	Arnika Eisenhut Brennnessel Weide	62 80 90 177, 179
Schmerzen	Arnika Eisenhut Johanniskraut	67 80 124
Schürfwunden	Ringelblume	52, 68
Sehnen(scheiden)entzündung	Arnika	67
Sehnenverletzungen	Arnika	67
Tennisellenbogen	Arnika Schlüsselblume u. a.	67 154
Verbrennungen, Sonnenbrand siehe Haut, Seite 195		
Verletzungen, stumpfe	Arnika	67
Verspannungen	Arnika Eisenhut Johanniskraut Schlüsselblume Mistel	67 80 125 154 189
Verspannungen und Krämpfe im Unterleib	Keimzumpe	134
Verstauchung	Arnika	67
Wadenkrämpfe	Eisenhut u. a.	81
Wunden	Arnika	62
Wunden, Ekzeme, oberflächliche abtrocknende	Arnika	68
Wunden, offene	Ringelblume	52, 68
Wunden, schlecht heilende, „Problemwunden“	Ringelblume Weide	52, 68 177
Wunden: Stichverletzungen	Johanniskraut	124
Zerrung	Arnika	67
KREBSERKRANKUNGEN		
alle Krebsarten und -stadien, ergänzend zur Standardtherapie	Weißbeerige Mistel	190 f.

REGISTER

LITERATUR UND ADRESSEN

LITERATUR

Bäumler, S.: **Heilpflanzenpraxis heute. Porträts – Rezepturen – Anwendung.** 3. Auflage 2021, Urban & Fischer Verlag/Elsevier GmbH, München.

Bühring, U.: **Alles über Heilpflanzen.** Vollständig überarbeitete und erweiterte 5. Auflage 2020, Verlag Eugen Ulmer, Stuttgart.

Bühring, U.: **Heilpflanzenkuren.** 2. Auflage 2016, Verlag Eugen Ulmer, Stuttgart.

Dal Cero, M.: **Unsere Heilpflanzen.** 2009, Ott-Verlag, Bern (CH).

Franckh-Kosmos Verlag: **Welche Heilpflanze ist das? 170 Arten einfach bestimmen.** 4. Auflage 2020, Stuttgart.

Gemeinnützige Forschungsvereinigung Saluplanta (GFS) e. V. (Hrsg.): **Handbuch des Arznei- und Gewürzpflanzenbaus. Band 1–3.** 2007–2010, Bernburg, www.saluplanta.de.

Girsch, M.: **Heilpflanzen-Tee.** 2019, Verlag Eugen Ulmer, Stuttgart.

Glöckler, M. · Schürholz, J., Walker, M. (Hrsg.): **Anthroposophische Medizin. Ein Weg zum Patienten.** Durchges. u. überarb. Auflage 2022, Verlag Freies Geistesleben, Stuttgart.

Husemann, F.: **Anthroposophische Medizin. Ein Weg zu den heilenden Kräften.** 2011, Verlag am Goetheanum, Dornach (CH).

Meyer, F.: **Das Geheimnis der Metalle: Vom Mythos zur praktischen Anwendung in der Anthroposophischen Medizin.** 3. Auflage 2021, Info 3, Frankfurt/Main.

Meyer, F. · Wilkens, J.: **Corona natürlich behandeln.** 2021, AT Verlag, Aarau (CH).

Meyer, F. · Wilkens, J. · Mandera R.: **Arnika – Königin der Heilpflanzen.** 2018, AT Verlag, Aarau (CH).

Meyer, U. & Pedersen, P. A. (Hrsg.) **Anthroposophische Pharmazie**. 2016, Salumed Verlag, Berlin.

Ritter, C.: **Heilpflanzen. Signatur und Botschaft**. 2016, Verlag Eugen Ulmer, Stuttgart.

Schönfelder, I. · Schönfelder, P.: **Das neue Handbuch der Heilpflanzen**. 2011, Kosmos Verlag, Stuttgart.

Ukiya M. et al., **Anti-Inflammatory, Anti-Tumor-Promoting, and Cytotoxic Activities of Constituents of Marigold [Calendula officinalis] Flowers**, J Nat Prod. 2006 Dec;69(12):1692-6. doi: 10.1021/np068016b.

Vagedes, J., Soldner, G.: **Das Kinder-Gesundheitsbuch. Kinderkrankheiten ganzheitlich vorbeugen und heilen.** 2008, Gräfe & Unzer Verlag, München.

van Wyk, B.-E. · Wink, C. · Wink, M.: **Handbuch der Arzneipflanzen: Ein Bildatlas**. 3. Auflage 2015, Wissenschaftliche Verlagsgesellschaft, Stuttgart.

Verlag Eugen Ulmer · Weleda AG (Hrsg.): **Das Wissen der Weleda Gärtner**. 2019, Stuttgart.

Wilkens, J. · Böhm, G.: **Misteln, kraftvolle Krebsheiler aus der Natur**. 2015, AT Verlag, Aarau (CH).

ADRESSEN & WEBSITES

Anthroposophische Medizin

Hier finden Sie Ärzte und Kliniken in Ihrer Nähe:

- Anthroposophische Ärzte: www.gaed.de
- Anthroposophische Kliniken: www.anthro-kliniken.de
- Misteltherapie: www.mistel-therapie.de

Gesellschaften und Verbände

Dachverband Anthroposophische Medizin in Deutschland (DAMID) e. V.
Axel-Springer-Str. 54b
D-10117 Berlin
www.damid.de

Gesellschaft Anthroposophischer Ärztinnen und Ärzte in Deutschland (GAÄD) e. V.
Herzog-Heinrich-Str. 18
D-80336 München
www.gaed.de (mit Arztsuche, s. o.)

Gesellschaft für klinische Forschung (GKF) e. V.
Hardenbergstr. 20
D-10623 Berlin
www.gfk-berlin.de

Gesundheit aktiv e. V.
Gneisenaustr. 42
D-10961 Berlin
www.gesundheit-aktiv.de

Arzneimittelhersteller

... von im Buch empfohlenen homöopathischen und anthroposophischen Mitteln:

Apotheke an der Weleda
Möhlerstraße 1
D-73525 Schwäbisch Gmünd
Kontakt@apotheke-weleda.de

CERES Heilmittel GmbH
Schloß Türnich
D-50169 Kerpen
www.ceresheilmittel.de

Deutsche Homöopathie-Union
Ottostr. 24
D-76227 Karlsruhe
www.dhu.de

Institut Hiscia
Verein für Krebsforschung
Kirschweg 9
CH-4144 Arlesheim
www.vfk.ch

Iscador AG
Spitalstr. 22
D-79539 Lörrach
www.iscador.de

Sonnen-Apotheke
Bahnhofstraße 4
D-71332 Waiblingen
www.sonnen-apotheke-wn.de

Spenglersan GmbH
Steinfeldstr. 13
D-77815 Bühl
www.spenglersan.de

WALA Heilmittel GmbH
Dorfstraße 1
D-73087 Bad Boll/Eckwälden
www.wala.de

Walter Schoenenberger Pflanzensäfte GmbH &Co.KG
Hutwiesentraße 14
D-71106 Magstadt
www.schoenenberger.com

Weleda AG
Möhlerstraße 3
D-73525 Schwäbisch Gmünd
www.weleda.de

Garten & Heilpflanzen Demeter e. V.
Brandschneise 1
D-64295 Darmstadt
www.demeter.de

Hortus officinarum Verein für biologisch-dynamisches Saatgut von Heilpflanzen
Zinnhagweg 8
CH-4144 Arlesheim
www.hortus-officinarum.org

Netzwerk Kräuter BW e. V. Verein zur Förderung des Heil-, Gewürz- und Kosmetikpflanzenanbaus in Baden-Württemberg
Schlehenweg 14
D-73557 Mutlangen
www.netzwerk-kraeuter.de

Ökoplant e. V. Förderverein ökologischer Arznei- und Gewürzpflanzenanbau
www.oekoplant-ev.de

Saat- und Pflanzgut Staudengärtnerei Gaißmayer GmbH & Co. KG Ökologischer Gartenbau
Jungviehweide 3
D-89257 Illertissen
www.gaissmayer.de

Pharmasaat Arznei- und Gewürzpflanzensaatzucht GmbH
Straße am Westbahnhof 4
D-06556 Artern
www.pharmasaat.de

Rieger-Hofmann GmbH Samen und Pflanzen gebietseigener Wildblumen und Wildgräser
In den Wildblumen 7
D-74572 Blaufelden-Raboldshausen
www.rieger-hofmann.de

Sativa Rheinau AG Ökologisches Pflanz- und Saatgut
Klosterplatz 1
CH-8462 Rheinau
www.sativa-rheinau.ch

Giftnotrufzentralen

Hier finden Sie die Telefonnummer der nächsten Zentrale:

- www.gesundheit.de/rat-hilfe/giftnotruf
- www.klinik-krankenhaus.de/giftnotruf.php
- für D, A, CH: www.giz-nord.de
- weltweit: www.eapcct.org

DIE AUTOREN

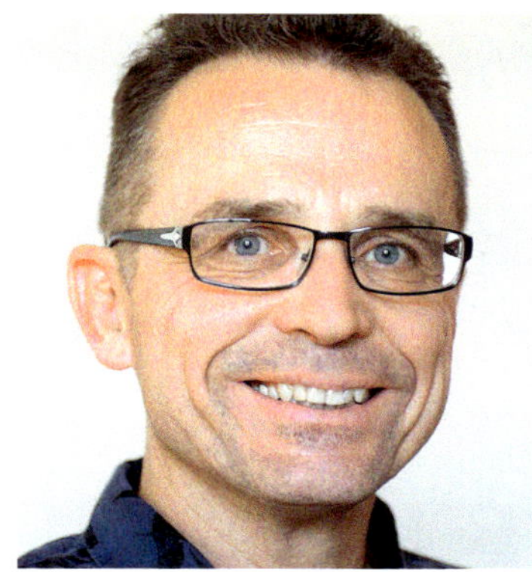

DR. MED. FRANK MEYER

(Jahrgang 1960) ist anthroposophischer Hausarzt. Nach sieben Jahren Kliniktätigkeit praktiziert er seit 1994 in Nürnberg als Facharzt für Allgemeinmedizin. Auf der Grundlage einer breiten medizinischen Ausbildung und Erfahrung verbindet er die schulmedizinische Basisversorgung mit vielfältigen Methoden der Naturheilkunde. Als Experte für Naturheilverfahren und ganzheitliche Medizin ist Dr. Frank Meyer ein gefragter Vortragsredner und Buchautor.

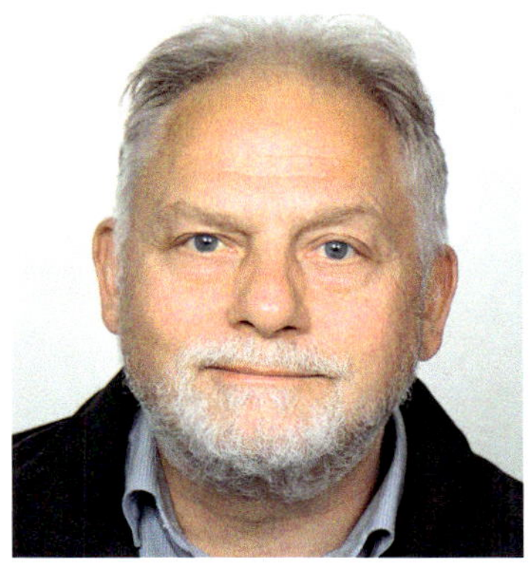

MICHAEL STRAUB

(Jahrgang 1959) ist Diplom-Agraringenieur und Inhaber der Firma Straub int. Eco-Consulting. Er berät Firmen und Landwirte, die Heil-, Gewürz- und Kosmetikpflanzen oder Obstkulturen anbauen, sammeln und verarbeiten. Davor leitete er 23 Jahre lang den Heilpflanzengarten der Firma Weleda und war dort Artenschutzbeauftragter. Michael Straub ist Autor und Koautor mehrerer Bücher zum biologisch-dynamischen Anbau mit Schwerpunkt Obstbau und Heilpflanzen, außerdem Vorstandsmitglied beim Netzwerk Kräuter e.V. und bei Hortus officinarum, einem Schweizer Verein, der sich um die biodynamische Züchtung von Heilpflanzen kümmert.

Die beiden Autoren vereint eine lange Freundschaft und Zusammenarbeit auf dem Gebiet der Heilpflanzenkunde. Gemeinsam begeistern sie auf Workshops, mit Vorträgen und Veröffentlichungen unzählige Menschen für die Heilkraft aus dem Pflanzenreich.

DANK

Wir widmen die „12 Magischen“ unseren Frauen und Kindern. Ohne Euch und Eure Geduld und Unterstützung würde dieses Buch nicht existieren! Wir danken außerdem unseren Lehrerinnen und Lehrern aller Zeiten, die aus einer ganzheitlichen Sichtweise auf die Natur geschöpft und ihre universellen Heilkräfte den Menschen immer wieder neu erschlossen haben. Nur indem wir auf ihrem Wissen aufbauen und uns von ihrer Weisheit leiten lassen durften, konnten wir dieses Buch schreiben. Es sind zu viele, um sie hier alle aufzuzählen. Einige von ihnen, von Hildegard bis hin zu Rudolf Steiner, von Hippokrates bis hin zu Goethe, von Dioscurides bis Hahnemann und Aristoteles bis Ita Wegman werden in unserem Text genannt. Auch ihnen seien die „12 Magischen“ gewidmet!
Unser herzlicher Dank gebührt auch den MitarbeiterInnen des Verlag Eugen Ulmer, vor allem Ina Vetter, unserer perfekt organisierenden Projektleiterin, bei der die Fäden zusammenliefen, und unserer ebenso kreativen wie flinken Lektorin Regina Franke, die unser Buch an vielen Stellen auf verblüffende und geistreiche Weise veredelt hat, auf dass es bei Ihnen, den LeserInnen, noch reichlicher Früchte tragen möge!

Frank Meyer und Michael Straub

Anmerkung des Verlags zur Schreibweise (Gendering): Gendergerechtigkeit und Inklusion sind bei uns gelebte Praxis – bei der Auswahl unserer Themen, bei der Recherchearbeit, in der Gestaltung. Unsere Texte meinen alle. Damit unsere Inhalte jedoch gut lesbar bleiben, verzichten wir in diesem Werk auf die jeweilige Mehrfachnennung oder Anpassung der Schreibweise bestimmter Bezeichnungen an die weibliche, männliche oder diverse Form.

BILDQUELLEN

akg-images: S. 15
akg-images / © SCIENCE SOURCE/SCIENCE SOURCE: S. 16
Flora Press / Redeleit&Junker/U.Niehoff: S. 125
akg-images / bilwissedition: S. 95, 107, 118
akg-images / De Agostini Picture Lib. / A. Dagli Orti: S. 18
akg-images / Florilegius: S. 106 oben
Alex Pfeiffer / Shutterstock.com: S. 104
Alexandra Preston / Shutterstock.com: S. 96
Andris Tkacenko / Shutterstock.com: S. 149
Bellmann, Heiko / Frank Hecker: S. 27, 45, 88, 121, 146, 165, 169, 188
botanikfoto / Friederike Take: S. 116
botanikfoto / Steffen Hauser: S. 156
Bühring, Ursel: Umschlagfoto vorn
Buess, Jürg: S. 207 oben
ChWeiss / Shutterstock.com: S. 51 (2 rechts)
Digoarpi / Shutterstock.com: S. 180
diwali / Shutterstock.com: S. 143
Everett Collection / Shutterstock.com: S. 14
Evgeny Prokofyev / Shutterstock.com: S. 6
Federherz / Shutterstock.com: S. 19
Gabriela Beres / Shutterstock.com: S. 94,
Hecker, Frank Naturfoto: S. 3 links, 24, 36, 40, 85, 122, 123, 161, 171, 106 unten, 108 unten, 192/193
ilusmedical / Shutterstock.com: S. 49
ilusmedical / Shutterstock.com: S. 111 links
Isogood_patrick / Shutterstock.com: S. 176
Kateryna Kon / Shutterstock.com: S. 110 links
Kuttelvaserova Stuchelova / Shutterstock.com: S. 17
LianeM / Shutterstock.com: S. 185
mauritius images: S. 8/9, 10, 12, 21, 22, 26, 32, 38/39, 43, 46, 47/53, 54, 56, 59, 62, 64, 65, 66, 69, 70, 72, 75, 77, 79 (3 rechts), 80/81, 82, 83, 84, 87, 89, 91, 92, 93, 97, 98, 102, 103, 108 oben, 110 rechts (4 links), 111 rechts, 113, 115, 128, 135, 136 (4 rechts), 138, 148, 151, 152 (5 links), 155, 158, 163, 166, 170, 175, 178, 182, 183, 190
Meyer, Frank: S. 28 (2 links), 60, 101, 112, 126, 133, 139, 144, 167, 173
Meyer, Frank / Straub, Michael: S. 131, 187 (5 rechts)
pisitpong2017 / Shutterstock.com: S. 132
Simon Groewe / Shutterstock.com: S. 52
Straub, Michael: S. 30, 141, 207 unten

Zeichnung auf Seite 23: Susanne Dinkel

IMPRESSUM

Die in diesem Buch enthaltenen Empfehlungen und Angaben sind von der Autorin/vom Autor mit größter Sorgfalt zusammengestellt und geprüft worden. Eine Garantie für die Richtigkeit der Angaben kann aber nicht gegeben werden. Autoren und Verlag übernehmen keine Haftung für Schäden und Unfälle. Bitte setzen Sie bei der Anwendung der in diesem Buch enthaltenen Empfehlungen Ihr persönliches Urteilsvermögen ein.
Der Verlag Eugen Ulmer ist nicht verantwortlich für die Inhalte der im Buch genannten Websites.

Bibliografische Information der Deutschen Nationalbibliothek
Die Deutsche Nationalbibliothek verzeichnet diese Publikation in der Deutschen Nationalbibliografie; detaillierte bibliografische Daten sind im Internet über http://dnb.d-nb.de abrufbar.

Wollgrasweg 41, 70599 Stuttgart (Hohenheim)
E-Mail: info@ulmer.de
Internet: www.ulmer-verlag.de
Lektorat: Ina Vetter, Regina Franke
Herstellung: Silke Reuter
Umschlag-Gestaltung: Anette Vogt, Stuttgart, www.redsign.de
Gestaltung und Satz: Antje Warnecke, Appen, nordendesign.de
Reproduktion: time:ray, Jettingen
Druck und Bindung: aprinta Druck, Firmengruppe APPL, Wemding
Printed in Germany

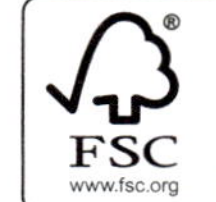

MIX
Papier | Fördert gute Waldnutzung
FSC® C004592

ISBN 978-3-8186-1653-3